Wie wollen wir leben?

Gerhard Gründer

Wie wollen wir leben?

Über unsere Zukunft entscheiden wir selbst

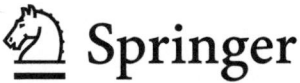

Gerhard Gründer
Mind and Brain Institute GmbH
Zornheim, Rheinland-Pfalz, Deutschland

ISBN 978-3-662-61712-0   ISBN 978-3-662-61713-7   (eBook)
https://doi.org/10.1007/978-3-662-61713-7

Die Deutsche Nationalbibliothek verzeichnet diese Publikation in der Deutschen Nationalbibliografie; detaillierte bibliografische Daten sind im Internet über http://dnb.d-nb.de abrufbar.

© Der/die Herausgeber bzw. der/die Autor(en), exklusiv lizenziert durch Springer-Verlag GmbH, DE, ein Teil von Springer Nature 2020
Das Werk einschließlich aller seiner Teile ist urheberrechtlich geschützt. Jede Verwertung, die nicht ausdrücklich vom Urheberrechtsgesetz zugelassen ist, bedarf der vorherigen Zustimmung des Verlags. Das gilt insbesondere für Vervielfältigungen, Bearbeitungen, Übersetzungen, Mikroverfilmungen und die Einspeicherung und Verarbeitung in elektronischen Systemen.
Die Wiedergabe von allgemein beschreibenden Bezeichnungen, Marken, Unternehmensnamen etc. in diesem Werk bedeutet nicht, dass diese frei durch jedermann benutzt werden dürfen. Die Berechtigung zur Benutzung unterliegt, auch ohne gesonderten Hinweis hierzu, den Regeln des Markenrechts. Die Rechte des jeweiligen Zeicheninhabers sind zu beachten.
Der Verlag, die Autoren und die Herausgeber gehen davon aus, dass die Angaben und Informationen in diesem Werk zum Zeitpunkt der Veröffentlichung vollständig und korrekt sind. Weder der Verlag, noch die Autoren oder die Herausgeber übernehmen, ausdrücklich oder implizit, Gewähr für den Inhalt des Werkes, etwaige Fehler oder Äußerungen. Der Verlag bleibt im Hinblick auf geografische Zuordnungen und Gebietsbezeichnungen in veröffentlichten Karten und Institutionsadressen neutral.

Copyright informations, image source: https://stock.adobe.com/de/images/sweet-meadows-at-sunset-blurry-background/299049924?prev_url=detail

Planung/Lektorat: Marion Kraemer
Springer ist ein Imprint der eingetragenen Gesellschaft Springer-Verlag GmbH, DE und ist ein Teil von Springer Nature.
Die Anschrift der Gesellschaft ist: Heidelberger Platz 3, 14197 Berlin, Germany

„Für die beiden nächsten Generationen: Leonhard, Nikolaj, Philipp, Johann, Finja und Enjo"

Vorwort

Schon ganz zu Beginn meines Medizinstudiums wusste ich, dass ich Hirnforscher werden wollte. Das Gehirn war zwar das komplexeste und am schwierigsten zu verstehende Organ, aber es war auch das bei weitem faszinierendste. Mir war ein Rätsel, wie man sich demgegenüber für so profane Organe wie die Leber, die Prostata oder auch das Herz interessieren konnte. Je mehr ich mich aber mit den verschiedenen Spielarten der Neurowissenschaften beschäftigte – zum Beispiel in meinem Praktischen Jahr in der Neurologie – desto klarer wurde mir, dass mir die Beschäftigung mit den Erkrankungen des Gehirns und der Nerven nicht ausreichen würde. Bis heute interessieren mich am brennendsten die Fragen nach der Basis und den Ursprüngen von Geist, Psyche und Bewusstsein. So entschied ich mich, Psychiater zu werden, und ich habe das bis zum heutigen Tage nicht bereut. Kein medizinisches Fach ist so vielgestaltig und facettenreich wie dieses, und während man sich einerseits mit den Grundfragen des Menschseins befasst, hat man es doch andererseits an jedem einzelnen Tag mit leidenden Menschen zu tun, denen man Trost zu spenden und Hilfe anzubieten hat. Das ist ein faszinierendes und inspirierendes Spannungsfeld, das Wachheit und Kreativität erhält und fördert.

Mein erster akademischer Lehrer war ein renommierter „biologischer Psychiater" und Psychopharmakologe, und ihm habe ich meinen Weg in eine akademische Laufbahn zu verdanken. Im Laufe der jahrelangen klinischen und wissenschaftlichen Arbeit erwarb ich so auch eine gewisse Kompetenz in der Psychopharmakologie. Der Eingriff in die Hirnchemie durch chemische Substanzen ist ein begeisterndes Feld. Die Möglichkeiten der Behandlung von schweren psychischen Störungen, die sich dadurch ergeben haben, sind beeindruckend, aber zweifellos kann eine schlecht durchgeführte Pharmakotherapie auch Schaden anrichten. Seit Jahrzehnten beschäftigt mich nun auch die Frage, wie diese Substanzen ihre Wirkungen entfalten. Damit eng zusammen hängt die Frage, wie aus der Aktivität von Nervenzellen psychisches Erleben oder auch ein Bewusstsein seiner Selbst entsteht. Vorstellungen, dass man nur gezielt genug in die Hirnchemie eingreifen müsse, um letztendlich jedes psychische Leiden abzustellen, stand ich jedoch immer skeptisch gegenüber, und Menschen, die völlig überzeugt – nicht überzeugend – die Meinung vertraten, dass es nur eine Frage der Zeit sei, bis man genug über das Gehirn wisse, um psychiatrische Erkrankungen aus der Welt zu verbannen, verblüfften mich. Für mich ist das Erlebnis des eigenen Selbst ein Mysterium geblieben, und unser Unverständnis, wie es entsteht, erfüllt mich mit Demut.

Nun habe ich das Gefühl, dass die Stimmen (Wissenschaftler, Hirnforscher, vor allem aber Psychiater), die den Menschen für eine komplexe Biomaschine halten, die man nur gut genug verstehen müsse, um Depression und Angst zu beseitigen, immer lauter und dominanter werden. Psychisches Erleben ist hier nur Epiphänomen von biologischer Funktion. Gerne wird das Gehirn mit einem Computer verglichen, und künstliche Intelligenz soll demnächst in der Lage sein, Hirnfunktion so gut zu simulieren, dass eine psychische Störung entdeckt werden kann, bevor sie entsteht, und sollte es doch einmal dazu kommen, so wird uns der Computer durch die Analyse all unserer „Biomarker" dabei helfen, sie mit molekularer Präzision zu heilen. Das geht so weit, dass uns ein israelischer Historiker erklärt, dass der Eingriff ins Gehirn der Weg zum „globalen Glück" sei.

Handelt es sich hier nur um einen Wettstreit der Ideen, um einen Diskurs unter Wissenschaftlern? Nach meiner Überzeugung geht es hier tatsächlich um weit mehr. Es geht um ein dominantes, sehr reduktionistisches Weltbild, das unser Denken über uns selbst bestimmt und unsere Kultur durchdringt. Unsere Weltbilder aber sind es, die bestimmen, wie wir miteinander leben, wie wir arbeiten, wie wir uns bilden und welches Gesundheitssystem wir uns wünschen. Wir haben ein enormes Wissen darüber angehäuft, wie unsere Gene und unsere Biologie unser Denken, Fühlen und Handeln determinieren. Dabei wird jedoch gerne vergessen, welchen enormen Handlungsspielraum wir haben. Glück entsteht nicht im individuellen Gehirn, sondern in der sozialen Interaktion zwischen Menschen. Und wie wir – aktiv und bewusst – diese Interaktionen gestalten, wird über unsere Zukunft entscheiden.

Zornheim Gerhard Gründer
im Juni 2020

Inhaltsverzeichnis

Teil I Wie ich nicht leben will

1 Warum dieses Buch?   3

2 Eine Bestandsaufnahme: Unsere Welt zu Beginn
   des 21. Jahrhunderts   11

3 Die Antwort der modernen Biomedizin   27

4 Der Mensch – ein unterentwickelter Computer?   47

Teil II Warum Biologie kein Schicksal ist

5 Volkskrankheiten des 21. Jahrhunderts   67

6 Gesundheit und Wohlbefinden – was kann jeder tun?   77

7 Der Mensch beeinflusst seine Biologie – wie Weltbilder
   die Zukunft formen   97

Teil III Wie wollen wir zukünftig leben? Ein Gegenentwurf zum „göttlichen Menschen" Hararis

8	Wie wir wohnen und leben	123
9	Wie wir arbeiten	135
10	Wie wir zusammenleben	145
11	Welches Gesundheitssystem wir uns wünschen	157
12	Wie wir uns bilden und ausbilden	163
13	Wege in die Zukunft	175
Stichwortverzeichnis		181

Teil I

Wie ich nicht leben will

1

Warum dieses Buch?

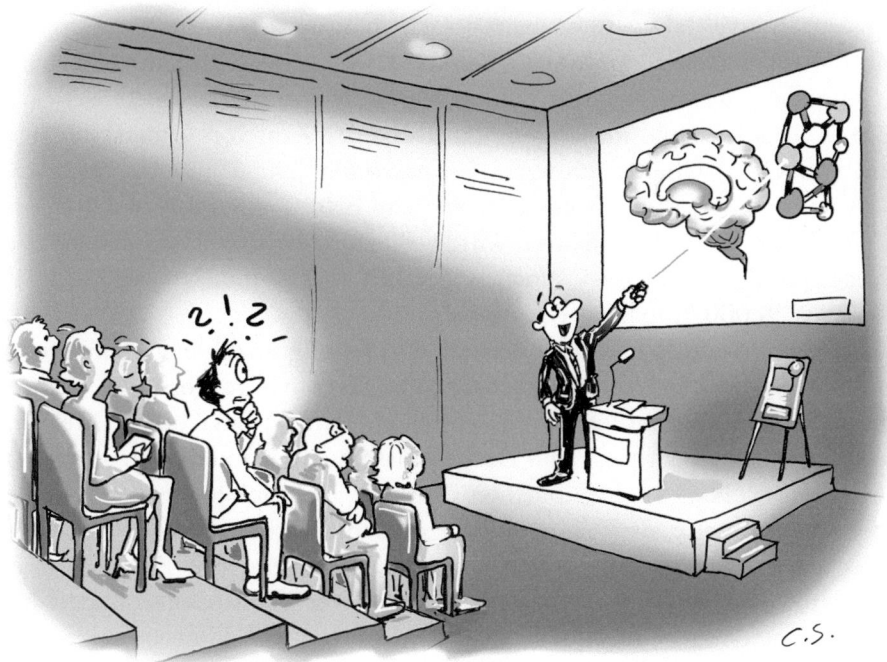

An einem Sonntagvormittag im Dezember 2018 saß ich mit mehreren Hundert anderen Wissenschaftlern in einem vollbesetzten Saal in einem großen Tagungshotel an der Ostküste Floridas. Am Tag zuvor hatte der alljährlich in der ersten Dezemberhälfte stattfindende Kongress des American

College of Neuropsychopharmacology (ACNP) begonnen. Bei dieser Tagung, die meist an einem sonnigen, warmen Ort in den USA stattfindet, treffen sich Wissenschaftler, überwiegend aus den USA, ein kleinerer Teil auch aus anderen Kontinenten, meist Europa, um sich viereinhalb Tage lang über die neuesten wissenschaftlichen Erkenntnisse auszutauschen. Ich selbst reise schon seit vielen Jahren regelmäßig Anfang Dezember in die USA, um mich bei dieser Tagung über die neuesten Einsichten auf den Feldern der Neurobiologie psychiatrischer Erkrankungen und der Psychopharmakologie zu informieren. Am ersten Vormittag stehen meist große Plenarsitzungen mit Themen, die von allgemeinem Interesse für die gesamte Teilnehmerschaft sind, auf dem Programm. In diesem Jahr war es die sogenannte „Opioidkrise" in den USA: „The opioid crisis: What solutions can science contribute?" (deutsch: „Die Opioidkrise: Wie kann die Wissenschaft zur Lösung beitragen?").

Die „Opioidkrise" bezeichnet eine Entwicklung, die vor allem die USA in den letzten zwei Jahrzehnten heimgesucht hat. Seit Ende der 1990er Jahre wurden Opiat-Schmerzmittel in den USA weitgehend unkontrolliert und zunehmend auch bei leichten Schmerzzuständen verschrieben. In der Folge kam es zu einer explosionsartigen Zunahme der Zahl von Opiatabhängigen und von Opiat-Überdosierungen. Im gesamten Jahr 1999 starben in den USA weniger als 1000 Menschen an den Folgen einer Opiat-Überdosis. 2017, keine 20 Jahre später, wurde diese Zahl von Todesfällen nach Opiat-Überdosis alle zwei Wochen gezählt! Das summierte sich im Jahr 2017 auf 28.000 Tote nach Überdosis!

Was hatten die Wissenschaftler auf der Tagung anzubieten? Hier traten sechs amerikanische Spitzenwissenschaftler an, um ihre Lösungen der versammelten Fachöffentlichkeit darzustellen, unter ihnen die Direktorin des Nationalen Instituts für Drogenmissbrauch (National Institute on Drug Abuse, NIDA). Sie sprachen über die Neurobiologie von Schmerz, über Opiatrezeptoren, Pharmakologie und Biomarker. Lediglich der erste Sprecher, der in das Symposium einleitete, zeigte ein paar Zahlen, die die Dramatik der Opioidkrise illustrierten, bevor er dann schnell darauf hinwies, wie wichtig „Grundkenntnisse darüber, wie das Gehirn funktioniert und von Drogen, Schmerzen und Sucht betroffen ist […], für zukünftige transformative Lösungen erforderlich" seien. Keiner von ihnen sprach über mögliche soziale oder gesellschaftliche Ursachen des Problems, keiner über mögliche Fehler im amerikanischen Gesundheitssystem. Jetzt könnte man einwenden, dass dies ein Kongress für Psychopharmakologen und nicht für Sozialwissenschaftler ist, und wenn man über sozialwissenschaftliche Lösungsansätze der Krise debattieren wolle, dann könne man ja auf einen

Kongress für Sozialmedizin gehen. Das aber trifft es nicht. Hier saßen auch eine Menge Psychiater (mich eingeschlossen), unter ihnen auch einige, die Patienten behandeln. Und im Titel des Symposiums wurden „Lösungen" angeboten. Wie konnte man – und hier trifft das Wort sehr genau – so beschränkt sein zu glauben, dass man das Problem, dass in den USA alle zwei Wochen eintausend Menschen ihr Leben durch eine Überdosis eines Opiates verlieren, vor allem durch Pharmakologie und Hirnchemie lösen könnte? Ich bin schon lange nicht mehr mit den reduktionistischen Modellen einverstanden, die die „biologische Psychiatrie" als Lösungen für die enorme Krankheitslast, die weltweit durch psychiatrische Erkrankungen entstanden ist, anzubieten hat. Was hier aber angeboten wurde, war entweder unfassbar dreist oder nur naiv.

Drei Monate nach dem Symposium in Florida, am 7. März 2019, titelte die New York Times: „Death from drugs and suicide reach a record in the US." ([1]; deutsch: „Zahl der Todesfälle durch Drogen und Suizid erreicht in den USA einen Rekord"). Die Aussage basierte auf Zahlen für 2017. „Mehr als 150.000 Amerikaner starben 2017 an alkohol- und drogenbedingten Todesfällen und Suizid. Fast ein Drittel – 47.173 – waren Suizide." Diese Zahlen waren doppelt so hoch wie 1999, dem Jahr, als die Erfassung dieser Art von Mortalitätsdaten begonnen hatte. Der Artikel zitiert Benjamin Miller, den Chief Policy Officer des amerikanischen Well Being Trust: „In Amerika gibt es derzeit zwei Krisen, eine im Gesundheitswesen und eine in der Gesellschaft." Der Well Being Trust ist laut der Website der Gesellschaft eine „nationale Stiftung, die sich der Förderung der psychischen, sozialen und spirituellen Gesundheit der Nation" widmet. Laut Miller tragen Gefühle der Verzweiflung, Einsamkeit und mangelnder Zugehörigkeit zu den Suiziden unter Amerikanern bei. Das konstatiert auch ein Artikel in der New York Times, der eine Woche vor dem Symposium beim ACNP-Kongress, am 30. November 2018, erschienen war: „Der Trend hat höchstwahrscheinlich soziale Ursachen – mangelnder Zugang zu psychiatrischer Versorgung, wirtschaftlicher Stress, Einsamkeit und Verzweiflung, die Opioid-Epidemie und die einzigartigen Schwierigkeiten, mit denen die Kleinstädte Amerikas konfrontiert sind. Dies sind schwerwiegende Probleme, die langfristige Lösungen erfordern." In der Zwischenzeit brauche die Psychiatrie aber dringend neue Behandlungsmöglichkeiten, und der Autor kommt zu dem Schluss (und das schon im Titel zu seinem Artikel!): „Ketamin ist vielleicht die Lösung". [2]. Ketamin ist ein seit vielen Jahrzehnten bekanntes Medikament, das im Rahmen von Narkosen und als Schmerzmittel eingesetzt wird. Vor inzwischen schon 20 Jahren wurde erstmals berichtet, dass die Substanz auch einen sehr rasch – innerhalb von Stunden – einsetzenden antidepressiven Effekt habe. In zahlreichen Studien, die seitdem durchgeführt wurden, wurde dieser Befund bestätigt. 2019 ließen dann sowohl die amerikanischen wie auch die europäischen Gesundheitsbehörden einen Abkömmling von Ketamin, Esketamin, für die Behandlung von behandlungsresistenten Depressionen zu (als „behandlungsresistent" gilt eine Depression dann, wenn sie sich auf verschiedene Antidepressiva nicht gebessert hat). Nachdem viele Jahre lang praktisch keine neuen Psychopharmaka mehr zugelassen worden waren, stellt die Zulassung von Esketamin einen kleinen Fortschritt dar. Aber eine „Lösung" für die steigenden Suizidzahlen in den USA? Das kommt mir ebenso naiv vor wie die Feststellung, wir könnten die Zahl der Toten durch eine Opiat-Überdosierung durch ein besseres Verständnis des Opiatrezeptors senken. Als ich bei einer Pressekonferenz, die Ende November 2018 anlässlich des Jahreskongresses der Deutschen Gesellschaft für Psychiatrie und Psychotherapie, Psychosomatik und Nervenheilkunde (DGPPN) in Berlin stattfand, den biologischen Reduktionismus kritisierte, der sich in solch einfachen Vorstellungen ausdrücke, hielt mir eine Journalistin in einem wenige Tage später erscheinenden Kommentar einen „überholten Humanismus" vor [3].

Ich befasse mich wissenschaftlich seit 30 Jahren mit der Psychopharmakologie. Ich versuche zu verstehen, wie Psychopharmaka wirken, ich versuche, eine möglichst rationale, wissenschaftlich fundierte Therapie mit Psychopharmaka zu betreiben, und wahrscheinlich habe ich inzwischen mehrere Tausend Patienten damit behandelt, mit Antidepressiva, Antipsychotika, Tranquilizern und noch einigen Substanzen aus anderen Stoffklassen. Ich habe auch neue Arzneimittel geprüft, für und mit der pharmazeutischen Industrie, mit der ich oft eng zusammengearbeitet habe, die ich beraten und von der ich Honorare für Vorträge erhalten habe. Oft bin ich dafür angefeindet worden. Immer aber habe ich mir eine kritische Distanz zu meinem Tun bewahrt, und nie wäre ich auf die Idee gekommen, Psychopharmaka als „Lösung" für irgendeine psychiatrische Erkrankung zu betrachten. Psychopharmaka sind für viele Patienten sehr segensreich, sie ermöglichen ihnen oft schon nach wenigen Tagen oder Wochen der Behandlung wieder ein Leben in der Gemeinschaft. Wer mal ein paar Tage auf einer geschützten Station einer psychiatrischen Klinik verbracht hat, kann nicht ernsthaft Zweifel daran haben, dass diese Arzneimittel gerade bei akuten und schweren Erkrankungen – zum Beispiel einer akuten Schizophrenie – äußerst hilfreich sein können. Menschen, die gestern noch von Stimmenhören und Verfolgungswahn gequält wurden, geben schon übermorgen an, dass sie durch die medikamentöse Therapie von diesen

Erlebnisweisen entlastet, manchmal sogar befreit, wurden. Und sehr viele Menschen profitieren von einer Dauertherapie mit diesen Medikamenten. Aber hier geht es um mehr, hier geht es um Weltbilder, die hinter diesen „Lösungsansätzen" stehen.

Tatsächlich ist der größte Teil der akademischen, universitären Psychiatrie nicht nur der westlichen Welt der Auffassung, dass psychiatrische Erkrankungen auf biochemische Funktionsstörungen in den Gehirnen der Betroffenen zurückzuführen sind. Diese molekularen Dysfunktionen wiederum lassen sich auf bestimmte Risikogene für die jeweilige Erkrankung zurückführen. Um diese Erkrankungen also erfolgreich zu behandeln, muss ich nur die Funktionsstörung möglichst zielsicher mit einem Medikament korrigieren, und da die Dysfunktion natürlich bei Absetzen des Medikamentes zurückkehrt, muss ich die Arzneimitteltherapie dauerhaft fortführen. Natürlich wird anerkannt, dass in mehr oder weniger bedeutsamem Maße auch Umweltfaktoren und Lebensereignisse bei der Genese psychiatrischer Erkrankungen eine Rolle spielen, bei dem einen Menschen mehr, bei dem anderen weniger. Letztendlich wird aber die Umwelt in diesem Modell nur als Moderator des genetisch-biologischen Risikos für die Erkrankung betrachtet. Diese Vorstellungen mögen tatsächlich bei einigen schweren, stark genetisch determinierten Erkrankungsfällen zutreffen. Bei den allermeisten Menschen jedoch, die an einer psychiatrischen Erkrankung erkranken, findet man keine biologischen Auffälligkeiten. Nun ist es völlig legitim anzunehmen, dass es nur eine Frage der Zeit ist, bis die Psychiatrie genug Erkenntnisse angesammelt hat, um die Biologie psychiatrischer Erkrankungen in ganz anderem Maße zu durchschauen als wir dazu momentan in der Lage sind. Gerne ziehen biologische Psychiater den Vergleich zur Onkologie, die in den letzten Jahren enorme Fortschritte gemacht hat. Heute kann man Tumoren vielfach schon so genau genetisch charakterisieren, dass eine ganz auf den individuellen Patienten maßgeschneiderte Therapie möglich ist. Dass man sich in der Psychiatrie noch nicht diese Möglichkeiten erschlossen habe, sei auf die enorme Komplexität des Gehirns zurückzuführen. Es sei aber in den Zeiten von Künstlicher Intelligenz und „Big Data" endlich absehbar, dass man auch Menschen mit psychiatrischen Erkrankungen mit ganz individuellen, „personalisierten" biologischen Therapien, meist werden das Arzneimittel sein, behandeln könne.

Es geht jedoch noch weiter. Wir haben uns zu einer Gesellschaft entwickelt, die jegliches psychisches Unwohlsein, Traurigkeit und Ängstlichkeit pathologisiert und zur Krankheit erklärt. Viele negative Emotionen jedoch sind absolut sinnvoll, sie haben dem Menschen in der Evolution sein Überleben gesichert. Und auch heute signalisieren sie uns, dass etwas „nicht stimmt". Das mag an uns als Individuen liegen (und damit tatsächlich auch an unserer Biochemie), aber genauso gut an unserer Umgebung, an unseren Lebensumständen, an der Art, wie wir arbeiten, wohnen, miteinander umgehen. Der biologische Reduktionismus, wie er sich in wissenschaftlichen Symposien wie dem von mir geschilderten oder auch in dem zitierten Zeitungsartikel ausdrückt, ignoriert das völlig. Der israelische Historiker Yuval Harari treibt das in seinem Buch „Homo deus" auf die Spitze [4]. Harari behauptet hier tatsächlich allen Ernstes, dass die Verbesserung der Lebensumstände des Menschen ein Modell von gestern sei. Heute und erst recht morgen werde das „globale Glück" durch den Eingriff in die Biochemie des Gehirns erzeugt. Das Buch wurde millionenfach gekauft und von der Kritik gefeiert. Ich bin sicher, dass den meisten Lesern Hararis gar nicht bewusst ist, welches Weltbild hier gemalt wird. Es sind Weltbilder, Ideengebäude, die darüber entscheiden, wie wir unsere Welt gestalten. Ich werde in diesem Buch zeigen, dass der „Homo deus" ein naives und falsches Ideal ist, das nicht nur unerreichbar ist. Es anzustreben würde auch bedeuten, die Möglichkeiten des Menschen zur Gestaltung seiner Zukunft an eine technokratische Elite mit ihren Maschinen abzutreten. Wollen wir das wirklich?

Den Titel des Buches habe ich so ambitioniert gewählt, weil ich tatsächlich glaube, dass wir selbst entscheiden, welches Bild von der Welt wir uns machen. Weltbilder, Systeme von Ideen, entscheiden darüber, wie wir als Menschen zukünftig leben wollen. Jeder einzelne Mensch kann sein individuelles Schicksal maßgeblich beeinflussen, er ist kein Opfer irgendeines genetischen oder sonst wie biologischen Programmes, das sich schicksalhaft entfaltet. Noch mehr aber entscheiden wir darüber, wie wir als menschliche Gemeinschaft zukünftig zusammenleben. Diese Entscheidung wird darüber bestimmen, ob wir uns Opiate oder zukünftig irgendwelche anderen, ausgefeilteren Substanzen zuführen müssen, um Unlustgefühle oder andere negative Emotionen zu beseitigen.

Dieses Buch habe ich geschrieben als Plädoyer für eine humane Psychiatrie, und eine solche humane Psychiatrie ist auch eine politische Psychiatrie. Sie setzt sich für eine Verbesserung der Lebensumstände für möglichst viele Menschen ein, Lebensumstände, in der sich jeder einzelne nach seinen Möglichkeiten bestmöglich entfalten kann. Und es ist ein Plädoyer für einen neuen Humanismus.

Literatur

1. New York Times (7. März 2019). Deaths from drugs and suicide reach a record in the U.S. New York Times. https://www.nytimes.com/2019/03/07/us/deaths-drugs-suicide-record.html. Zugegriffen: 29. Febr. 2020
2. New York Times (30. Nov. 2018) Can we stop suicides? New York Times. https://www.nytimes.com/2018/11/30/opinion/sunday/suicide-ketamine-depression.html. Zugegriffen: 29. Febr. 2020
3. Esanum (30. Nov. 2018) Wie das menschliche Gehirn, nur besser: Künstliche Intelligenz. Esanum. https://www.esanum.de/today/posts/wie-das-menschliche-gehirn-nur-besser-kuenstliche-intelligenz. Zugegriffen: 29. Febr. 2020
4. Harari YN (2018) Homo deus. Beck, München

2

Eine Bestandsaufnahme: Unsere Welt zu Beginn des 21. Jahrhunderts

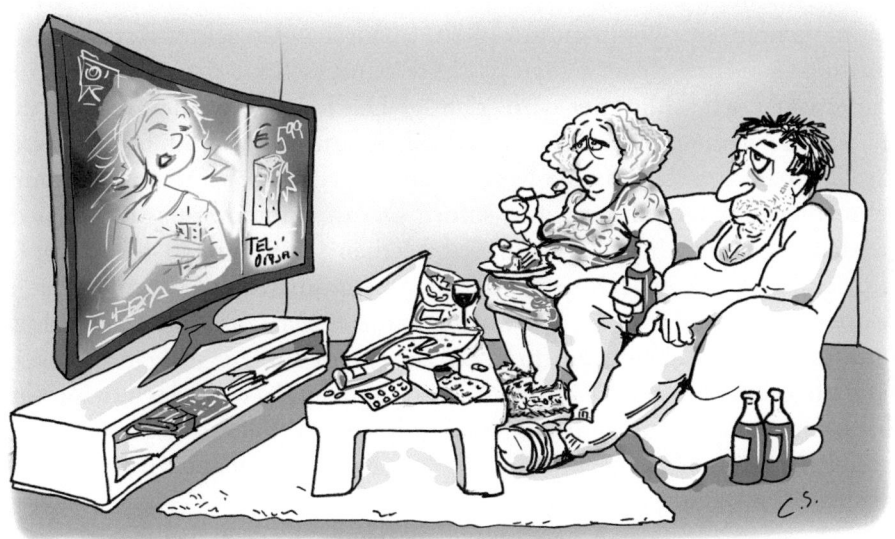

Entgegen einer weitverbreiteten Meinung haben sich die Lebensverhältnisse auf dieser Erde in den letzten hundert Jahren in vieler Hinsicht für viele Menschen verbessert. Das zeigt der 2017 verstorbene schwedische Wissenschaftler Hans Rosling in seinem Weltbestseller „Factfulness" an vielen Beispielen mit vielen beeindruckenden Zahlen, die dies belegen [1]. Konnten beispielsweise im Jahr 1800 nur etwa 10 % der Menschen lesen und schreiben, so waren es 2016 86 %. Wurden noch 1970 weltweit nur

65 % der Mädchen eingeschult, so betrug dieser Wert 2015 90 %. Noch im Jahr 1980 hatten nur 58 % der Weltbevölkerung Zugang zu Wasser aus geschützter Quelle, doch 2015 war der Anteil auf 88 % angestiegen. Betrug der Anteil der unterernährten Menschen an der Weltbevölkerung 1970 noch 28 % (das heißt, noch vor 50 Jahren litt noch fast jeder dritte Mensch Hunger), so sind das heute nur noch 11 %. Im Jahr 1950 arbeiteten 28 % der Kinder zwischen 5 und 14 Jahren vollschichtig, 2012 waren es noch 10 %. Auch wenn diese nüchternen Zahlen verbergen, dass auch heute noch zu viele Menschen unter sehr schlechten Lebensbedingungen leiden, so lässt sich doch an unendlich vielen weiteren Kenngrößen ablesen, dass sich diese für die meisten Menschen kontinuierlich verbessert haben und dies auch weiterhin tun, und die allermeisten Menschen auf dieser Erde partizipieren an diesen Entwicklungen. So zeichnet Rosling ein durchweg positives Bild der Entwicklung der menschlichen Gesellschaft. In der Einleitung zu seinem Buch schreibt er: „Denken Sie über die Welt nach: Kriege, Gewaltverbrechen, Naturkatastrophen, menschengemachte Katastrophen, Korruption. Schreckliche Dinge passieren, und es fühlt sich an, als ob alles immer nur noch schlimmer wird, richtig? Die Reichen werden reicher, und die Armen werden ärmer. Und die Zahl der Armen nimmt immer weiter zu. Und bald werden uns die Ressourcen ausgehen, es sei denn, wir unternehmen etwas dagegen, und zwar sofort. Das ist zumindest das Bild, das die meisten Menschen im Westen in den Medien sehen und in ihren Köpfen mit sich herumtragen. Ich nenne das die überdramatisierte Weltsicht. Sie ist belastend und irreführend." [1]. Rosling hatte es sich, zusammen mit seinem Sohn und seiner Schwiegertochter, bis zu seinem Tod zur Aufgabe gemacht, diese „überdramatisierte Weltsicht" zu ändern, und er tat das mit großem Engagement nicht nur mit seinem erfolgreichen Buch, sondern auch in zahlreichen, international beachteten Vorträgen, die ihn bis zum Weltwirtschaftsforum nach Davos führten.

Auch die medizinische Versorgung in den meisten Teilen der Welt hat sich deutlich verbessert. In jedem Land der Welt hat die Lebenserwartung im letzten Jahrhundert drastisch zugenommen. Über alle Länder hinweg beträgt die durchschnittliche Lebenserwartung heute 72 Jahre. Im Jahr 1800 betrug sie für uns heute unvorstellbare 31 Jahre! Selbst in den ärmsten Ländern der Welt, die fast ausnahmslos in Afrika liegen, liegt die Lebenserwartung heute über 50 Jahre. Die Länder mit der niedrigsten Lebenserwartung sind die beiden afrikanischen Staaten Zentralafrikanische Republik und Lesotho, wo die Lebenserwartung bei 51 Jahren liegt. Aber selbst dort hat sich die Gesundheitsversorgung so deutlich verbessert, dass die Menschen dort heute viel älter werden als noch vor wenigen Jahrzehnten. Im Jahr 1800 erlebten heute unfassbare 44 % der Kinder ihr 5. Lebensjahr nicht, heute liegt dieser Wert bei 4 %. 1980 hatten nur 22 % der einjährigen Kinder wenigstens eine Impfung erhalten, 2016 waren es 88 %. Wegen der weltweiten Impfkampagne der Weltgesundheitsorganisation (WHO) gelten die Pocken seit 1979 als ausgerottet, 1850 wurden Erkrankungen noch in 148 (von 194) Ländern der Welt registriert. Galt die Infektion mit dem HI-Virus (gemeinhin als AIDS-Virus bekannt) in den achtziger Jahren noch als Todesurteil, so haben Neuinfizierte heute eine fast normale Lebenserwartung, und die Zahl der Neuinfektionen hat sich in den letzten 20 Jahren mehr als halbiert. Erkrankt heute ein Kind unter 20 Jahren an Krebs, so liegt die Wahrscheinlichkeit, dass dieses Kind mindestens die nächsten fünf Jahre überlebt, heute bei 80 %. Im Jahr 1975 waren dies noch nur 58 % gewesen [1]. Gerade die Krebsmedizin hat in den letzten Jahrzehnten enorme Fortschritte hinsichtlich Diagnostik und Therapie gemacht hat. Setzen sich diese Entwicklungen weiter fort, so wird der Krebs in den nächsten 20 Jahren wahrscheinlich vollständig seinen Schrecken verlieren. Die Erfolge der Krebsmedizin sind dabei nur in der populären Presse am augenfälligsten, viele andere körperliche Erkrankungen können heute besser behandelt werden als noch vor wenigen Jahrzehnten. Gerade die populärwissenschaftliche Literatur feiert die Erfolge der modernen Biomedizin: „Aus dem Silicon Valley kommt die nächste Revolution, die unser Leben radikal verändern wird: die Neuerfindung der Medizin. Techniksriesen wie Google und Microsoft, aber auch unzählige Start-ups entwickeln eine datenbasierte Computer-Medizin, die perfekt auf den einzelnen Patienten zugeschnitten ist. Bereits jetzt lassen sich durch neue Diagnosemöglichkeiten Veränderungen im Körper erkennen, bevor sie zu Krankheiten werden. Spektakuläre neue Therapien und hoch wirksame Medikamente versprechen, uns schon bald ein gesünderes, deutlich längeres Leben zu bescheren." [2].

Diese positiven Entwicklungen stehen jedoch im auffälligen Kontrast zu unserer psychischen Gesundheit. Im Oktober 2018 legte eine internationale Gruppe von Wissenschaftlern, die „Lancet Commission on Global Mental Health", ihren Bericht zur Situation der psychischen Gesundheit der Weltbevölkerung vor. Die Zusammenfassung ist ernüchternd: „Trotz erheblicher Forschungsfortschritte, die zeigen, was zur Vorbeugung und Behandlung von psychischen Störungen und zur Förderung der psychischen Gesundheit getan werden kann, ist die Umsetzung in die Realität schmerzhaft langsam. Die weltweite Krankheitslast, die auf psychische Störungen zurückzuführen ist, ist in allen Ländern im Zusammenhang mit demografischen sowie umwelt- und gesellschaftspolitischen Veränderungen gestiegen. In vielen Ländern gibt es immer noch Menschenrechtsverletzungen und -missbrauch. Viele Menschen sind in Anstalten oder Gefängnissen eingesperrt oder leben auf der Straße, oft ohne rechtlichen Schutz. Die Qualität der psychiatrischen Versorgung ist regelmäßig schlechter als die der körperlichen Gesundheit. Die staatlichen Investitionen und die Entwicklungshilfe für die psychische Gesundheit sind nach wie vor gering. Das kollektive Versäumnis, auf diese globale Gesundheitskrise zu reagieren, führt zu einem enormen Verlust an menschlichem Potenzial und vermeidbaren Leiden." [3]. 1993 hat die Weltbank das Konzept der „disability-adjusted life years" (DALYs) eingeführt, um die Bedeutung einer Krankheit oder Krankheitsgruppe für eine Gesellschaft zu messen und zu standardisieren. DALYs kombinieren die Zahl der verlorenen Lebensjahre durch vorzeitigen Tod mit der Zahl der Jahre, die mit krankheitsbedingter Behinderung verbracht werden. 1991 haben psychiatrische Erkrankungen weltweit 6,6 % aller DALYs ausgemacht. Seitdem ist ihre Bedeutung an der globalen Krankheitslast stetig angestiegen. 2016 waren 9,4 % aller DALYs auf psychiatrische Erkrankungen zurückzuführen. Dabei stieg die Bedeutung in reicheren Weltregionen sehr viel langsamer (von 13,6 % in 1991 auf 16,2 % in 2016) als in sehr armen Regionen, wo sich – bei niedrigem Ausgangsniveau – ihre Bedeutung praktisch verdoppelte (von 2,2 % auf 4,3 %). Die Autoren schätzen, dass im Jahr 2010 13 Mio. Todesfälle direkt oder indirekt auf psychiatrische Erkrankungen zurückzuführen waren [3], und ein Ende dieser Entwicklung ist nicht abzusehen. 800.000 Menschen nehmen sich weltweit jedes Jahr das Leben! Auch die ökonomischen Folgen dieser „Mental Health Crisis" – so die Lancet-Kommission – sind enorm. Sie schätzt die Kosten, die durch psychische Erkrankungen bedingt sind, bis 2030 auf 16 Billionen US-Dollar. In einer Presseerklärung, die der Erstautor des Lancet-Berichts nach dessen Veröffentlichung gegeben hatte, sagte er: „Die Situation ist äußerst trostlos." Die Belastung durch psychische Erkrankungen sei in den letzten 25 Jahren weltweit "dramatisch" gestiegen, was zum Teil auf das Altern der Gesellschaften und das Überleben von mehr Kindern im Jugendalter zurückzuführen sei, doch „kein Land investiert genug", um das Problem anzugehen. Weiter sagte er: „Kein anderer Aspekt der Gesundheit wurde in der Menschheitsgeschichte so vernachlässigt wie die psychische Gesundheit." [4]. Die WHO stützt diese Darstellung mit der Angabe, dass im Durchschnitt über alle Länder der Erde weniger als 2 % der Ausgaben für das Gesundheitssystem für psychische Erkrankungen aufgewendet würden.

Nach aktuellen Zahlen der Weltgesundheitsorganisation (WHO) aus dem Dezember 2019, die sich auf den Lancet-Bericht stützen, sind 264 Mio. Menschen alleine von einer Depression betroffen, ältere Zahlen gehen sogar von mehr als 300 Mio. Betroffenen aus. Depressionen machen gegenwärtig – nach Rückenschmerzen und Kopfschmerzen – weltweit die drittgrößte Krankheitslast aus (gemessen an Tagen, die durch die jeweilige Erkrankung belastet sind), sie wird nach WHO-Schätzungen aber 2030 auf den ersten Rang aufgerückt sein. Die WHO schreibt auf ihrer Website: „Die Last durch Depressionen und andere psychische Erkrankungen steigt weltweit." [5]. Zu der enorm hohen Zahl von an einer Depression leidenden Menschen kommen noch 45 Mio. Menschen, die von einer Demenz betroffen sind, 20 Mio. Menschen leiden an einer Schizophrenie und 45 Mio. an einer bipolaren Störung (früher manisch-depressive Erkrankung). Die häufigste psychische Erkrankung aber, die häufig in Statistiken unerwähnt bleibt, ist die Gruppe der Angsterkrankungen, von denen nach den aktuellen Zahlen der WHO 284 Mio. Menschen betroffen sind. Insgesamt summiert sich so die Zahl der von einer psychischen Erkrankung betroffenen Menschen auf 970 Mio. – fast eine Milliarde – Menschen! Dabei sind noch nicht einmal die Suchterkrankungen berücksichtigt (die heute „Substanzgebrauchsstörungen" genannt werden), unter denen weitere 175 Mio. Menschen weltweit leiden, darunter 107 Mio. Menschen mit einer Alkoholabhängigkeit. Jedes Jahr werden mehr als 300.000 Babys mit einem sogenannten fetalen Alkoholsyndrom geboren. Diese Kinder starten wegen der Entwicklungsverzögerungen, die durch den Alkoholkonsum ihrer Mutter in der Schwangerschaft bedingt sind, mit einem bedeutenden Handicap in ihr Leben. Im Jahr 2017, dem Jahr, in dem die Zahlen des Lancet-Reports erhoben wurden, lebten auf der Erde 7,55 Mrd. Menschen. Davon waren, wenn man Suchterkrankungen einschließt, mehr als 1,1 Mrd. Menschen von einer psychischen Erkrankung, betroffen, das war fast jeder siebte Mensch!

Immer wieder haben sich in den letzten Jahren auch die großen Krankenversicherer in verschiedenen Studien mit der psychischen Gesundheit der deutschen Bevölkerung auseinandergesetzt. Für ihre „Stressstudie 2016", die die Techniker Krankenkasse (TK) unter dem Titel „Entspann Dich, Deutschland" veröffentlichte, befragte das Meinungsforschungsinstitut Forsa im Juni und Juli 2016 1200 deutschsprachige Personen zu ihrer Stressbelastung und ihren Entspannungsstrategien in Alltag, Freizeit und Beruf [6]. 23 % der Befragten, die einen repräsentativen Bevölkerungsquerschnitt darstellten, gaben an, häufig gestresst zu sein, weitere 38 % manchmal, das sind insgesamt 61 % der Erwachsenen in Deutschland. In ihrer Studie 2013 waren es noch 20 % und 37 % gewesen. Besonders hoch war der Anteil der mindestens manchmal Gestressten in den Altersgruppen der 30 bis 39jährigen (82 %) und der 50 bis 59jährigen (76 %). Erst jenseits des 60. Lebensjahrs nimmt der Anteil der sich gestresst Fühlenden deutlich ab.

Einen bedeutsamen Einfluss auf das Erleben von Stress hat offenbar die Erwerbstätigkeit. Während nur 45 % der nicht Erwerbstätigkeiten zumindest manchmal unter Stress leiden, fühlen sich 77 % der Vollzeit- und 63 % der Teilzeitbeschäftigten gestresst. Interessanterweise steigt das Stressempfinden mit dem Ausbildungsgrad und mit dem verfügbaren Monatseinkommen. Wie bedeutsam unsere Arbeit und vor allem, wie wir arbeiten, für unser Wohlbefinden ist, darauf werde ich im letzten Teil des Buches zurückkommen.

Dass das persönliche Stressempfinden und psychische Gesundheit Hand in Hand gehen, zeigen seit vielen Jahren die Statistiken aller Krankenversicherungen. Nach dem Gesundheitsreport 2018 der Deutschen Angestellten-Krankenkasse (DAK) stiegen von 1997 bis 2017 die Arbeitsunfähigkeitstage je 100 Versicherter aufgrund psychischer Erkrankungen von 76,7 Tage auf 249,9 Tage, das ist mehr als eine Verdreifachung. Die Zahl der Arbeitsunfähigkeitsfälle stieg von 2,5 auf 7,0 je 100 Versicherte. Während sich die AU-Tage und -Fälle für die meisten somatischen Erkrankungen seit Jahren auf einem relativ konstanten Niveau befinden und für einzelne Erkrankungsarten sogar sinken, steigen sie für psychische Erkrankungen stetig, ohne dass sich ein Ende dieses Trends erkennen ließe. Psychische Erkrankungen machten 2017 bei den Versicherten der DAK 16,7 % aller Ausfalltage aus. Hinter Erkrankungen des Muskel-Skelett-Systems – das sind vor allem Erkrankungen der Wirbelsäule – stehen sie an zweiter Stelle des Gesamtvolumens der Ausfalltage [7]. Bei Frauen stehen psychische Erkrankungen hinsichtlich des Volumens der Arbeitsunfähigkeitstage sogar noch vor den Erkrankungen des Muskel-Skelett-Systems. Frauen sind über die gesamte Lebensspanne mehr von psychischen Erkrankungen betroffen als Männer. Zumindest gilt dies, wenn man Betroffenheit an Diagnose- oder Arbeitsunfähigkeitsstatistiken misst. Betrachtet man die Suizidstatistiken, zeigt sich ein anderes Bild (siehe auch Kap. 3): Männer nehmen sich viel häufiger das Leben als Frauen, was sicher auch darauf zurückzuführen ist, dass sie viel seltener als Frauen professionelle Hilfe suchen und daher auch in vielen Statistiken der Krankenversicherer nicht erscheinen. In beiden Geschlechtern steigt die Zahl der Arbeitsunfähigkeitstage mit dem Alter stetig an. Bei Frauen über 60 ist ihr Volumen viermal so hoch wie bei Jugendlichen zwischen 15 und 19 Jahren, bei Männern sogar fast sechsmal so hoch [7].

Innerhalb der Gruppe der psychiatrischen Erkrankungen sind die mit Abstand häufigsten Ursachen für Arbeitsunfähigkeit Depressionen, dahinter folgen die sogenannten „Reaktionen auf schwere Belastungen und Anpassungsstörungen", die wie Depressionen als oftmals stressassoziiert betrachtet werden müssen.

Als eine wesentliche Determinante des zunehmenden Stresserlebens hebt die TK-Stressstudie 2016 die Digitalisierung der Gesellschaft hervor. Viele Menschen hätten das Gefühl, dass vor allem die Arbeitswelt immer schneller wird und sie den Anforderungen nicht mehr gerecht werden. Die Studie zeigt einen klaren Zusammenhang zwischen der Häufigkeit der Nutzung digitaler Medien und dem persönlichen Erleben von Stress. Eine Kausalität ist damit zwar nicht belegt, es fällt jedoch auf, dass Menschen, die wenig oder nie gestresst sind, digitale Medien deutlich weniger nutzen als die häufig Gestressten [6]. Interessanterweise hat die akademische Psychiatrie weltweit die Hoffnung, durch die Digitalisierung nicht nur diagnostische (wie diagnostizieren wir psychische Erkrankungen zuverlässiger und früher?), sondern auch therapeutische Probleme (wie behandeln wir psychische Erkrankungen erfolgreicher und vor allem nachhaltiger?) ganz grundlegend zu lösen. Mediziner wie der amerikanische Kardiologe Eric Topol gehen sogar so weit zu behaupten, dass die breite Anwendung von Künstlicher Intelligenz in der Medizin dazu führen wird, dass die Gesundheitsversorgung wieder menschlicher werden wird („How artificial intelligence can make healthcare human again", deutsch: „Wie künstliche Intelligenz das Gesundheitswesen wieder menschlich machen kann" [8]). Darauf werde ich in Kap. 4 zurückkommen.

Bemerkenswerterweise wird die starke Aktivität von Jugendlichen in sozialen Medien auch mit der seit Jahren ansteigenden Suizidrate bei Jugendlichen in den USA, vor allem bei Mädchen, verantwortlich gemacht. Betrug diese 1999 bei Mädchen noch nur 1,7 pro 100.000 Personen, so hatte sie sich bis 2017 mit 4,2 Suiziden deutlich mehr als verdoppelt. Bei Jungen stieg sie, weniger stark, von 4,9 auf 8,7 Suizide pro 100.000 Personen [9]. Was amerikanischen Wissenschaftlern besonders Sorgen macht, ist, dass sich die Zunahme der Suizidrate bei amerikanischen Mädchen exponentiell beschleunigt. Bis 2014 war sie um etwa 3 % pro Jahr angestiegen, seitdem nimmt sie jedoch um 10 % pro Jahr zu. Ein amerikanischer Suizidforscher fasst die Erkenntnisse über die Ursachen für diese besorgniserregende Entwicklung so zusammen: „Die Daten zeigen, dass die Nutzung sozialer Medien durch Mädchen eher zu zwischenmenschlichem Stress führt. Im Vergleich zu Jungen nutzen Mädchen soziale Medien häufiger, sie sind häufiger Cybermobbing ausgesetzt, und Cybermobbing verursacht bei Mädchen häufiger Stress und emotionale Probleme als bei Jungen. Die Nutzung sozialer Medien führt auch häufiger zu Depressionen bei Mädchen."

Ganz aktuelle Zahlen aus den USA zeigen, dass die Häufigkeit von Depressionen dort in den letzten zwei Jahrzehnten zugenommen hat. Während im Jahr 2005 6,6 % der Bevölkerung in den zurückliegenden 12 Monaten an einer Depression gelitten hatten (die sogenannte 12-Monats-Prävalenz), waren es 2015 schon 7,3 % [10]. Besonders stark sind aber auch hier die Häufigkeiten bei Jugendlichen (12–17 Jahre) und jungen Erwachsenen (18–25 Jahre) gestiegen.

Der Tatsache, dass die ständige Beschäftigung mit Handys und Tablets auch die Leistungen von Schülern beeinträchtigt, trug die französische Regierung im Juli 2018 dadurch Rechnung, dass sie die Benutzung dieser Geräte in Vor- und Grundschulen sowie in der Sekundarstufe 1, d. h. für alle Schüler bis zum Alter von 15 Jahren, verbot. Auch das Mobbing über soziale Medien soll auf diese Weise reduziert werden [11]. Vor den Gefahren einer kritiklosen Digitalisierung der schulischen Bildung und deren Auswirkungen auf unsere psychische Gesundheit warnt der Ulmer Psychiater Manfred Spitzer schon seit Jahren, z. B. erstmals in seinem Buch „Digitale Demenz" [12] und in den folgenden Jahren in mehreren weiteren Büchern, die von vielen Fachkollegen kritisch aufgenommen wurden.

Parallel zur epidemischen Zunahme von stressassoziierten Erkrankungen nehmen seit Jahrzehnten Übergewicht und Adipositas (deutsch eigentlich „Fettsucht", was noch weniger gut klingt) dramatisch zu. Übergewicht ist charakterisiert durch einen Body Mass Index von 25–30 kg/m^2 (der BMI wird berechnet durch die Division des Körpergewichts in kg durch die Körpergröße in m zum Quadrat; ein Mann von 80 kg und einer Körpergröße von 1,85 m hat also einen BMI von 23,4 kg/m^2), Adipositas/Fettsucht bezeichnet einen Zustand mit einem BMI größer 30 kg/m^2. Zahlen aus 2008 für die USA zeigen, dass 35 % der Erwachsenen von Adipositas betroffen waren, das waren 78,6 Mio. Menschen. Die dadurch verursachten Kosten für das Gesundheitssystem wurden auf 147 Mrd. US-Dollar geschätzt [13]. Die gleiche Gruppe von Wissenschaftlern hat berechnet, dass, wenn sich die Häufigkeit von Übergewicht und Adipositas so weiter entwickeln wie in den letzten 20 Jahren, schon im Jahr 2030 51 % der Amerikaner von Adipositas (Fettsucht!) betroffen sein werden. Wenn man die Prävalenz (Anteil der Menschen an der Gesamtpopulation, der zu einem bestimmten Zeitpunkt eine Krankheit oder einen Risikofaktor aufweist) der Adipositas auf dem Niveau von 2010 halten könnte, würde das zu Kosteneinsparungen in Höhe von gigantischen 500 Mrd. US-Dollar führen [14].

2 Eine Bestandsaufnahme: Unsere Welt zu Beginn des 21. Jahrhunderts

Seit 1962 hat sich die Prävalenz der Adipositas bei Amerikanern fast verdreifacht, 1962 lag sie noch bei nur etwa 13 %. Zahlen, die die OECD für Europa veröffentlicht, zeigen, dass hier die Situation der in den USA nur um einige Jahre nachzuhinken scheint [15]. 2012 waren mehr als die Hälfte (53 %) der erwachsenen Bevölkerung in Europa übergewichtig oder adipös (der Mann aus dem o.a. Beispiel mit einer Körpergröße von 1,85 m hätte einen BMI von 30 bei einem Körpergewicht von 103 kg, er wäre dann „fettsüchtig"). 2012 waren in 17 der EU-Mitgliedsländer mehr als 50 % der Erwachsenen übergewichtig oder adipös. Im Mittel über alle Staaten der EU hinweg waren 16,7 %, das ist jeder Sechste, adipös, jedoch gab es auch hier große regionale Unterschiede, mit 8 % in Rumänien bis über 25 % in Ungarn und Großbritannien [15]. Zehn Jahre zuvor, 2002, waren es noch etwa 13 % gewesen. In allen Ländern jedoch, für die Zahlen vorliegen, nahm die Prävalenz zwischen 2002 und 2012 zum Teil deutlich zu. Dabei sind beide Geschlechter gleichermaßen betroffen. In einigen Ländern, wie Slowenien, Luxemburg oder Malta, ist der Anteil an Männern deutlich höher, in anderen, wie Lettland oder Ungarn, der an Frauen.

Das weltweit umfangreichste Zahlenwerk wurde 2016 im medizinischen Fachjournal Lancet veröffentlicht [16]. Die Autoren analysierten Trends für Erwachsene in 200 Ländern für den Zeitraum zwischen 1975 und 2014. In dieser Zeit stieg – über alle Länder hinweg – der BMI von im Mittel 21,7 kg/m^2 auf 24,2 kg/m^2 bei Männern und von 22,1 kg/m^2 auf 24,4 kg/m^2 bei Frauen. 2014 fanden sich die niedrigsten BMI-Werte (21,4 kg/m^2) für Männer in Zentralafrika und Südasien, die höchsten (29,2 kg/m^2) in Polynesien und Mikronesien (das heißt, in der sogenannten „Südsee"). Für Frauen lagen sie zwischen 21,8 kg/m^2 in Südasien und 32,2 kg/m^2 in Polynesien und Mikronesien. Die Häufigkeit von Untergewicht (definiert als BMI < 18,5 kg/m^2) nahm von 1975 bis 2014 bei Männern von 13,8 % auf 8,8 % ab, bei Frauen von 14,6 % auf 9,7 %. Auch 2014 war die Häufigkeit von Untergewicht mit 23,4 % (Männer) bzw. 24,0 % in Südasien, also insbesondere in Indien und seinen Nachbarstaaten, immer noch sehr hoch. Im gleichen Zeitraum verdreifachte sich die Häufigkeit der Adipositas von 3,2 % auf 10,8 % bei Männern und verdoppelte sich von 6,4 % auf 14,9 % bei Frauen. Während also Untergewicht 1975 noch zwei- bis viermal so häufig war wie Adipositas, sind heute weltweit mehr Menschen adipös als untergewichtig (siehe auch oben die von Hans Rosling in seinem Buch publizierten Zahlen). 2014 waren 5,0 % der Frauen (2,3 % der Männer) weltweit schwer adipös (definiert durch einen BMI > 35 kg/m^2), und die Autoren der Lancet-Studie prognostizieren, dass, wenn die Trends so anhalten, 2025 mehr Frauen schwer über- als untergewichtig sein werden [16].

Besorgniserregend ist auch die Häufigkeit von Übergewicht und Adipositas bei Kindern und Jugendlichen. Sie stieg bei Mädchen von 0,7 % im Jahr 1975 auf 5,6 % im Jahr 2016, und bei Jungen von 0,9 % auf 7,8 %. Das ist bei beiden Geschlechtern eine Verachtfachung [17]. Wie bei Erwachsenen ist die Häufigkeit von Adipositas 2016 mit mehr als 30 % besonders hoch in Polynesien und Mikronesien, aber mit mehr als 20 % auch bedenklich in Nordafrika, im Mittleren Osten, in einigen karibischen Staaten und in den USA. In den letzten Jahren haben die Prävalenzen der Adipositas bei Kindern und Jugendlichen allerdings in vielen Ländern ein Plateau auf hohem Niveau erreicht, in anderen Ländern, vor allem in Süd-, Südost- und Ostasien hat sich die Zunahme jedoch beschleunigt [17].

Die OECD stellt in ihrem alle zwei Jahre erscheinenden Gesundheitsbericht auch fest, dass Übergewicht und Adipositas in sozioökonomisch benachteiligten Bevölkerungsgruppen weiter verbreitet seien. Dies gilt besonders für Frauen. Ausbildungsstand und Risiko für Adipositas korrelieren europaweit miteinander, auch hier stärker bei Frauen als bei Männern. Zu den Faktoren, die zur Zunahme von Übergewicht und Adipositas insbesondere in den industrialisierten Staaten beitragen, gehören die zunehmende Verfügbarkeit energiedichter Nahrungsmittel und der weitverbreitete Mangel an Bewegung. Aber auch finanzielle Sorgen, vor allem wenn sie chronisch oder wiederkehrend auftreten, sind Risikofaktoren für Übergewicht und Adipositas [15]. Eine große finnische Studie, die Daten der gesamten finnischen Bevölkerung über den Zeitraum zwischen 1996 und 2014 analysierte, fand kürzlich, dass Menschen mit geringerem sozioökonomischem Status auch ein höheres Risiko haben, wegen einer psychischen Erkrankung in ein Krankenhaus aufgenommen zu werden. Mit steigendem Haushaltseinkommen sinkt das Risiko stetig. Dennoch fand sich eine Abnahme der Zahl der Krankenhausaufnahmen über die 20 Jahre des Beobachtungszeitraums lediglich in der Bevölkerungsgruppe mit den höchsten Einkommen [18]. Stellen möglicherweise beide Trends – die Zunahme von Übergewicht und Fettsucht auf der einen und von psychischen Erkrankungen, insbesondere von Depressionen auf der anderen Seite – Manifestationen derselben kulturellen Fehlentwicklungen dar? Australische Forscher haben kürzlich die Hypothese formuliert, dass der zunehmende Konsum von Antidepressiva (hierauf werde ich im Kap. 3 detaillierter eingehen) und der ungebrochene Trend zu mehr Übergewicht und Adipositas möglicherweise kausal zusammenhängen und gleichen Mechanismen folgen. Beide Trends haben inzwischen das Ausmaß einer Pandemie – das ist, wie wir seit der Corona-Pandemie alle wissen, eine Epidemie, die über die Grenzen von Kontinenten hinweggeht – angenommen [19]. Adipositas geht mit einer Zunahme des Risikos für zahlreiche Erkrankungen einher, darunter nicht nur Diabetes mellitus und Herz-Kreislauf-Erkrankungen, sondern auch Krebserkrankungen oder Schlafstörungen. Auch das Risiko, an einer Depression zu erkranken, nimmt zu, und umgekehrt erhöhen Depressionen das Risiko für Übergewicht und Adipositas, aber auch für zahlreiche andere Erkrankungen. Auch eine große französisch/britische Langzeitstudie über mehrere Jahrzehnte kam kürzlich zu dem Schluss, dass der sozioökonomische Status im mittleren Lebensalter ganz wesentlich das spätere Risiko für Gebrechlichkeit, Behinderung und Multimorbidität beeinflusst [20].

Die Frage, die sich hier also stellt – und die ich in diesem Buch diskutieren will –, ist, ob wir als Gesellschaft die richtigen Antworten auf diese Herausforderungen haben. Hat vor allem die Medizin, und hier vor allem die moderne Psychiatrie, die richtigen Antworten? Die Lebensverhältnisse auf der Erde haben sich für viele Menschen verbessert, was die Folge enormer wissenschaftlicher, medizinischer und technologischer Entwicklungen ist, die sich in den letzten Jahrzehnten immer mehr beschleunigt haben. Wir sind immer besser in der Lage, körperliche Erkrankungen zu behandeln und oft sogar zu kurieren, was zu einer enormen Verlängerung unserer Lebensspanne insbesondere im letzten Jahrhundert geführt hat. Einige Psychiater und Gesundheitspolitiker werden nicht müde zu betonen, dass die Häufigkeit psychischer Erkrankungen nicht zugenommen habe. Viele Menschen seien heute nur eher dazu bereit, sich ihren psychischen Problemen zu stellen und sich in Behandlung zu begeben. Zudem würden heute psychische Erkrankungen heute früher und besser diagnostiziert und oft auch schneller behandelt. Kritikern, die auf die seit zwanzig Jahren ansteigenden Verordnungen von Antidepressiva hinweisen, wird entgegengehalten, dass man eigentlich noch mehr dieser Arzneimittel verschreiben müsse, wenn man alle Betroffenen adäquat behandeln wolle. Es bestehe eine Unterversorgung mit qualifizierter psychiatrischer Therapie. Selbst wenn all das richtig ist, so hat die weltweite Krankheitslast durch psychische Erkrankungen, wie wir weiter oben gesehen haben, ein bedrohliches Ausmaß angenommen, und wenn alle Prognosen stimmen, wird sie schon in wenigen Jahren die durch irgendeine körperliche Erkrankung verursachte Krankheitslast deutlich übersteigen. Dabei unterschätzen die Statistiken der WHO und anderer Organisationen wahrscheinlich die Bedeutung psychischer Erkrankungen noch erheblich, denn sie erfassen nicht deren Einflüsse auf zahlreiche körperliche Erkrankungen.

Was sich in den Statistiken der Krankenversicherern auf jeden Fall ausdrückt, ist, dass sich viele Menschen den heutigen Lebensverhältnissen nicht mehr gewachsen fühlen. Globalisierung und die zunehmende Technologisierung unseres Alltags hat zu einer Beschleunigung aller Lebensprozesse geführt, die die psychische Belastbarkeit von immer mehr Menschen überfordert. Schlafstörungen, Zukunftsängste, Stress und Burn-Out gehören heute zu unseren täglichen Begleitern, und jeder kennt mindestens einen, oft mehrere Betroffene. Glaubt man dem israelischen Historiker Yuval Noah Harari, den ich schon im Eingangskapitel erwähnte, dann ist die Lösung dieses Problems nicht die Verbesserung der Lebensverhältnisse des Menschen – das war gestern! – sondern der Eingriff in die menschliche Biochemie. Harari legt in seinem Weltbestseller „Homo deus" dar, dass, nachdem der Mensch seine Lebenserwartung und seine Macht über die Natur gesteigert habe, nun die Steigerung des „globalen Glücks" anstehe. Dann sei die „humanistische Revolution" vollkommen. Harari folgt mit seiner Vision nur konsequent dem Ansatz der modernen Biomedizin. Die weltweit sehr stark neurobiologisch dominierte psychiatrische Forschung versucht seit Jahrzehnten mit Milliardenaufwand, die komplizierte „Biomaschine Mensch" besser zu analysieren. Psychische Erkrankung wird hier als eine Fehlfunktion des Gehirns verstanden, die es durch immer bessere, zielgenauer in das Gehirn eingreifende Medikamente zu reparieren gilt. Der Mensch soll zukünftig an eine oftmals belastende und zunehmend lebensfeindliche berufliche und soziale Umwelt besser angepasst werden. Auch Künstliche Intelligenz und die Digitalisierung der Medizin werden vor allem als Mittel verstanden, den Menschen als komplexe, deterministische biomedizinische Maschine besser zu verstehen und so gezielter in sie eingreifen zu können. Den weltanschaulichen und wissenschaftlichen Grundlagen dieses Denkansatzes werde ich mich in den beiden folgenden Kap. 3 und 4 widmen.

In diesem Buch werde ich die Frage diskutieren, ob wir zukünftig in einer Welt leben wollen, in der der Mensch an seine Umgebung angepasst wird und die Medizin der Optimierung des Menschen dient, oder ob wir Lebensbedingungen schaffen wollen, in denen wir so, wie wir sind, zufriedenere und glücklichere Menschen werden. Dem Harari'schen Weltbild des „Homo deus" wird ein Weltbild entgegengesetzt, in dem der Mensch weder Opfer seiner Biologie noch seiner sozialen Umwelt, sondern aktiver Gestalter deren Interaktion miteinander ist. Er ist Akteur in einem komplexen sozialen Gefüge, dessen Regeln er bestimmt, und damit entscheidet er über die physische und psychische Gesundheit und das Wohlbefinden nicht nur seiner selbst, sondern der menschlichen Gesellschaft. Aus einem passiven

Biomechanismus, der sich als Individuum immer öfter als Opfer von globalen Trends fühlt, auf die er keinen Einfluss mehr zu haben glaubt und der bei Fehlfunktion durch Medikamente repariert und optimiert werden muss, wird so ein aktiver Gestalter der menschlichen Gesellschaft der Zukunft.

In den Kap. 5 und 6 werde ich zeigen, dass Häufigkeit und Bedeutung vieler der großen Volkskrankheiten des 21. Jahrhunderts (z. B. Übergewicht und Fettsucht, Demenzen und Depressionen) durch Veränderungen unseres Lebensstils erheblich vermindert werden können. Bewegung, Ernährung und Meditation stellen in zahlreichen Studien belegte Maßnahmen dar, nicht nur die körperliche, sondern auch die psychische Gesundheit des Menschen zu verändern. Alleine durch soziale Veränderungen, Verminderung von Armut und mehr Bildung, sind gewaltige Verbesserungen der Gesundheit und der Lebensqualität vieler Menschen zu erreichen.

In Kap. 7 werde ich nochmals das moderne biomedizinische Weltbild und seine ganz konkreten Auswirkungen auf unsere körperliche und psychische Gesundheit diskutieren. Dieses Weltbild suggeriert, dass wir durch unsere Gene (und neuerdings durch epigenetische Einflüsse, wir werden darauf später zurückkommen) determiniert sind. Das aber ist nur die halbe Wahrheit. Der „Geist" beeinflusst auch die Biologie, soziale Systeme beeinflussen die Natur der Individuen, die das System zusammensetzen. Der Mensch ist nicht nur Opfer seiner Biologie, er hat auch die Wahl, wie er zukünftig leben will. Er ist der aktive Gestalter nicht nur seiner Umwelt, sondern auch der Interaktion seiner Biologie mit dieser Umwelt.

In Teil 2 des Buches werde ich in sechs Kapiteln schließlich ein Weltbild entwerfen, in dem der Mensch seine Zukunft aktiv gestaltet und damit die Rahmenbedingungen seiner körperlichen und psychischen Gesundheit schafft. Wir entscheiden, ob wir in unsere Biochemie eingreifen oder durch Formung unserer Lebensumwelt – Gestaltung von Arbeitsplätzen, Städten, vor allem aber auch unser Bildungssystem – unser künftiges Wohlbefinden erhalten und steigern. Wir haben tatsächlich die Wahl – wir sind nicht die determinierten Spielfiguren im Konzert der medizinischen und IT-Großkonzerne.

Literatur

1. Rosling H (2018) Factfulness. Wie wir lernen, die Welt so zu sehen, wie sie wirklich ist. Ullstein, Berlin
2. Schulz T (2018) Zukunftsmedizin. Deutsche Verlagsanstalt, München

3. Patel V, Saxena S, Lund C et al (2018) The Lancet Commission on global mental health and sustainable development. Lancet 392:1553–1598
4. Reuters. Mental health crisis could cost the world $16 trillion by 2030. 10. Oktober 2018. https://www.reuters.com/article/us-health-mental-global/mental-health-crisis-could-cost-the-world-16-trillion-by-2030-idUSKCN1MJ2QN. Zugegriffen: 19. Dez. 2019
5. Weltgesundheitsorganisation, WHO. Depression. https://www.who.int/news-room/fact-sheets/detail/depression. Zugegriffen: 6. Mai 2020
6. Techniker Krankenkasse (2016) Stressreport 2016. https://www.tk.de/resource/blob/2026630/9154e4c71766c410dc859916aa798217/tk-stressstudie-2016-data.pdf. Zugegriffen: 5. Mai 2020
7. Deutsche Angestellten-Krankenkasse (DAK) (2018) DAK-Gesundheitsreport 2018. https://www.dak.de/dak/download/gesundheitsreport-2018-pdf-2073702.pdf. Zugegriffen: 5. Mai 2020
8. Topol E (2019) Deep medicine. Basic Books, New York
9. Yu B, Chen X (2019) Age and Birth Cohort-Adjusted Rates of Suicide Mortality Among US Male and Female Youths Aged 10 to 19 Years From 1999 to 2017. JAMA Netw Open 2(9):e1911383
10. Weinberger AH, Gbedemah M, Martinez AM et al (2018) Trends in depression prevalence in the USA from 2005 to 2015: widening disparities in vulnerable groups. Psychol Med 48:1308–1315
11. Die Zeit (30. Juli 2018) Parlament beschließt Handyverbot an Schulen. Die Zeit. https://www.zeit.de/politik/ausland/2018-07/frankreich-parlament-schulen-handyverbot-mobiltelefon. Zugegriffen: 22. Dez. 2019
12. Spitzer M (2014) Digitale Demenz. Droemer Verlag, München
13. Finkelstein EA, Trogdon JG, Cohen JW, Dietz W (2009) Annual medical spending attributable to obesity: payer-and service-specific estimates. Health Aff (Millwood) 28:w822–w831
14. Finkelstein EA, Khavjou OA, Thompson H et al (2012) Obesity and severe obesity forecasts through 2030. Am J Prev Med 42:563–570
15. OECD (2014) Health at a Glance: Europe 2014. OECD Publishing
16. NCD Risk Factor Collaboration (NCD-RisC) (2016) Trends in adult body-mass index in 200 countries from 1975 to 2014: a pooled analysis of 1698 population-based measurement studies with 19.2 million participants. Lancet 387:1377–1396
17. NCD Risk Factor Collaboration (NCD-RisC) (2017) Worldwide trends in body-mass index, underweight, overweight, and obesity from 1975 to 2016: a pooled analysis of 2416 population-based measurement studies in 128.9 million children, adolescents, and adults. Lancet 390:2627–2642
18. Suokas K, Koivisto AM, Hakulinen C et al (2020) Association of income with the incidence rates of first psychiatric hospital admissions in Finland, 1996-2014. JAMA Psychiatry 77:274–284

19. Lee SH, Paz-Filho G, Mastronardi C et al (2016) Is increased antidepressant exposure a contributory factor to the obesity pandemic? Transl Psychiatry 15(6):e759
20. Dugravot A, Fayosse A, Dumurgier J et al (2020) Social inequalities in multi morbidity, frailty, disability, and transitions to mortality: a 24-yearfollow-up of the Whitehall II cohort study. Lancet Public Health 5:e42–e50

3

Die Antwort der modernen Biomedizin

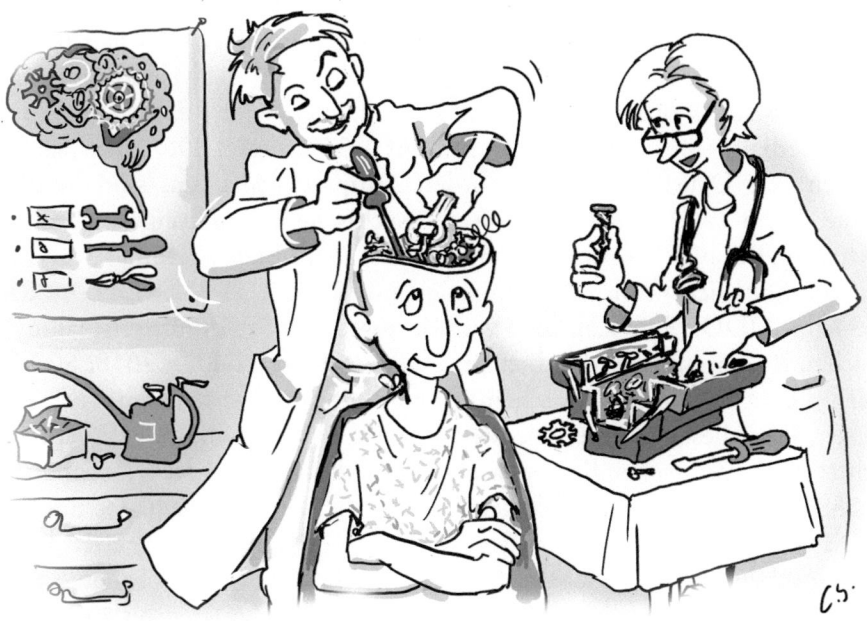

Wir haben im zweiten Kapitel gesehen, dass sich die Lebensverhältnisse für die meisten Menschen fast überall auf der Erde während der letzten 100 Jahre deutlich verbessert haben. Die Menschen haben heute mehr zu essen, sie trinken sauberes Wasser, sterben seltener an Infektionskrankheiten, und sie sind besser gebildet. All das hat weltweit, selbst in den ärmsten

Ländern, zu einer deutlichen Zunahme der Lebenserwartung geführt. Wir haben auch festgestellt, dass dies in auffälligem Kontrast zur psychischen Gesundheit der Menschen steht. Die Weltgesundheitsorganisation spricht von mehr 300 Mio. Menschen, die an einer Depression erkrankt sind. Eine Abnahme dieser Zahl ist nicht in Sicht, im Gegensatz zu vielen körperlichen Erkrankungen nimmt der Anteil psychischer Erkrankungen an der gesamten weltweiten Krankheitslast stetig zu. Die moderne Medizin hat im 20. und im beginnenden 21. Jahrhundert bedeutsame Erfolge im Kampf gegen viele körperliche Erkrankungen gefeiert. Seit Mitte des 20. Jahrhunderts versucht nun auch die Psychiatrie die Erfolgsrezepte der Biomedizin auf die Psychiatrie zu übertragen. Hier wollen wir nun analysieren, was dahinter steckt und was erreicht wurde? Sind wir auf dem richtigen Weg?

Nach dem Arzneiverordnungsreport, der alljährlich die Verordnungen von Medikamenten zu Lasten der gesetzlichen Krankenversicherung (GKV) in Deutschland analysiert, wurden im Jahr 2005 717 Mio. definierte Tagesdosen (DDD, „defined daily doses") Antidepressiva verschrieben. Der Wert gibt die Dosis eines Medikaments an, die in der Hauptindikation im Durchschnitt pro Tag verordnet wird. Dieser Wert hat sich bis 2018, also innerhalb eines guten Jahrzehnts, auf 1,515 Mrd. DDD mehr als verdoppelt [1]. Deutlich weniger wurden Antipsychotika (das sind Medikamente gegen Psychosen, sehr schwere psychische Erkrankungen, zu denen auch zum Beispiel Schizophrenien gehören) verordnet, allerdings war auch hier die Zahl der Verordnungen ansteigend (2005: 251 Mio. DDD; 2018: 340 Mio. DDD). Die Zahl der Verordnungen von Tranquilizern nahm im gleichen Zeitraum sogar deutlich ab (2005: 155 Mio. DDD; 2018: 86 Mio. DDD). Dies ist jedoch wahrscheinlich zumindest teilweise darauf zurückzuführen, dass diese Gruppe von Medikamenten häufig auf Privatrezept verordnet wird. Wahrscheinlich etwa die Hälfte der Tranquilizer-Verordnungen tauchen daher in der Statistik der GKV nicht auf. Was bedeutet die Zahl 1,5 Mrd. DDD Antidepressiva-Verordnungen in Deutschland? 2018 lebten in Deutschland knapp 83 Mio. Menschen. Die Zahl der verordneten Antidepressiva hätte ausgereicht, alle Bürger, vom Neugeborenen bis zum hochbetagten Greis, für gut 18 Tage mit einem Antidepressivum zu versorgen. Oder anders: Mit der Menge lassen sich mehr als vier Millionen Bundesbürger das gesamte Jahr über, also alle 365 Tage des Jahres, mit einem Antidepressivum behandeln.

In anderen Ländern der Europäischen Gemeinschaft ist die Situation vergleichbar, wobei es erhebliche regionale Unterschiede gibt. Nach Zahlen der Organisation für wirtschaftliche Zusammenarbeit und Entwicklung (OECD) verdoppelte sich die Zahl der Verschreibungen von

Antidepressiva in Europa zwischen 2000 und 2010. 2010 kamen auf 1000 Einwohner Europas Verordnungen von 52 DDD. 2012 war diese Zahl erneut um weitere fast acht Prozent auf 56 DDD angestiegen [2]. Laut OECD lag Deutschland leicht unter dem europäischen Schnitt, allerdings war der Anstieg von 47 DDD in 2010 auf 52 DDD prozentual höher. Auch diese Zahlen lassen sich plastischer verstehen: Etwa 5 % aller Menschen in Europa, vom Säugling bis zum Greis, nehmen das ganze Jahr über ein Antidepressivum ein. Die höchsten Verordnungszahlen für Antidepressiva finden sich in skandinavischen Ländern, allen voran Island (2010: 101 DDD, 2012: 109 DDD), gefolgt von Dänemark (2010: 84 DDD, 2012: 83 DDD) und Schweden (2010: 76 DDD, 2012: 81 DDD). Dänemark ist auch das einzige Land Europas, in dem von 2010 bis 2012 die Verordnungen leicht rückläufig waren, aber eben auch auf einem sehr hohen Niveau. In Skandinavien nehmen also im Durchschnitt 10 % aller Bürger das ganze Jahr über ein Antidepressivum ein! Wer jetzt versucht ist zu vermuten, dass diese Zahlen die mit der geringeren Sonneneinstrahlung im Norden verbundene erhöhte Depressionshäufigkeit widerspiegeln, irrt. In Portugal werden ebenso viele Antidepressiva verschrieben wie in Dänemark (2010: 79 DDD, 2012: 85 DDD). Im europäischen Vergleich liegt Portugal damit an zweiter Stelle. Die niedrigsten Antidepressiva-Verordnungsraten finden sich in Estland (2010: 16 DDD, 2012: 21 DDD), Ungarn (2010: 26 DDD, 2012: 27 DDD) und der Slowakei (2010: 29 DDD, 2012: 30 DDD), in allen drei Ländern sind die Raten jedoch ansteigend [2].

Diese Zahlen werden jedoch in den Schatten gestellt durch die, die die amerikanischen Gesundheitsbehörden berichten. Das amerikanische National Center for Health Statistics (NCHS) analysiert in regelmäßigen Abständen in ihren National Health and Nutrition Examination Surveys auch die Verordnungszahlen für Antidepressiva. Die letzten Daten wurden im August 2017 für den Zeitraum 2011 bis 2014 vorgelegt [3]. In ihrem Bericht aus 2011 für die Jahre 2005 bis 2008 hatte es geheißen, dass Antidepressiva die Arzneimittelklasse mit der dritthäufigsten Verschreibungshäufigkeit seien. In der Altersgruppe von 18 bis 44 Jahre seien Antidepressiva sogar am häufigsten verschrieben worden. Verglichen mit dem Zeitraum 1988–1994 hätten bis zum Zeitraum 2005–2008 die Verordnungen von Antidepressiva um 400 % zugenommen [4]. Der Trend hat sich bis 2014 fortgesetzt: Hatten im Zeitraum 1999–2002 noch 7,7 % (5,1 % der Männer und 10,0 % der Frauen) der amerikanischen Bevölkerung über 12 Jahre angegeben, im letzten Monat ein Antidepressivum eingenommen zu haben, so waren es im Zeitraum 2011–2014 12,7 % (8,6 % der Männer und 16,5 % der Frauen), d. h. jeder achte

Bürger der USA hatte im letzten Monat ein Antidepressivum eingenommen. „Im letzten Monat" klingt dabei vergleichsweise harmlos. Etwa ein Viertel der mit Antidepressiva Behandelten gibt an, diese schon länger als zehn Jahre einzunehmen, weitere 20 % zwischen 5 und 10 Jahre. Zählt man auch die Menschen, die zwischen 2 und 5 Jahre Antidepressiva einnehmen, zu den dauerhaft medizierten Personen, dann erhöht sich der Langzeitkonsumenten unter den 12,7 % mit Antidepressiva Behandelten auf fast 70 % [3].

Diese Zahlen decken sich sehr gut mit jenen, die für alle Psychopharmaka-Gruppen zusammengenommen vorliegen [5]. Danach bekamen im Jahr 2013 16,7 % aller 242 Mio. erwachsenen Amerikaner im Alter zwischen 18 und 85 Jahren mindestens einmal ein Psychopharmakon verordnet, wenn man darunter die drei Arzneimittelgruppen Antidepressiva, Tranquilizer (Anxiolytika [Medikamente gegen Angst], Sedativa [dämpfende Medikamente], Hypnotika [Schlafmittel]) und Antipsychotika zusammenfasst. Die Zahl wäre noch höher, wenn man auch noch weitere Gruppen wie Antidementiva (Medikamente gegen Demenzen) oder Stimulantien (stimulierende Medikamente, die vor allem bei Aufmerksamkeitsdefizit-Hyperaktivitätsstörung gegeben werden) berücksichtigen würde. Ähnlich wie in Deutschland, werden auch in den USA Antidepressiva am häufigsten verordnet. 12 % aller erwachsenen Amerikaner erhielten 2013 ein Rezept für ein solches Medikament. 8,3 % erhielten mindestens ein Rezept für einen Tranquilizer und 1,6 % für ein Antipsychotikum [5]. Auch diese Zahlen zeigen klar, dass die Tatsache, dass in die Statistik alle Personen eingingen, die nur mindestens einmal ein Psychopharmakon verordnet bekamen, nicht bedeutet, dass diese Medikamente nur kurzfristig verordnet werden. 84 % der erfassten Personen erhielten wenigstens drei Verordnungen oder bekamen ihr Medikament schon seit 2011 oder früher. Im Mittel bekamen die Personen, die langfristig ein Psychopharmakon verordnet bekamen, sogar zehn Rezepte im Jahr. Man geht davon aus, dass es sich in acht von zehn Fällen um dauerhaft durchgeführte Therapien handelt [5]. Die Autoren der Studie fanden erhebliche Unterschiede in der Verordnungshäufigkeit von Psychopharmaka hinsichtlich Ethnie, Alter und Geschlecht. Während fast 21 % der weißen Amerikaner 2013 ein Psychopharmakon rezeptiert wurde, waren dies unter den Lateinamerikanern nur knapp 9 %, und unter den Asiaten noch nicht einmal 5 %. Fünfmal mehr Weiße als Asiaten bekamen ein Antidepressivum verordnet. Ältere Menschen bekamen häufiger ein Psychopharmakon verordnet als Jüngere (Altersgruppe 18–39 Jahre: 9 %; 60–85 Jahre: 25 %), und Frauen häufiger als Männer. Vor allem Antidepressiva bekommen Frauen deutlich häufiger verordnet als Männer, nämlich mehr als doppelt so oft. Die am häufigsten verordneten Psychopharmaka waren die Antidepressiva Sertralin und Citalopram, die 6,2 Mio. bzw. 5,4 Mio. Amerikanern rezeptiert wurden (diese beiden Medikamente sind auch in Deutschland die am häufigsten verordneten Antidepressiva). Unter den zehn am häufigsten verschriebenen Psychopharmaka waren sechs Antidepressiva, die von insgesamt knapp 26 Mio. erwachsenen Amerikanern eingenommen wurden. Sie wurden im Beobachtungsjahr im Mittel fünf- bis sechsmal verordnet, das heißt, auch diese Zahlen deuten an, dass es sich überwiegend um Dauertherapien handelt. Das bedeutet weiterhin, dass mehr als zehn Prozent aller erwachsenen Amerikaner langfristig oder dauerhaft ein Antidepressivum einnimmt.

Interessanterweise fanden die Autoren keine wesentlichen Unterschiede hinsichtlich Ethnie, Alter und Geschlecht in der Verordnungshäufigkeit von Antipsychotika. Die Indikation für eine Verschreibung dieser Substanzen wird viel enger gestellt, und meist nimmt die erste Verschreibung ein Facharzt für Psychiatrie vor.

Die Zahlen stehen in einem erstaunlichen Kontrast zu den Suizidraten, die die amerikanischen Centers for Disease Control and Prevention (CDC, deutsch etwa „Zentren für Krankheitskontrolle und Prävention"), die oberste Behörde für den Schutz der öffentlichen Gesundheit in den USA, Anfang Juni 2018 veröffentlichte [6] und die auch durch die deutsche Presse gingen. Danach sind in den USA in allen Bundesstaaten, mit der Ausnahme von Nevada, zwischen 1999 und 2016 die Suizidraten zum Teil drastisch angestiegen. Im Mittel stieg die Suizidrate in diesem Zeitraum um 25 %. In 25 Bundesstaaten stieg sie um mehr als 30 %, am stärksten in North Dakota mit 57 %. Im Jahr 2016 nahmen sich in den USA 45.000 Menschen im Alter von über 10 Jahren das Leben. Der Suizid ist dort die zehnthäufigste Todesursache. Die Suizidrate in den USA betrug laut Weltgesundheitsorganisation (WHO) 2016 15,3 (die Suizidrate wird angegeben auf 100.000 Einwohner). In Deutschland lag sie laut WHO in jenem Jahr nicht wesentlich niedriger, bei 13,6 [7]. Bemerkenswert ist, dass laut CDC mehr als die Hälfte der Personen, die sich das Leben nahmen, nicht an einer diagnostizierten psychiatrischen Erkrankung litten.

In Deutschland nahmen sich 2015 mehr als 10.000 Menschen das Leben. Damit sterben durch Suizid fast dreimal so viele Menschen wie im Straßenverkehr. Nach Angaben der WHO lag die Suizidrate weltweit bei 10,6 [7]. Am höchsten ist sie in Litauen (31,9), Russland (31,0) und Süd-Korea (26,9), die niedrigsten Raten werden für Antigua, Barbados und die Bahamas angegeben, wo sie unter 2,0 liegen. Unter den G7-Staaten weist Japan mit 18,5 die höchste, Italien mit 8,2 die niedrigste Suizidrate auf. Die mittlere Suizidrate in Europa betrug 2016 15,4.

Die New York Times titelte nach der Veröffentlichung der Zahlen der CDC: „Wie sich der Suizid in eine öffentliche Gesundheitskrise verwandelte" („How suicide quietly morphed into a public health crisis"; [8]). Darin heißt es: „Arzneimittel und psychiatrische Behandlung sind breiter verfügbar als jemals zuvor. Dennoch steigen die Suizidraten in den Vereinigten Staaten". Die steigende Suizidrate sei eine schwere Anklage gegen das amerikanische psychiatrische Gesundheitssystem. Sie sei mit einer enormen Zunahme der Zahl von Amerikanern mit diagnostizierter Depression oder Angststörung, die auch mit entsprechenden Arzneimitteln behandelt würden, einher gegangen.

Wenige Wochen zuvor, am 7. April 2018, hatte die gleiche Zeitung – diesmal sogar auf ihrer Titelseite – getitelt: „Viele Menschen, die Antidepressiva nehmen, stellen fest, dass sie nicht damit aufhören können." („Many people taking antidepressants discover they cannot quit"; [9]). Nach Recherchen der Zeitung nehmen mehr als 15 Mio. Erwachsene, das sind 7 % der Bevölkerung der USA, Antidepressiva seit mehr als fünf Jahren. Diese Zahl habe sich seit 2010 fast verdoppelt und seit dem Jahr 2000 mehr als verdreifacht. 25 Mio. Erwachsene nähmen Antidepressiva seit mindestens zwei Jahren, diese Zahl sei seit 2010 um 60 % angestiegen [9]. Die New York Times analysierte die Zahlen des National Health and Nutrition Examination Survey. Danach hatten 1999/2000 13,4 Mio. Bürger der USA Antidepressiva genommen. 2013/2014 war diese Zahl auf 34,4 Mio. angestiegen, fast eine Verdreifachung. Vor allem weiße Frauen über 45 Jahren nehmen Antidepressiva langfristig ein, sie machen laut NYT 58 % der Personen aus, die diese Medikamente mehr als fünf Jahre nehmen. Der Anteil der älteren Frauen an der Gesamtbevölkerung betrage 20 %, sie nähmen jedoch mehr als 40 % aller Antidepressiva ein.

Bemerkenswerterweise sind in nahezu allen Ländern der Welt die Suizidraten bei Männern deutlich höher als bei Frauen. In den USA und Deutschland ist sie bei Männern mehr als dreimal so hoch wie bei Frauen. Bekommen also genau die Menschen, die eigentlich eine medikamentöse Behandlung bräuchten, nämlich die Gruppe der älteren Männer, diese Behandlung nicht? Viele Psychiater sind der Auffassung, dass die steigende Zahl der Verordnungen von Antidepressiva Ausdruck einer Unterversorgung der Menschen mit diesen Medikamenten seien. Die OECD schreibt in ihrem Bericht von 2014, dass die zunehmende Verschreibung von Antidepressiva eine Vielzahl von Gründen habe. Dazu zählten z. B. die „größere Intensität und Dauer der Behandlung" – mit all den Problemen, die die

New York Times diskutiert. Diskutiert werden aber auch die Indikationsausweitung auf leichtere Formen der Depression, Angststörungen oder auch soziale Phobien. Diese Ausweitung des Anwendungsbereiches für Antidepressiva sei kritisch zu diskutieren. Eine Rolle spielten aber auch die größere soziale Akzeptanz von psychischen Störungen und die Bereitschaft der Menschen, Hilfe zu suchen und sich behandeln zu lassen [2]. Auch ökonomische Gründe, z. B. Wirtschaftskrisen, werden für die Zunahme des Verbrauchs von Antidepressiva verantwortlich gemacht. Dem setzt die OECD entgegen, dass der Verbrauch von Antidepressiva zwischen 2007 und 2012, also in Zeiten der Wirtschaftskrise, zwar um 23 % zugenommen habe. Diese Zunahme sei jedoch geringer gewesen als in den fünf Jahren zuvor (2002–2007: 44 %). Ähnliche Verhältnisse werden für Portugal berichtet (2002–2007: 60 % Zunahme; 2007–2012: 30 % Zunahme). In Deutschland, das von der Krise deutlich weniger betroffen war als die meisten südeuropäischen Länder, stieg der Verbrauch zwischen 2007 und 2012 jedoch deutlich stärker als dort, nämlich um 50 % [2].

In ihrer Berichterstattung vom 8. Juni 2018 über die steigenden Suizidzahlen jedenfalls stellt die New York Times die kritische Frage: „Wenn die Behandlung so wirksam ist, warum hat ihre zunehmende Verbreitung nicht die Zunahme der Suizidrate aufgehalten oder sogar umgekehrt?" [8]. Thomas Insel, der von 2002 bis 2015 Direktor der amerikanischen Nationalen Gesundheitsinstitute (National Institutes of Mental Health, NIMH) und damit über mehr als ein Jahrzehnt einer der einflussreichsten Psychiater weltweit war, wird von der Zeitung zitiert mit den Worten: „Das ist die Frage, mit der ich gerungen habe: Bewirken wir mit unseren Interventionen womöglich eine Zunahme von Morbidität und Mortalität?" Das ist eine selbstkritische und für das Fach höchst bedeutsame Frage. Man stelle sich vor: Hier stellt einer der wichtigsten Vertreter der akademischen Psychiatrie die Frage, ob die Substanzen, deren massenhafte Verschreibung die maßgeblichen Vertreter des Faches, er selbst eingeschlossen, über Jahrzehnte propagiert haben, sogar zu einer Verschlechterung des Krankheitsverlaufs führen! Insel fährt dann jedoch fort: „Ich glaube nicht. Ich denke, dass der Bedarf an psychiatrischer Versorgung so stark zugenommen hat, dass deren Ausweitung bisher einfach nicht ausgereicht hat, um sich auf das auszuwirken, was eine gewaltige soziale Veränderung darstellt." [8].

Auf den Artikel in der New York Times, in dem über die Schwierigkeiten, eine antidepressive Pharmakotherapie zu beenden, berichtet wurde, reagierten viele, vor allem natürlich amerikanische Psychiater, mit den üblichen Reflexen. In einem Brief, der von fast 40 Psychiatern der New Yorker Columbia-Universität unterschrieben worden war, hieß es: „Für praktizierende Psychiater und die überwältigende Zahl von Patienten sind Entzugssymptome auf der Prioritätenliste sehr niedrig. [...] Obwohl Entzugssyndrome nicht besonders gut erforscht sind, ist es klinischer Konsens, dass es sie gibt, dass sie jedoch selten und immer behandelbar sind. [...] Affektive und Angsterkrankungen sind häufig, lähmend und oft nicht ausreichend behandelt. Dass ein größerer Anteil betroffener Amerikaner jetzt eine Behandlung erhält, sollte begrüßt und nicht verspottet werden." [10].

Was hier Psychiater kraft ihrer vermeintlichen Fachkompetenz ausdrücken, ist jedoch beileibe nicht „klinischer Konsens". Wissenschaftler von der Universität Bologna in Italien haben die zu dem Thema vorhandene Literatur einer systematischen Analyse unterzogen und sich dabei auf die Gruppe der selektiven Serotonin-Rückaufnahmehemmer (SSRI) fokussiert [11]. Das ist die chemische Bezeichnung der heute weltweit gebräuchlichsten Gruppe von Antidepressiva. Sie fanden eine erstaunlich große Zahl von Studien, die die Frage systematisch untersucht hatten. Sie kommen zu dem Schluss, dass Entzugssyndrome (ein Syndrom ist ein Komplex von typischerweise zusammen auftretenden Symptomen) bei jedem SSRI auftreten können, dass sie aber besonders häufig bei Absetzen von Paroxetin – einem häufig verordneten SSRI – vorkommen. Genaue Angaben zur Häufigkeit des Auftretens von Entzugssyndromen sind dieser Untersuchung zufolge schwierig zu machen. Selbst ein langsames Reduzieren der Dosis verhindere sie nicht, und die Daten legten sogar nahe, dass ein langsames Ausschleichen keine wesentlichen Vorteile gegenüber dem abrupten Absetzen habe. Ein Entzugssyndrom beginne typischerweise wenige Tage nach dem Absetzen und halte einige Wochen an. Es seien jedoch viele Abweichungen von diesem Verlauf möglich, vom verzögerten Beginn bis hin zu einem sehr verzögerten und langdauernden Verlauf. Insbesondere nach Behandlung mit Paroxetin seien Entzugssyndrome dokumentiert, die bis zu ein Jahr angehalten hätten, und es fänden sich drei Fälle von persistierenden Störungen in der Literatur, die auf den Entzug von Paroxetin zurückzuführen seien. Weiter schreiben diese Kollegen: „Ein Ende der 90er Jahre publiziertes Editorial behauptet, dass Antidepressiva-Absetzreaktionen vermeidbar und leicht zu behandeln seien. Die Evidenz, die wir zusammengetragen haben, legt das Gegenteil nahe.". Die Schlussfolgerungen aus ihren Untersuchungen sind sehr klar: „Der Begriff des ‚Absetzsyndroms' hat den des ‚Entzugssyndroms' in der Literatur über SSRI kontinuierlich ersetzt. Dieser Wechsel wurde stark durch die pharmazeutische Industrie unterstützt, um zu betonen, dass SSRI keine Abhängigkeit erzeugen und diese Symptome substanziell anders sind als jene, die man von Benzodiazepinen [das sind Tranquilizer wie z. B. Valium] kennt. Kliniker sind vertraut mit den Entzugsphänomenen, die nach Absetzen von Alkohol, Benzodiazepinen, Barbituraten [starke, suchterzeugende Schlafmittel], Opioiden [starke Schmerzmittel wie Morphium] und Stimulantien [stimulierende Mittel wie Ritalin] auftreten. Die Ergebnisse dieser Übersicht legen nahe, dass sie SSRIs der Liste der Substanzen, die potenziell ein Entzugssyndrom auslösen können, hinzufügen müssen. Der Begriff des ‚Absetzsyndroms' verharmlost das Schadenpotenzial von SSRI und sollte durch ‚Entzugssyndrom' ersetzt werden." [11].

In einer aktuellen Online-Umfrage wurden Menschen, die ein Antidepressivum einnahmen, nach dem Auftreten von 20 verschiedenen Nebenwirkungen und ihrem Schweregrad befragt [12]. 1431 Personen aus 38 Ländern antworteten. Einzelne Entzugssymptome wurden von 59 % der Antwortenden angegeben. Noch häufiger waren „Gefühle der emotionalen Abstumpfung" (71 %), Gefühle „wie im Nebel oder abwesend" zu sein (70 %), das „Gefühl, nicht man selbst zu sein" (68 %), sexuelle Funktionsstörungen (66 %), Benommenheit (63 %) und eine „Abnahme positiver Gefühle" (60 %). Daraus schlussfolgerten die Autoren der Befragung, dass bei direkter Frage nach Nebenwirkungen viel größere Häufigkeiten festzustellen gewesen wären als man angenommen habe, insbesondere wenn es um emotionale, psychologische oder interpersonelle Probleme gehe. Allerdings kann man nicht ausschließen, dass die Zahlen doch zu hoch sind, denn Menschen, die unter den erfragten Nebenwirkungen leiden, würden sicherlich mit größerer Wahrscheinlichkeit auf die Umfrage reagiert haben als solche, die davon nicht betroffen waren.

Ein besonderes Problem stellt die emotionale Abstumpfung (in der englischsprachigen Literatur „emotional blunting" genannt) dar, die viele Menschen angeben, die über längere Zeit Antidepressiva einnehmen. An der Universität Oxford wurden 669 Patienten, die Antidepressiva einnahmen, mit einem eigens dafür entwickelten Fragebogen auf Zeichen der emotionalen Abstumpfung untersucht und mit 150 Menschen, die sich von einer Depression erholt hatten und keine Antidepressiva mehr einnahmen, verglichen [13]. Die Wissenschaftler fanden Zeichen der emotionalen Abstumpfung bei 46 % der Patienten, die Antidepressiva einnahmen, und zwar unabhängig von der Art der Medikation, auch wenn diese unter einem bestimmten Antidepressivum (Bupropion, dieses Medikament zählt nicht zu den oben angesprochenen SSRI) etwas – nicht statistisch signifikant – seltener zu sein schien. Allerdings fand man auch, dass emotionale Abstumpfung mit dem Schweregrad eventuell noch vorhandener depressiver Symptome zusammenhing. Die Befunde wurden wie folgt zusammengefasst: „Emotionale Abstumpfung wird von nahezu der Hälfte von mit

Antidepressiva behandelten Patienten berichtet. Sie scheint bei allen monoaminergen Antidepressiva aufzutreten [fast alle heute verfügbaren Antidepressiva sind „monoaminerg", d. h., sie beeinflussen den Stoffwechsel der Monoamine Serotonin, Noradrenalin und Dopamin]. Emotionale Abstumpfung ist jedoch nicht einfach eine Nebenwirkung von Antidepressiva, sondern auch ein Symptom einer Depression." [13].

Diese Daten legen nahe, dass Entzugssyndrome und ernstzunehmende Nebenwirkungen wie emotionale Abstumpfung unter einer längerfristigen Behandlung mit Antidepressiva eher die Regel als die Ausnahme sind. Von vielen Psychiatern werden diese Probleme unterschätzt und gerne auch bewusst heruntergespielt. Es sollte bedacht werden, dass Antidepressiva jedoch potente Medikamente sind, die erhebliche Wirkungen auf das Gehirn haben. Ihre Verordnung hat leider heute einen unangemessenen Grad der Leichtfertigkeit erreicht.

Was für Menschen mit einer akuten, womöglich schweren Depression als große Entlastung erlebt werden mag, nämlich die Distanz zu den eigenen, dann meist quälenden Gefühlen, wird langfristig, vor allem dann, wenn die Depression abgeklungen ist, womöglich zur Belastung. Und es sind nicht nur positive Emotionen, deren Fehlen plötzlich als Reduktion der Vitalität wahrgenommen wird. Auch negative Emotionen haben ihre wichtige Funktion für das soziale Miteinander von Menschen. Sie haben evolutionär eine biologische Funktion, sie signalisieren dem Individuum eine Situation, die Veränderung erfordert. Der Wille zur Veränderung der persönlichen Situation – und auch der Situation von Dritten – entsteht erst durch negative Emotionen. Was die pharmakologische Beeinflussung von Emotionen für das soziale Verhalten des Menschen bedeutet, ist wenig untersucht und experimentell auch schlecht zugänglich. An Ratten wurden hierzu jedoch eindrucksvolle Befunde erhoben. Forscher an der University of Chicago zeigten, dass eine Ratte mit etwas Übung eine zweite Ratte aus einem Käfig befreit [14]. Ein leerer oder ein mit leblosen Objekten gefüllter Käfig wird nicht geöffnet. Wird die Ratte mit zwei Käfigen konfrontiert, einer besetzt mit einem Artgenossen und der zweite gefüllt mit Schokolade, so werden beide Käfige geöffnet, um anschließend die Schokolade miteinander zu teilen. Diese Befunde werden als Nachweis empathischen Verhaltens schon bei Nagern betrachtet. Andere Wissenschaftler haben gezeigt, dass Ratten ihr Futter lieber mit anderen Ratten teilen als alleine zu fressen [15]. Behandelt man nun Ratten mit dem Benzodiazepin Midazolam, einem Tranquilizer (oder Anxiolytikum, Substanzen, die man zur raschen Angstlösung gibt), so zeigen sie signifikant weniger helfendes Verhalten gegenüber ihrem eingesperrten Artgenossen. Ein Käfig, in dem sich Schokolade befindet, wird auch unter Midazolam unverändert geöffnet [16]. Leider gibt es keine Untersuchungen, bei denen man bei Ratten empathisches Verhalten unter Antidepressiva untersucht hätte. Jedoch teilen auch Ratten, bei denen man die Amygdala (den Mandelkern im Temporallappen des Hirns), ein zentrales Integrationsorgan für Emotionen, schädigt, ihr Futter nicht mehr mit Artgenossen [17]. Die Verringerung der Empfindlichkeit der Amygdala gegenüber starken, emotionsbeladenen Reizen gilt als ein möglicher Wirkmechanismus für Antidepressiva. Es ist nun sicher etwas spekulativ, aber könnte die zunehmende Verbreitung von Antidepressiva in allen westlichen Industriegesellschaften dazu führen, dass empathisches, prosoziales Verhalten verloren geht?

Auch die Befürchtung des ehemaligen NIMH-Direktors Thomas Insel, dass unsere pharmakologischen Interventionen eine Zunahme von Morbidität und Mortalität auslösen könnten, ist nicht so abwegig, wie sie auf den ersten Blick erscheint. Tatsächlich gibt es eine ganze Reihe von Hinweisen, sowohl tierexperimentell als auch aus der klinischen Forschung am Menschen, dass eine antidepressive Pharmakotherapie unter Umständen den Verlauf einer Depression sogar verschlechtern kann. Wissenschaftler an der Universität Modena in Italien induzierten bei Mäusen dadurch, dass sie sie chronischem Stress aussetzten, einen depressionsartigen Phänotyp, d. h. ein Verhalten und biologische Veränderungen, wie sie typischerweise auch beim Menschen, die unter Depressionen leiden, beobachtet werden [18]. Anschließend behandelten sie die Tiere entweder mit dem selektiven Serotonin-Rückaufnahmehemmer Fluoxetin (dem ersten Antidepressivum aus der Klasse der SSRI, das weltweit als „Prozac", in Deutschland als „Fluctin", Furore machte; es wurde schon Ende der 1980er Jahre eingeführt) oder mit einem Placebo. Diese Behandlung führten sie jedoch unter zwei verschiedenen Umweltbedingungen durch: Entweder die Tiere wurden nun in einer mit angenehmen, stimulierenden Umweltreizen angereicherten Umgebung gehalten (einem sog. „enriched environment"), oder sie wurden weiter gestresst. Die Ergebnisse dieser Studie sind bemerkenswert. Die Tiere, die in einer stimulierenden Umgebung mit Fluoxetin behandelt wurden, zeigten eine deutliche Verbesserung ihres depressionsartigen Phänotyps. Diese Besserung war stärker ausgeprägt als bei den Tieren, die mit Placebo behandelt wurden. Bei den Tieren jedoch, die weiter gestresst wurden, nahm der depressionsartige Phänotyp sogar zu, und zwar noch mehr als bei den placebo-behandelten Tieren. Das Antidepressivum Fluoxetin führte hier also zu einer Verschlimmerung des depressionsartigen Zustands im Vergleich zu einer Behandlung mit einer unwirksamen Substanz. Wie erklären sich die Autoren der Studie diese verblüffenden Befunde? Sie vermuten, dass der SSRI nicht per se zu einer Verbesserung der Stimmung führt, sondern die Übertragung zwischen den Nervenzellen (die sog. „neuronale Plastizität") verbessert und dadurch das Tier – und, wenn man die Ergebnisse auf den Menschen übertragen könnte, auch den Menschen – empfänglicher für Reize aus der Umgebung macht. Sie schlussfolgern, dass die Wirkungen von SSRIs (und möglicherweise Antidepressiva generell) nicht durch die Substanz an sich determiniert sind, sondern durch diese nur induziert, durch Umgebungsfaktoren aber letztlich angetrieben werden. Verändere man nichts an belastenden Umgebungsfaktoren, so verschlechtere man durch eine Pharmakotherapie möglicherweise den Krankheitsverlauf [18].

Sind aber diese Befunde auf den Menschen übertragbar? Tatsächlich gibt es zumindest Hinweise dafür. Die gleiche Gruppe von italienischen Wissenschaftlern untersuchte die Daten einer großen amerikanischen Studie zur medikamentösen Therapie der Depression (die sogenannte STAR*D-Studie: Sequenced Treatment Alternatives to Relieve Depression). Sie fanden in einer Teilpopulation von 600 Patienten, die alle mit dem SSRI Citalopram (das ist das in den letzten mehr als zehn Jahren weltweit wahrscheinlich meistverschriebene Antidepressivum) behandelt worden waren, dass soziodemografische Variablen das Therapieergebnis maßgeblich beeinflussten. Ein besseres Ansprechen auf die Therapie fand sich bei Personen mit besserer Ausbildung, höherem Einkommen, einer privaten Krankenversicherung und solchen, die in einem Arbeitsverhältnis standen. Dieser Effekt war dosisabhängig. Die Dosierungen von Citalopram in der Depressionstherapie liegen in der Regel zwischen 20 mg und 40 mg. Die Wissenschaftler fanden einen Einfluss der sozioökonomischen Verhältnisse der Patienten nur bei Patienten, die mit 40 mg Citalopram behandelt wurden, in der 20 mg-Gruppe war der Effekt nicht signifikant. Der Einfluss der sozioökonomischen Verhältnisse war in der 40 mg-Gruppe 37mal so stark wie in der 20 mg-Gruppe. Die Autoren schließen aus ihren Ergebnissen, dass Citalopram den Einfluss von Umwelteinflüssen auf die Stimmung dosisabhängig verstärkt, im Zweifelsfall dann eben auch im negativen Sinne [19]. Dass sozioökonomische Bedingungen einen bedeutsamen Einfluss auf den Behandlungserfolg bei Depressionen haben, ist schon länger bekannt. Neu ist die Erkenntnis, dass dies in direktem Zusammenhang mit der Dosis des verabreichten Antidepressivums stehen könnte. Es werden prospektive Studien nötig sein, um den Zusammenhang zu bestätigen. Es gibt jedoch weitere Hinweise dafür, dass das, was der Psychiater „Therapieresistenz" nennt, möglicherweise erst durch die (medikamentöse) Therapie entsteht. Eine sehr renommierte Gruppe von Wissenschaftlern der Yale University, USA, untersuchte das Ansprechen von mehr als 2500 Patienten, die im Rahmen von klinischen Studien mit einem von zwei verschiedenen Antidepressiva oder Placebo behandelt worden waren [20]. Sie beschrieben das Ansprechen auf das Antidepressivum in den verschiedenen Gruppen durch „Trajektorien", also Kurven, die den Schweregrad ihrer Depression über die Zeit darstellen. Interessanterweise ließen sich Patienten, die in den untersuchten Studien mit Placebo behandelt worden waren, durch eine einzige Trajektorie beschreiben. Patienten, die mit Verum (lat. „das Wahre", also einem aktiven Antidepressivum) behandelt worden waren, folgten jedoch zwei Trajektorien. Die eine Trajektorie beschrieb die Patienten, die „Ansprecher" (Responder) auf die Therapie waren, die zweite die Patienten, die nicht auf die Therapie ansprachen (Non-Responder). Bemerkenswerterweise hatten die Patienten, die auf die antidepressive Therapie nicht ansprachen (das waren knapp 25 % aller Patienten, die ein Antidepressivum erhielten), einen schlechteren Verlauf als die Patienten, die mit Placebo behandelt worden waren [20]. Die Frage, die die Autoren des Artikels leider gar nicht diskutieren, ist, ob die antidepressive Pharmakotherapie bei einem nicht unerheblichen Anteil der damit behandelten Patienten zu einem schlechteren Krankheitsverlauf führt als wenn man sie nicht bzw. nur mit einem Placebo behandelt hätte. Bedeutsam ist das Ergebnis jedoch für die Interpretation klinischer Studien mit Antidepressiva. In solchen Studien wird das Ergebnis der mit einem Verum behandelten Patienten gemittelt und mit dem Ergebnis der mit Placebo behandelten Patienten verglichen. Das im Vergleich zum Ergebnis in der Placebo-Gruppe schlechtere Ergebnis bei den Antidepressiva-Non-Respondern drückt jedoch den Mittelwert aller Patienten in der Verum-Gruppe, was letztendlich zu den bescheidenen Unterschieden zwischen Verum und Placebo in Antidepressiva-Studien führen könnte [20]. Gerade einmal die Hälfte aller Studien, die ein Antidepressivum mit einem Placebo vergleichen, finden eine Überlegenheit des Antidepressivums.

Leider ist das Ansprechen auf eine antidepressive Pharmakotherapie auch kein Garant dafür, dass eine Depression zukünftig nicht mehr auftritt. Das belegen zahlreiche Studien zur Rückfallprophylaxe mit Antidepressiva, und zu diesem Schluss kam auch das o.a. Team von Forschern aus Yale. Ein Drittel der Patienten, deren Depression akut erfolgreich mit einem Antidepressivum behandelt wurde, hatte in den sechs darauffolgenden Monaten einen Rückfall [21]. Behandelt man sie demgegenüber nach dem Abklingen der akuten Depression mit einem Placebo weiter, kam es bei 46 % der Patienten zu einem Rückfall. Das ist ein moderater Unterschied von 13 % [21]. Hatte man früher die Vorstellung, dass man durch ein Antidepressivum einen biologischen „Defekt", z. B. einen Mangel an Serotonin, behebt, so muss man sich heute von dieser vereinfachenden Vorstellung verabschieden. Die Parallele zum Diabetes mellitus (Zuckerkrankheit), bei der man ein dem Organismus fehlendes Molekül von außen zuführt und damit eine weitgehend funktionierende Blutzuckerregulation wieder herstellt, versagt hier leider vollständig. So schließen die amerikanischen Wissenschaftler: „Der protektive [schützende] Effekt einer fortgesetzten Medikation ist viel kleiner, nur 13 %, als man ihn erwartet oder sogar erhofft hatte. Diese Ergebnisse legen nahe, dass Strategien zur Reduktion oder Verzögerung der Rückkehr depressiver Symptome entwickelt und in die Behandlung von Depressionen eingeführt werden müssen." [21].

Eine bekannte und zunehmend populäre Methode der Depressionsbehandlung stellen körperliche Aktivität und Sport dar. Ihre positive Wirkung bei Depressionen ist inzwischen unbestritten. Interessant wird es, wenn man Sport und eine antidepressive Pharmakotherapie als Behandlungsmöglichkeiten miteinander vergleicht. Ein Gruppe von Wissenschaftlern an der renommierten Duke-Universität in Durham, USA, hat schon vor zwanzig Jahren eine solche Studie unternommen, die vielbeachtet wurde [22]. 156 ältere Patienten (alle waren mindestens 50 Jahre alt) mit einer Depression wurden nach dem Zufallsprinzip drei Gruppen zugeordnet. Sie unterzogen sich entweder einem viermonatigen Programm eines aeroben Ausdauertrainings (dreimal pro Woche 30 min bei 70 % der maximalen Herzfrequenz) oder erhielten das SSRI-Antidepressivum Sertralin. Eine dritte Gruppe unterzog sich einer Behandlung mit einer Kombination aus den beiden Interventionen. Nach vier Monaten hatten 60 % der Patienten in der Sport-Gruppe eine Remission erreicht (von Remission spricht man, wenn der Schweregrad der Depression, gemessen mit einer Skala, einen bestimmten Schwellenwert unterschritten hat, die Depression wird dann als praktisch abgeklungen betrachtet), 66 % in der Antidepressiva-Gruppe und 69 % in der Kombinationsgruppe. Diese Unterschiede waren nicht statistisch signifikant. Allerdings hatten Patienten, die mit Sertralin behandelt worden waren, die Remission schneller erreicht [21]. Weitere sechs Monate später, also nach insgesamt zehn Monaten, wurden die Patienten nachuntersucht [23]. Während in der Sport-Gruppe und in der Kombinations-Gruppe zwei Drittel der Patienten ihr Sport-Programm fortführten, hatten auch in der Antidepressiva-Gruppe knapp die Hälfte mit sportlicher Aktivität begonnen. Die Einnahme von Antidepressiva unterschied sich auch nach zehn Monaten signifikant zwischen den Gruppen: 7 % der Patienten aus der Sport-Gruppe hatten inzwischen begonnen, ein Antidepressivum einzunehmen. In der Kombinationsgruppe nahmen noch

40 % und in der Antidepressiva-Gruppe noch 26 % der Patienten ein solches Medikament.

Patienten, die in der Sport-Gruppe behandelt worden waren und damit eine Remission erreicht hatten, hatten ein sechsfach niedrigeres Risiko, einen Rückfall in die Depression zu erleiden, als jene, die mit Sertralin behandelt worden waren. Der Unterschied zwischen der Antidepressiva-Gruppe und der Kombinations-Gruppe war nicht statistisch signifikant. Nur acht Prozent der Patienten, die mithilfe von Sport eine Remission erreicht hatten, erlitten einen Rückfall, aber 38 % der Patienten, die diese unter dem Antidepressivum erreicht hatten. Interessanterweise war die Rückfallrate in der Kombinationsgruppe mit 31 % nicht signifikant niedriger als in der Antidepressiva-Gruppe, d. h., anstelle eines additiven Effektes der beiden Interventionen, den man erwarten könnte, schien die Gabe des SSRI die positiven Auswirkungen des sportlichen Trainings zu verhindern [23]. Dazu schreiben die Autoren: „Bemerkenswerterweise verschaffte die Kombination von Sport und Medikation keinen zusätzlichen Vorteil gegenüber den beiden anderen Behandlungen alleine. Tatsächlich war das Gegenteil der Fall, zumindest hinsichtlich der Rückfallraten der Patienten, die ursprünglich gut auf die Therapie angesprochen hatten. Dies war ein unerwartetes Ergebnis, denn es war erwartet worden, dass, wenn es überhaupt einen Effekt der Kombination gäbe, dieser ein additiver sein würde. Die Ursachen dafür sind offen für Spekulation." [23].

Ein Grund für dieser unerwartete Ergebnis könnte sein, dass Patienten, die einer der beiden Gruppen zugeteilt wurden, in denen sie Sertralin bekamen, eine gewisse negative Einstellung gegenüber der Pharmakotherapie hatten. In die gleiche Richtung geht die Vermutung, dass bei Patienten, die sich mithilfe von körperlicher Betätigung von der Depression befreien, ein stärkeres Gefühl der „Selbstwirksamkeit" entwickelt als dies bei Patienten, die ein Medikament einnehmen, der Fall ist. Während auf der einen Seite Überzeugungen der Art „Ich habe hart daran arbeiten müssen, aber ich habe diese Depression besiegt" entstanden sein könnten, fördert die Besserung durch ein Medikament möglicherweise Überzeugungen wie „Ich habe ein Antidepressivum genommen, und dieses hat mir aus der Depression geholfen." [23]. Im letzteren Fall hat der Patient nicht das Gefühl, seine Erkrankung aktiv überwunden zu haben, sondern vielmehr passiv einer Störung seines Stoffwechsels ausgeliefert gewesen zu sein, die durch ein Arzneimittel korrigiert worden ist. Das sind wichtige Überlegungen, auf die wir später mehrfach zurückkommen werden.

Auch wenn die Patientenzahlen in dieser Studie recht klein waren und methodische Schwächen Interpretationsspielraum lassen, so ist die Studie insgesamt sehr antidepressiva-kritisch aufgenommen worden. Es bleibt die Frage, warum Patienten, die zusätzlich zum Sport ein Antidepressivum eingenommen hatten, eher einen Nachteil von der Medikation hatten.

Psychopharmaka, auch Antidepressiva, sind wirksame Arzneimittel, und für viele Menschen mit schweren psychischen Erkrankungen sind sie ein Segen. Die Diskussion um das Ausmaß ihrer Wirksamkeit oder ob sie überhaupt wirksam sind, wird dennoch seit Jahrzehnten regelmäßig geführt. Psychotherapeutische Verfahren sind nicht wirksamer als eine Pharmakotherapie, und für viele Patienten stellt eine Psychotherapie keine Behandlungsoption dar. Diese Kontroverse soll hier nicht weiter vertieft werden, wenn auch in diesem Kapitel detailliert dargestellt wurde, dass die verfügbaren Medikamente weit davon entfernt sind, psychische Erkrankungen wirklich zu kurieren. Wer einmal auf einer Akutstation einer psychiatrischen Klinik gearbeitet hat, weiß, welche beeindruckenden Behandlungsergebnisse mit Psychopharmaka zu erzielen sind. Menschen, die quälende Stimmen hören und an beängstigenden Wahnvorstellungen leiden, erfahren oftmals durch die Behandlung mit einem sogenannten Antipsychotikum (ein Medikament, das gegen Psychosen wirksam ist) innerhalb von Tagen eine dramatische Besserung ihrer Beschwerden. Sie kehren in einer Weise in das Leben zurück, wie dies mit keiner anderen Therapieform zu erreichen ist. Um diese Anwendungen von Psychopharmaka geht es hier aber nicht.

Die Frage, in welchem Maße sich unsere psychische Gesundheit durch Medikamente verbessern lässt, berührt viel fundamentalere Fragen als die nach der bestmöglichen Behandlung von schweren psychischen Erkrankungen. Sie dreht sich auch um die Frage, ob sich durch Arzneimittel oder durch chemische „Substanzen" (der Begriff trifft es wahrscheinlich besser, weil „Arzneimittel" oder „Medikament" die Behandlung einer Erkrankung impliziert) unser Wohlbefinden verbessern lässt. Der israelische Autor Yuval Noah Hariri, von dem nun schon mehrfach die Rede war, betrachtet in seinem Weltbestseller „Homo deus" die Steigerung des globalen Glücks („Happiness") als eine der drei wesentlichen Aufgaben dessen, was er die „humanistische Revolution" nennt. Auf der „neuen menschlichen Agenda" stehen nun die Steigerung der Lebenserwartung („Unsterblichkeit"), die Steigerung der menschlichen Macht („Göttlichkeit") und die Steigerung des Glücks. Er schreibt: „Das zweite große Projekt auf der menschlichen Agenda wird vermutlich sein, den Schlüssel zum Glück zu finden. Die gesamte Geschichte hindurch haben zahlreiche Denker, Propheten und ganz gewöhnliche Menschen das Glück und weniger das Leben selbst als höchstes Gut definiert. [...] Im 20. Jahrhundert war das

BIP [Bruttoinlandsprodukt] pro Kopf vermutlich die wichtigste Messgröße zur Bewertung nationalen Erfolgs. [...] Doch Denker, Politiker und sogar Ökonomen plädieren heute dafür, dass [sic] BIP zu ergänzen oder sogar zu ersetzen durch das BGP, das Bruttoglücksprodukt". [24].

Wie wird sich, wenn wir Harari glauben, das Glück steigern lassen? Sein Rezept ist einfach: „Wenn die Wissenschaft recht hat und unser Glück durch unser biochemisches System bestimmt wird, dann lässt sich dauerhafte Zufriedenheit allein dadurch garantieren, dass man dieses System beeinflusst. Vergessen Sie Wirtschaftswachstum, Sozialreformen und politische Revolutionen – um das globale Glücksniveau zu steigern, müssen wir die Biochemie des Menschen manipulieren. Genau damit haben wir in den letzten Jahrzehnten bereits begonnen. Noch vor fünfzig Jahren waren Psychopharmaka schwer stigmatisiert. Heute ist diese Stigmatisierung durchbrochen. Jedenfalls nimmt ein zunehmender Anteil der Bevölkerung regelmäßig Psychopharmaka, nicht nur um belastende seelische Erkrankungen zu heilen, sondern schon bei ganz profanen Depressionen und gelegentlichen Verstimmungen."

Wenn es aber wirklich so sein sollte, dass „Wirtschaftswachstum, Sozialreformen und politische Revolutionen" keine Rolle mehr spielen für das individuelle Empfinden von Glück, wie erklärt Harari, dass Afghanistan, ein Land, dessen Bürger permanent von Bürgerkrieg und Terror bedroht sind, weltweit die mit Abstand höchste Häufigkeit (22,5 % der Menschen sind davon zu jedem Zeitpunkt betroffen) von Depression hat?

Harari beschreibt ein Weltbild, das nicht mehr nur das Denken in der Medizin dominiert, sondern auch unser Gesellschaftssystem. Wenn der Mensch nicht hinreichend funktioniert – nicht ausreichend „glücklich" ist – wird er an das System angepasst. Im Zweifel geschieht das schon im Kindesalter: „So greift beispielsweise eine zunehmende Zahl von Schulkindern zu Aufputschmitteln wie Ritalin. Im Jahr 2011 bekamen 3,5 Mio. amerikanische Kinder Medikamente gegen ADHS (Aufmerksamkeitsdefizit-Hyperaktivitätsstörung). In Großbritannien stieg diese Zahl von 92.000 im Jahr 1997 auf 786.000 im Jahr 2012. Ziel dabei war ursprünglich gewesen, Aufmerksamkeitsstörungen zu behandeln, aber heute nehmen auch völlig gesunde Kinder solche Medikamente, um ihre Leistung zu steigern und den wachsenden Erwartungen von Lehrern und Eltern gerecht zu werden. [...] Doch bislang waren sich alle zumindest in einem einig: Für eine bessere Bildung müssen wir die Schulen verändern. Heute glauben zum ersten Mal in der Geschichte zumindest einige Menschen, dass es wirkungsvoller wäre, die Biochemie der Schüler zu verändern."

Harari aber erkennt nicht, dass er genau diese Haltung, dieses Weltbild fördert und als den Weg der Menschheit in die Zukunft preist, wenn er schreibt: „All das genügt natürlich nicht wirklich. [...] Dafür werden wir unsere Biochemie verändern und unseren Körper und Geist neu konzipieren müssen. Also arbeiten wir genau daran. Man kann darüber streiten, ob das gut oder schlecht ist, aber es hat den Anschein, als gehe es beim zweiten großen Projekt des 21. Jahrhunderts – für globales Glück zu sorgen – auch darum, Homo sapiens so umzumodeln, dass er ewige Freude empfinden kann."

Erinnert uns das an etwas? Aldous Huxley hat in seinem visionären Roman „Schöne neue Welt", der schon im Jahre 1932 erschien, genau dieses Szenario beschrieben! In einer Welt, die die Stabilität der Gesellschaft zur Maxime erhebt, ist die dauerhafte Befriedigung der Bedürfnisse der Bürger das oberste Ziel. Diese wird erreicht durch ungehemmten Konsum und Sex. Gefühle der Unlust werden durch die Droge „Soma" im Keim erstickt. „Heute – das nennt man Fortschritt – arbeiten unsere Alten, sie kopulieren, sie haben und brauchen keine Zeit, um vom Spaß auszuspannen, nie müßige Stunden, um sich zu setzen und nachzudenken – beziehungsweise, sollte doch versehentlich eine Lücke im festgefügten Block ihrer Zerstreuungen klaffen, gibt es immer noch Soma, unser köstliches Soma, ein Halbgramm für den Halbfeiertag, ein Gramm fürs Wochenende, zwei Gramm für den Trip in den berauschenden Osten, drei für eine dunkle Ewigkeit auf dem Mond, sodass man sich bei der Rückkehr stets auf der anderen Seite des gähnenden Lochs wiederfindet, [...]." [25].

Der amerikanische Kardiologe Eric Topol beschwört in seinem Buch „Deep Medicine", in dem er die Segnungen von Künstlicher Intelligenz und „Big Data" für die Medizin preist, ein ähnliches Szenario, und er bezieht sich dabei ausdrücklich auf Harari. Nur ist bei Topol nicht die Biochemie des Individuums die Determinante von Glück, sondern seine „Daten":

„Wir sind eindeutig weit von der Welt entfernt, die Harari beschreibt, wenn wir überhaupt dorthin gelangen können. Aber genau wie bei Depressionen können wir Glück mithilfe von Technologie messen und verbessern. Pascal Budner und Kollegen vom MIT haben über zwei Monate in einer kleinen Studie mit 60 Personen rund 17.000 Daten gesammelt, darunter Herzfrequenz, Standort und Wetterbedingungen. Die Benutzer gaben ihre Geisteszustandsdaten viermal täglich mit einem "Happimeter" ein, das die Auswahl aus neun Emojis erlaubte. Obwohl es schwierig ist, viel aus der Studie zu schließen, stellt es einen der ersten Schritte dar, KI [Künstliche Intelligenz] zu verwenden, um die Kehrseite der Depression zu verstehen und zu verfolgen. In der Tat sind wir immer noch am frühesten

Punkt, um Glück zu definieren. Wir wissen aber, was der Hauptgrund für seine Abwesenheit ist – psychische Störungen." [26].

Sehen wir uns im nächsten Kapitel näher an, was Künstliche Intelligenz und die Digitalisierung der Medizin – neben allen Verheißungen – für unsere Zukunft als menschliche Gesellschaft bedeuten könnten.

Literatur

1. Schwabe U, Paffrath D, Ludwig WD, Klauber J (2019) Arzneiverordnungs-Report 2019. Springer, Berlin
2. OECD. Health at a Glance: Europe 2012 und 2014. OECD Publishing
3. Pratt LA, Brody DJ, Gu Q (2017) Antidepressant use among persons aged 12 and over: United States, 2011–2014. NCHS Data Brief 283:1–8 https://www.cdc.gov/nchs/data/databriefs/db283.pdf, Zugegriffen: 7. Mai 2020
4. Pratt LA, Brody DJ, Gu Q (2011) Antidepressant use in persons aged 12 and over: United States, 2005–2008. NCHS Data Brief 76:1–8
5. Moore TJ, Mattison DR (2017) Adult utilization of psychiatric drugs and differences by Sex, Age, and Race. JAMA Intern Med 177:274–275
6. Centers for Disease Control and Prevention (CDC) (7. Juni 2018) Suicide rates rising across the U.S. Press release. https://www.cdc.gov/media/releases/2018/p0607-suicide-prevention.html. Zugegriffen: 7. Mai 2020
7. Weltgesundheitsorganisation (World Health Organization, WHO) (2018) Global Health Observatory Data. Suicide Rates 2016 (per 100.000 population). http://www.who.int/gho/mental_health/suicide_rates_crude/en/. Zugegriffen: 14. Mai 2020
8. New York Times (8. Juni 2018) How suicide quietly morphed into a public health crisis. https://www.nytimes.com/2018/06/08/health/suicide-spade-bordain-cdc.html. Zugegriffen 7. Mai 2020
9. New York Times (7. Apr. 2018) Many people taking antidepressants discover they cannot quit. https://www.nytimes.com/2018/04/07/health/antidepressants-withdrawal-prozac-cymbalta.html. Zugegriffen 7. Mai 2020
10. New York Times (9. Apr. 2018) Withdrawing from antidepressants. https://www.nytimes.com/2018/04/09/opinion/antidepressants.html. Zugegriffen: 7. Mai 2020
11. Fava GA, Gatti A, Belaise C, Guidi J, Offidani E (2015) Withdrawal symptoms after selective serotonin reuptake inhibitor discontinuation: a systematic review. Psychother Psychosom 84:72–81
12. Read J, Williams J (2018) Adverse effects of antidepressants reported by 1,431 people from 38 countries: emotional blunting, suicidality, and withdrawal effects. Curr Drug Saf 13:176–186

13. Goodwin GM, Price J, De Bodinat C, Laredo J (2017) Emotional blunting with antidepressant treatments: a survey among depressed patients. J Affect Disord 221:31–35
14. Ben-Ami Bartal I, Decety J, Mason P (2011) Empathy and pro-social behavior in rats. Science 334:1427–1430
15. Hernandez-Lallement J, van Wingerden M, Marx C et al (2015) Rats prefer mutual rewards in a prosocial choice task. Front Neurosci 8:443
16. Ben-Ami Bartal I, Shan H, Molasky NM et al (2016) Anxiolytic treatment impairs helping behavior in Rats. Front Psychol 7:850
17. Hernandez-Lallement J, van Wingerden M, Schäble S, Kalenscher T (2016) Basolateral amygdala lesions abolish mutual reward preferences in rats. Neurobiol Learn Mem 127:1–9
18. Alboni S, van Dijk RM, Poggini S et al (2017) Fluoxetine effects on molecular, cellular and behavioral endophenotypes of depression are driven by the living environment. Mol Psychiatry 22:552–561
19. Chiarotti F, Viglione A, Giuliani A, Branchi I (2017) Citalopram amplifies the influence of living conditions on mood in depressed patients enrolled in the STAR*D study. Transl Psychiatry 7:e1066
20. Gueorguieva R, Chekroud AM, Krystal JH (2017) Trajectories of relapse in randomised, placebo-controlled trials of treatment discontinuation in major depressive disorder: an individual patient-level data meta-analysis. Lancet Psychiatry 4:230–237
21. Gueorguieva R, Mallinckrodt C, Krystal JH (2011) Trajectories of depression severity in clinical trials of duloxetine: insights into antidepressant and placebo responses. Arch Gen Psychiatry 68:1227–1237
22. Blumenthal JA, Babyak MA, Moore KA et al (1999) Effects of exercise training on older adults with major depression. Arch Intern Med 159:2349–2356
23. Babyak M, Blumenthal JA, Herman S et al (2000) Exercise treatment for major depression: maintenance of therapeutic benefit at 10 months. Psychosom Med 62:633–638
24. Harari YN (2018) Homo deus. Beck, München
25. Huxley A (2015) Brave new world. Chatto & Windus, London, 1932. Deutsche Ausgabe: Schöne neue Welt. Fischer, Frankfurt a. M.
26. Topol E (2019) Deep Medicine. Basic Books, New York

4

Der Mensch – ein unterentwickelter Computer?

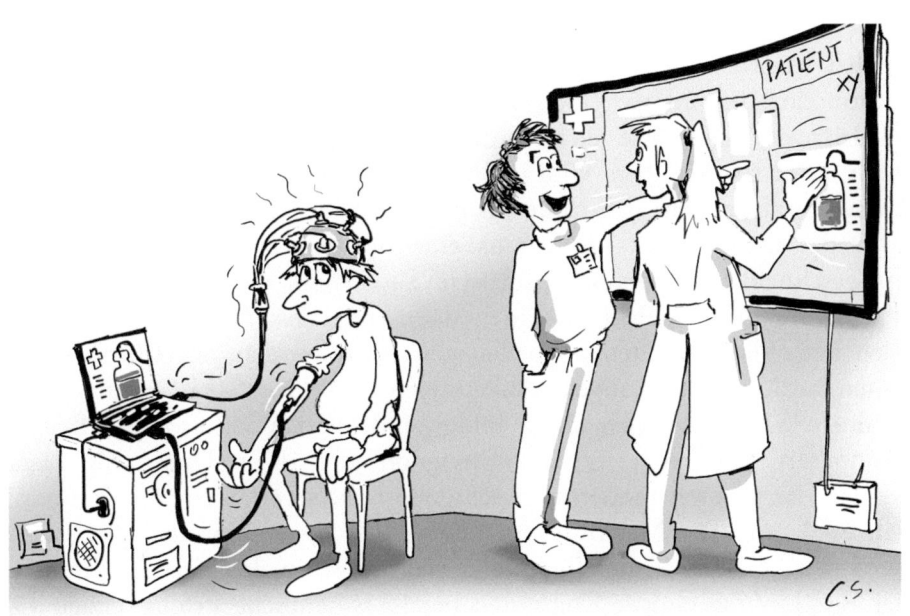

Jeden Tag ist in der Tages-, aber auch in der medizinischen Fachpresse von den Verheißungen von „Big Data", „Präzisionsmedizin" („Precision Medicine") und „Maschinenlernen" („Machine Learning") für die Medizin zu lesen und zu hören. Dabei liest man zunächst meist, dass psychische Erkrankungen einen enormen Anteil an der weltweiten Belastung durch Krankheit darstellen, der sich rasant erhöht. Dies habe ich in Kap. 2 im Detail dargestellt. „Schätzungen zufolge belaufen sich die wirtschaftlichen

Kosten [durch psychische Erkrankungen] 2010 auf 2,5 Billionen US-Dollar, und sie dürften sich bis 2030 verdoppeln." [1]. Gleich anschließend wird dann auf die schier unendlichen Möglichkeiten der Digitalisierung in der Medizin hingewiesen. „Big Data", die Analyse und Zusammenführung immer größerer Datenmengen jeder Art, die über jeden Einzelnen gesammelt werden, wird als die Lösung aller Probleme in der Psychiatrie gepriesen. Nicht nur die Früherkennung psychischer Störungen, auch die Therapie soll dadurch fundamental verbessert werden. Die Versprechen klingen paradiesisch: „Das aufkommende Gebiet der ‚prädiktiven Analytik' in der psychischen Gesundheit hat in jüngster Zeit ein enormes Interesse geweckt mit dem kühnen Versprechen, die klinische Praxis in der Psychiatrie zu revolutionieren, parallel zu ähnlichen Entwicklungen in der personalisierten und der Präzisionsmedizin." [2]. Was bedeutet das? Wie soll diese Revolution der Psychiatrie aussehen?

Gerne werden Parallelen zur Krebsmedizin (Onkologie) gezogen, die in den letzten zehn Jahren durch Fortschritte in Molekularbiologie und Informationstechnologie einen enormen Aufschwung erlebt hat. Wissenschaftler wie Laienpresse zeichnen die Vision einer Welt, in der kein Mensch mehr an Krebs sterben wird [3]. Onkologen entschlüsseln inzwischen immer häufiger nicht mehr nur das gesamte Erbgut des Patienten, sondern auch das des Tumors, um daraus eine für den individuellen Patienten maßgeschneiderte Therapie abzuleiten. Zu Daten, die sich aus der Analyse des Erbguts ergeben, kommen dann möglichst noch Daten, die aus allen erdenklichen anderen Quellen gewonnen werden, aus Körperflüssigkeiten und -ausscheidungen, Ableitungen von Herz- (EKG) und Hirnströmen (EEG) wie auch durch bildgebende Verfahren, also zum Beispiel Computer- (CT) oder Kernspintomogramme (MRT). Diese „Big Data" werden dann durch moderne maschinelle Analyseverfahren, die gerne mit den Schlagworten „Machine Learning" oder „Deep Learning" bezeichnet werden, analysiert. In der Onkologie wurden so in den letzten Jahren bei der Bekämpfung einiger Krebsarten bereits wesentliche Erfolge erzielt [3]. Jetzt hat die euphorische Hoffnung, Krankheiten zukünftig – durch die Zusammenführung großer Datenmengen und deren maschinelle Analyse – früher erkennen und besser behandeln zu können, auch die Psychiatrie erreicht.

Der Begriff der „digitalen Phänotypisierung" beschreibt einen Teilaspekt dieses Denkansatzes. Hier werden die digitalen Daten, die durch die Benutzung vor allem des Smartphones, aber auch anderer digitaler Sensoren (zum Beispiel die Bewegungssensoren in den heute weit verbreiteten Sportuhren), generiert werden, genutzt, um daraus Rückschlüsse auf Emotionen, die geistige Leistungsfähigkeit und das Verhalten seines Nutzers zu ziehen. In einem 2015 publizierten Fachartikel wird eine typische Anwendung der Technik folgendermaßen beschrieben: „Für einen bipolaren Patienten [bipolare Störung = manisch-depressive Erkrankung; Anmerkung des Verfassers], dessen Manie [ein Zustand meist gehobener Stimmung, gesteigerten Antriebs und stark erhöhter Aktivität] sich in schnellem, nicht zu unterbrechendem Sprachfluss oder Hypergrafie [„viel schreiben"] manifestiert, könnte seine Krankheit durch Häufigkeit, Dauer und Inhalt der Teilnahme an sozialen Medien charakterisiert werden. Durch diese vielfältigen Anwendungen können digitale Phänotypen dazu beitragen, dass frühe Krankheitserscheinungen nicht unbemerkt bleiben und es dem Gesundheitssystem ermöglicht wird, raschere, zielgerichtetere und raschere Interventionen zu entwickeln." [4]. Auch hier war der frühere Direktor des amerikanischen National Institute of Mental Health, Tom Insel, von dem im vorherigen Kapitel schon die Rede war, Vorreiter. Er wechselte 2015 zunächst zu Google, später dann zum kalifornischen Startup Mindstrong. Auf seiner Website verspricht das Unternehmen: „Die digitale Phänotypisierung ist der Kern unseres Messansatzes. Die digitale Phänotypisierung ist einfach eine Beurteilung basierend auf der Smartphone-Nutzung. Da Smartphones allgegenwärtig geworden sind, bietet ihre zunehmende Verwendung eine beispiellose Möglichkeit, Stimmung, Wahrnehmung und Verhalten passiv, objektiv und kontinuierlich zu messen." In einem Artikel für ein renommiertes Fachjournal schrieb Insel: „Obwohl die Smartphone-Technologie viele Aspekte des Gesundheitswesens verändern wird, wird wahrscheinlich kein Bereich der Medizin mehr durch diese Technologie verändert werden als die Psychiatrie. Digitale Phänotypisierung ist der Begriff, der heute zur Beschreibung dieses neuen Ansatzes verwendet wird, um das Verhalten von Smartphone-Sensoren, Tastaturinteraktionen und verschiedenen Merkmalen von Stimme und Sprache zu messen." [5]. Weiter schrieb er: „In den letzten vier Jahrzehnten hat die Verhaltensbeobachtung, einst die Stärke der Psychiatrie, an Bedeutung verloren, da sich die psychiatrische Forschung auf Pharmakologie, Genomik [Genomforschung] und Neurowissenschaften konzentriert und ein Großteil der psychiatrischen Praxis zu einer Reihe kurzer klinischer Interaktionen mit Schwerpunkt Medikamentenmanagement geworden ist. In Forschungsumgebungen ist die Zuordnung einer Diagnose aus dem Diagnostischen und Statistischen Manual psychischer Störungen [Diagnostic and Statistical Manual of Mental Disorders, DSM, das amerikanische Klassifikationssystem psychischer Störungen] zu einem Ersatz für die Verhaltensbeobachtung geworden. In der Praxis messen nur wenige

Ärzte Emotionen, Kognition oder Verhalten mit standardisierten, validierten Werkzeugen." [5]. Insel stellt also nichts weniger als die Hypothese auf, dass die detaillierte Beschreibung von psychischem Erleben, wie sie gerade in Deutschland auf höchstem wissenschaftlichen Niveau – das ist auch international, selbst in den USA, weithin anerkannt – betrieben wurde, nun durch die Analyse von digitalen Signalen, die wir mit unserem Smartphones hinterlassen, ersetzt werden soll, weil dies eine „objektivere" Diagnostik erlaube.

So hofft man, aus den Bildern, die wir bei Facebook oder Instagram posten, auf unseren Gemütszustand schließen zu können. Erste Studien wurden bereits publiziert, nach denen auf der Basis von Instagram-Fotos oder Twitter-Posts die Diagnosen „Depression" oder „posttraumatische Belastungsstörung" [Abk. PTBS oder PTSD, eine psychische Erkrankung durch psychische Traumatisierung] in einem hohen Prozentsatz von einem Algorithmus gestellt werden konnten, zum Teil lange bevor eine klinische Diagnose gestellt wurde. So haben amerikanische Wissenschaftler mittels „Machine Learning" einen Algorithmus entwickelt, der anhand der auf Instagram geposteten Fotos mit hoher Genauigkeit feststellen können soll, ob bei den Nutzern eine Depression vorliegt [6]. Die Diagnosesicherheit soll höher sein als die von Allgemeinärzten (hier wurde die Diagnosesicherheit allerdings in einer anderen Patientenpopulation erhoben). Fotos von depressiven Personen waren tendenziell blauer, dunkler und grauer. Posts von diesen Personen erhielten signifikant weniger „Likes", sie wurden aber häufiger kommentiert als die Posts von Personen, die nicht als depressiv eingestuft wurden. Interessanterweise posteten depressive Personen auch häufiger als nicht depressive. Schließlich posteten sie auch häufiger Fotos mit Gesichtern, die Zahl der auf den Fotos abgebildeten Gesichter war jedoch niedriger als bei gesunden Personen. Nach Angabe der Autoren identifizierte der Algorithmus eine depressive Person auch zuverlässiger als ein Allgemeinarzt (auch hier erhoben in einer anderen Gruppe von Menschen), wenn nur die Daten berücksichtigt wurden, die vor der Diagnosestellung gepostet worden waren [6]. Ähnliches berichten diese Autoren auch über die über den Nachrichtendienst Twitter geposteten Kurznachrichten [7]. Ein lernendes Computerprogramm, das 280.000 Tweets von 105 depressiven und 99 gesunden Personen hinsichtlich Affekt, linguistischem Stil und Kontext analysierte, konnte Patienten und Gesunden erfolgreich unterscheiden, und zwar erneut auch dann, wenn die Analyse nur die vor der Diagnosestellung geposteten Tweets berücksichtigte. Erneut war die Diagnosesicherheit höher als die von Allgemeinärzten, wobei allerdings auch hier mit publizierten Daten aus einem anderen

Patientenkollektiv verglichen wurde. Schließlich analysierten die Autoren mittels ihres Algorithmus 244.000 Tweets von 174 Patienten mit posttraumatischer Belastungsstörung. Danach fanden sich Hinweise für eine PTSD schon praktisch unmittelbar nach einem Trauma, selbst wenn die klinische Diagnose erst Monate später gestellt worden war. Die Autoren schlussfolgern: „Diese Methoden legen einen datengetriebenen, prädiktiven Ansatz für das frühe Screening und die Erkennung von psychischen Erkrankungen nahe." [7]. Derzeit haben alle diese Maschinenalgorithmen noch an Patientengruppen gelernt, an denen die psychiatrische Diagnose vorher von menschlichen Experten gestellt wurde. Wenn ein Computer ganz ohne solche „Vorurteile" Diagnosen stellen soll, also ein echtes Screening an einer bisher nicht auffälligen Gruppe von Menschen, stellen sich ganz neue Fragen, die bisher nicht zu Ende gedacht scheinen.

„Big Data" in der Psychiatrie geht jedoch über die digitale Phänotypisierung noch weit hinaus. Maschinen sollen sehr bald schon in der Lage sein können, Sprache analysieren zu können, um daraus die Diagnosen, z. B. einer Depression oder auch einer sich entwickelnden Demenz, zu stellen. Auch die Art der Musik, die wir hören, soll Rückschlüsse auf unseren emotionalen Zustand zulassen. Aber natürlich sollen nicht nur unsere digitalen, sondern auch eine Vielzahl biologischer Daten – Gene, Hormonwerte, alles, was man eben „messen" kann – in die Analyse einfließen. Eine führende internationale Rolle spielen die Untersuchungen von Wissenschaftlern an der Klinik für Psychiatrie und Psychotherapie der Ludwig Maximilians-Universität München. Sie untersuchen seit einigen Jahren, ob sich aus den mittels Kernspintomografie (Magnetresonanztomografie, MRT) gewonnen anatomischen Daten mithilfe von Maschinenlernen erkennen lässt, ob ein Proband, der klinisch ein hohes Risiko hat, an einer Schizophrenie zu erkranken, tatsächlich erkranken wird [8]. Der von den Wissenschaftlern an einer Gruppe von 73 Personen mit einem hohen Risiko für eine Schizophrenie entwickelte Algorithmus, der sich also an der Hirnstruktur orientierte, sagte das Risiko, innerhalb der nächsten vier Jahre an einer Schizophrenie zu erkranken, mit einer Genauigkeit von 80 % voraus. Da 45 % der untersuchten Personen tatsächlich im Beobachtungszeitraum eine Schizophrenie entwickelten, stellt dieses Ergebnis einen erheblichen Gewinn an diagnostischer Sicherheit dar. Allerdings ist auch zu beachten, dass die Maschine bei 14 % der Probanden den Übergang in eine Schizophrenie vorhersagte, diese dann aber nicht eintrat [8]. Die Hoffnung dieses Ansatzes, der – ähnlich wie in der Medizin körperlicher Erkrankungen – als „personalisierte" oder „prädiktive" (= vorhersagende) Medizin propagiert wird, ist, durch eine ganze Batterie unterschiedlicher

Biomarker letztendlich die diagnostische oder prädiktive Unsicherheit immer weiter zu reduzieren. Die Vision, die diese Forschung beflügelt, ist, psychische Erkrankungen so früh „entdecken" zu können, dass sie gar nicht mehr auftreten, weil man frühzeitig intervenieren kann. Schwere Krankheitsverläufe sollen so gänzlich vermieden werden. Das zunächst so einfach erscheinende und vielversprechende Konzept wirft jedoch Fragen auf, die den Menschen in seinem Selbstverständnis und die Struktur zukünftiger menschlicher Gesellschaften ganz grundsätzlich betreffen.

Im Science-Fiction-Film „Minority Report" von Steven Spielberg (2002) ist dargestellt, wie eine solche Zukunft aussehen könnte: Die Abteilung „Precrime" (eine schöne sprachliche Analogie zu „Prädiktion") der Washingtoner Polizei verhindert mittels „Präkognition" Morde. Die drei „Precogs" Agatha, Arthur und Dashiell verfügen über hellseherische Fähigkeiten, die sie in die Lage versetzt, Morde der Zukunft vorauszusehen. Die Polizei nimmt die potenziellen „Täter" (die sie noch nicht sind und nie sein werden) in „Verwahrung" und versetzt sie in einen Zustand der dauerhaften Bewusstlosigkeit. Minority Report spielt im Jahr 2054, Wissenschaftler aus China zeigen jedoch schon heute, wie nah wir an einer solchen Zukunftsvision sind. Schon 2016 legten Künstliche Intelligenz-Forscher von der Universität Shanghai eine Studie vor, nach der ihr Algorithmus mit 90 %iger Sicherheit aus dem Foto des Gesichts eines Menschen ablesen kann, ob jemand „kriminell" ist [9]. Auch wenn realistische Szenarien, die man aus solchen Untersuchungen ableiten könnte, noch fern sind, so legen vergleichbare Studien aus anderen Feldern nahe, dass sich hier Fragen von großer sozialer Tragweite auftun. Beispielhaft sei hier nur die kürzliche Publikation britischer Wissenschaftler genannt, nach der ihr Machine-Learning-Ansatz mit über 90 %iger Sicherheit aus der Bestimmung der Aktivität von Genen aus dem Blut [ein sog. „Genexpressionsprofil"] feststellen könne, ob ein Proband in der Nacht zuvor einen Schlafentzug gehabt habe [10]. Die Entwicklung nicht-invasiver [d. h. ohne Verletzung von Gewebe, wie sie z. B. durch eine Blutentnahme erfolgt], nicht-blutbasierter Biomarker wird nur eine Frage der Zeit sein, um einfach feststellen zu können, ob eine Person zu einem bestimmten Zeitpunkt ausreichend leistungsfähig ist, um ihrer Arbeit nachgehen oder am Straßenverkehr teilnehmen zu können.

Neuerdings wird auch über Apps diskutiert, die die Lebenserwartung eines Individuums voraussagen können sollen. Versicherungsmathematiker stellen solche Berechnungen schon lange an, wenn es zum Beispiel gilt zu kalkulieren, ob man jemandem in einem gewissen Lebensalter bei Vorliegen bestimmter Erkrankungen noch eine Lebensversicherung verkaufen sollte, und wenn ja, zu welchem Preis. Heute versprechen Firmen, die solche Apps entwickeln, durch die Anwendung von Big Data und KI eine ganz individuelle Voraussage für den einzelnen Anwender. Zu den primitiven Daten, die von einer solchen App (und auch von Versicherungsmathematikern) verwendet werden, zählen Geschlecht, Alter, Gewicht, Körpergröße und Ethnizität. Hinzu kommen Beruf, sozioökonomischer Status und die Familienanamnese hinsichtlich bestimmter Erkrankungen („Haben Ihre Eltern an Bluthochdruck oder der Alzheimer-Erkrankung gelitten?"). Schließlich könnte eine solche App noch sportliche Aktivität und Ernährungsgewohnheiten erfassen. Mit der zunehmenden Verbreitung von Aktivitätstrackern und Smartwatches kommen nun Daten von solchen Sensoren hinzu, also Aktivitätsniveau, Herzfrequenz oder Blutdruck. Der Fantasie hinsichtlich der Ausweitung dieses persönlichen Datensatzes sind keine Grenzen gesetzt. Neben einem vollständigen genetischen Profil, das man der App zur Verfügung stellen würde, könnte man beliebig viele Laborwerte im Blut bestimmen, und wenn irgendwann mikroskopisch kleine Sensoren durch unsere Blutbahn kreisen (auch daran wird schon gearbeitet), dann werden diese Daten drahtlos und permanent an die App übertragen werden, um sie einem kontinuierlichen Monitoring zu unterziehen. Die Befürworter solcher prädiktiver Ansätze argumentieren, dass Anwender dazu motiviert werden könnten, einen gesünderen Lebensstil zu pflegen. Versicherer könnten individuelle, an das Risiko des Einzelnen angepasste Angebote machen. Und Regierungen könnten ihre begrenzten Ressourcen dorthin lenken, wo sie gebraucht werden. Aber auch die Risiken sind nicht zu übersehen: Wir werden später sehen, dass schon das (manchmal vermeintliche!) *Wissen* um das persönliche (genetische) Krankheitsrisiko zu einer Veränderung von Körperfunktionen führen kann. Das Wissen um eine niedrige Lebenserwartung könnte bei manchem Menschen zu Angst und Depression führen, und die Besorgnis könnte die Lebenserwartung sogar stärker senken als es die physiologischen Daten nahelegen. Ein Szenario, in dem Versicherer von ihren Klienten die Vorlage umfangreicher persönlicher Gesundheitsdaten verlangen, bevor sie eine Versicherungspolice ausstellen, ist absolut realistisch. Schon heute bekommt niemand eine Lebensversicherung, der sich nicht einer medizinischen Untersuchung unterzogen und detailliert über Vorerkrankungen Auskunft gegeben hat. Ab einem bestimmten Risikoscore könnten Versicherer eine Versicherung gänzlich verweigern, selbst wenn der Bewerber zum Zeitpunkt der Antragstellung völlig gesund und frei von Vorerkrankungen ist. Und auch Regierungen könnten Individuen oder Gruppen von Menschen aufgrund ihres Risikoprofils diskriminieren, indem sie sie zum Beispiel von bestimmten Berufen ausschließen oder entsprechend ihrer potenziellen zukünftigen Kosten für die Gesellschaft anders (höher) besteuern. Der Schutz so hochsensibler Daten wäre zudem äußerst kritisch, denn das, was die amerikanischen Internetkonzerne heute schon über uns wissen, ist Kinderkram gegenüber dem, was die zukünftig über jeden Einzelnen verfügbaren Daten an Sprengkraft bergen. So sinnvoll Big Data-Ansätze zukünftig sein können, wenn sie mit Bedacht angewendet werden, so gehen sie doch alle von einer ganz grundsätzlichen Prämisse aus: Der Mensch ist durch seine Gene und seine Biologie determiniert, und verfüge ich über seine Daten als Abbild dieses genetischen und biologischen Profils, so kenne ich seine Zukunft.

Bei „Minority Report" sind es Verbrechen, die verhindert werden, bevor sie begangen werden. Die Zukunftsvision der „Big Data Psychiatrie" geht jedoch weit darüber hinaus, und sie eröffnet viele Fragen: Werden es noch Ärztinnen und Ärzte sein, die zukünftig Diagnosen stellen? Oder übernehmen das dann die neuen Superrechner, die in Zukunft vielleicht nicht mehr bei Google, Amazon oder Apple stehen, sondern bei einer obersten nationalen Gesundheitsbehörde? Und wenn die Maschine aus all meinen Daten Hinweise dafür gefunden hat, dass ich ein hohes Risiko habe, an einer Depression zu erkranken, wer wird dann informiert? Ein staatliches Gesundheitssystem? Eine Oberbehörde für psychische Gesundheit? Werde ich dann von dieser kontaktiert, um mich behandeln zu lassen?

Werde ich Restriktionen unterworfen, wenn ich mich nicht bereit erkläre, meine Daten dem „Super-Prädiktionscomputer" zur Verfügung zu stellen? Werde ich noch eine Krankenversicherung abschließen können, wenn ich mich nicht dazu bereit erkläre? Gegenwärtig erscheinen solche Szenarien noch abwegig, aber wenn die Prädiktionssicherheit unserer diagnostischen Systeme zunimmt, mag sich das schnell ändern. Psychische Erkrankungen stellen nicht nur für das Gesundheitssystem, sondern auch für die Gesellschaft insgesamt extrem teure Erkrankungen dar. Es sind durchaus Gesellschaftssysteme denkbar, in denen der Druck auf das Individuum erheblich sein wird, sich einer präventiven Behandlung zu unterziehen, um Kosten zu vermeiden. Wird sich das einzelne Individuum gegen diesen Druck zur Wehr setzen können, wenn nur die prädiktive Sicherheit hoch genug ist?

Solche Überlegungen mögen derzeit noch absurd erscheinen. Jeder Patient, auch solche mit sehr schweren Erkrankungen, kann sich derzeit in jedem westlichen Land einer Behandlung entziehen, wenn er diese nicht wünscht. Ein Mensch, der in Deutschland zum Beispiel an einer Schizophrenie erkrankt, kann gegen seinen Willen nur dann behandelt werden, wenn er sich selbst oder andere vital gefährdet. Die Hürden für eine solche Zwangsbehandlung sind zu Recht sehr hoch, und sobald die

Voraussetzungen für eine solche nicht mehr vorliegen, muss sie beendet werden. So kann ein Patient, der sich vor einigen Tagen noch in wahnhafter Verkennung seiner Situation das Leben nehmen wollte, zwar gegen seinen Willen zum Beispiel medikamentös behandelt werden. Sobald er sich aber von Wahn und Suizidalität glaubhaft distanziert, kann er sich der weiteren Behandlung entziehen, selbst wenn das Risiko der raschen Rückkehr der Symptomatik, die zum Suizidversuch geführt hat, extrem hoch ist. Zumindest in westlichen Gesellschaften steht in solchen Fällen noch die individuelle Freiheit, auch die Freiheit sich zu schaden, über dem Interesse der Gemeinschaft, zum Beispiel Belastungen und Kosten des Gesundheitssystems zu minimieren. Was aber wird geschehen, wenn die Computeralgorithmen perfektioniert werden und eine an Sicherheit grenzende Erkrankungswahrscheinlichkeit vorhersagen bzw. vorherzusagen vorgaukeln? Auch an Biomarkern für suizidales Verhalten wird gearbeitet, und auch hier ist zu erwarten, dass in nicht allzu ferner Zukunft Wissenschaftler Profile von Biomarkern präsentieren, anhand derer ein Computer mittels Maschinenlernen Wahrscheinlichkeiten für suizidales Verhalten errechnen werden wird [11]. Wenn schon jetzt ein kurz zuvor stattgehabter Suizidversuch ausreicht, um mich gegen meinen Willen auf einer geschlossenen psychiatrischen Station zu behandeln, wird es künftig ausreichen, wenn ein Computer mir ein 95 %iges Risiko für suizidales Verhalten in den nächsten vier Wochen bescheinigt? Oder werde ich durch das Gesundheitssystem (letztendlich auch hier wieder ein Computer) anhand meiner digitalen Datenspuren überwacht, um nötigenfalls schnell intervenieren zu können?

Wahrscheinlich wird uns die 80 %ige Wahrscheinlichkeit, mit der der von den Münchner Wissenschaftlern entwickelte Algorithmus in der Lage ist, bei einem Menschen mit einem hohen Risiko, eine Schizophrenie zu entwickeln vorauszusehen, nicht ausreichen, um daraus mehr als Empfehlungen für das weitere Verhalten und eine mögliche weitere Therapie abzuleiten. Ab welchem Sicherheitsgrad werden diese Empfehlungen verbindlich? 90 %? 95 %? Auch bei einem solch hohen Sicherheitsgrad wird es einige Probanden geben, bei denen die Maschine den Übergang in eine Schizophrenie prädiziert, dieser dann aber nicht eintritt. In der Münchner Studie sagte der Computer bei 14 % der Probanden den Übergang in eine Schizophrenie, der dann nicht eintrat, voraus. Das ist sicher ein Wert, der verbindliche Forderungen an das Verhalten der Probanden (von Patienten sollte man hier nicht sprechen, weil sie eben noch nicht erkrankt sind) oder gar eine Therapie nicht rechtfertigt. Zu bedenken ist hier auch der lange Beobachtungszeitraum von vier Jahren. Je länger der Zeitraum, für den eine

Wahrscheinlichkeitsaussage gemacht wird, desto sicherer sollten die Aussagen sein, denn sie beeinflussen gegebenenfalls das Leben des Probanden erheblich. Eine absolut sichere, verbindliche Aussage über das Auftreten eines bestimmten Ereignisses, sei es die Entwicklung einer Schizophrenie oder der bevorstehende Suizid, wäre nur möglich, wenn sich dieses mit 100 %iger Sicherheit voraussagen ließe. Das aber würde bedeuten, dass der Mensch eine absolut deterministische Biomaschine ist, deren Zukunft alleine durch das Zusammenspiel seiner Gene und Biomoleküle – und dann in letzter Konsequenz durch seine Atome – bestimmt ist. Auf die Kritik dieser Art von radikalem Determinismus werde ich später zurückkommen.

Die Protagonisten der personalisierten oder prädiktiven Medizin führen gerne an, dass eine frühzeitige Erkennung eines Krankheitsrisikos die frühzeitige Intervention ermögliche und damit auch die Entwicklung schwerere Krankheitsverläufe verhindere. Wieder ist die Parallele zur Krebsmedizin naheliegend. Es liegt völlig auf der Hand, dass sich ein Tumor besser behandeln lässt, wenn er in einem frühen Stadium entdeckt wird, bevor er sich in benachbarte Gewebe ausgedehnt oder sogar Metastasen entwickelt hat. Es kann sogar sinnvoll sein, ein Gewebe vorsorglich zu entfernen, bevor sich auch nur ein Frühstadium eines Krebses entwickelt hat, wenn ein sehr hohes Krankheitsrisiko besteht. Ein sehr bekannt gewordenes Beispiel ist das der amerikanischen Schauspielerin Angelina Jolie, die sich prophylaktisch beide Brüste entfernen ließ, weil sie Trägerin einer Mutation (im Tumor-Suppressor-Gen BRCA1) ist und eine familiäre Vorbelastung mit Brustkrebs hat. Ihr Risiko, selbst an Brustkrebs zu erkranken, wurde auf mehr als 80 % geschätzt. Hierauf werde ich später, in Kap. 7, noch genauer zurückkommen. Ist diese Situation aber auf die Psychiatrie übertragbar? Bis heute wissen wir nicht, wie es zur Entstehung von psychischen Erkrankungen kommt. Vorstellungen, dass es sich um einfache biochemische „Defekte" handele, die man durch ein Medikament korrigieren könnte, haben sich als viel zu einfach erwiesen. Nachdem Ende der 1950er Jahre die heutigen Antidepressiva und Antipsychotika entdeckt worden waren, machte man sich in den darauffolgenden Jahren daran, deren molekulare Wirkmechanismen zu verstehen. Man fand sehr schnell heraus, dass die Antidepressiva, mit denen wir bis heute unsere Patienten behandeln, die Konzentrationen der Botenstoffe Noradrenalin und/oder Serotonin im Gehirn erhöhen. Daraus entwickelte man die sogenannte „Katecholaminhypothese der Depression". Andererseits stellte man fest, dass Antipsychotika die Rezeptoren für den Botenstoff Dopamin blockieren, woraus man die „Dopaminhypothese der Schizophrenie" entwickelte. Aus den molekularen Wirkmechanismen der – zufällig entdeckten (!) – Psychopharmaka entwickelte man also Hypothesen über die biologischen Ursachen von psychischen Erkrankungen. Bis heute jedoch steht der Nachweis aus, dass Depressionen wirklich ein Serotonin- oder Noradrenalinmangel zugrunde liegt, und der bei Schizophrenien vermutete Überschuss an Dopamin ist vermutlich ein nicht nur für diese Erkrankungen charakteristischer biologischer Mechanismus, der ganz wesentlich durch Umwelteinflüsse, wie zum Beispiel Kindheitstraumata, mitbestimmt ist [12]. Wie aus einzelnen gestörten Funktionsstörungen von Nervenzellen, die man durchaus nachgewiesen hat, die jeweiligen komplexen Erkrankungen entstehen, ist bis heute völlig unklar. Genauso unklar ist, wie man die meisten psychischen Erkrankungen heilt. Antidepressiva und Antipsychotika sind bei Depressionen und Schizophrenien wirksam, und in vielen Fällen sind sie zweifellos ein Segen. Sie heilen jedoch diese Erkrankungen nicht, und in vielen Fällen ist ihre Wirkung auch unzureichend (wie ich oben ausgeführt habe). So ermöglichen Antipsychotika zwar heute vielen Menschen mit Schizophrenien wieder ein Leben in der Gemeinschaft, indem sie sie von Wahn und Halluzinationen befreien, von einer Tätigkeit auf dem ersten Arbeitsmarkt – einem Indikator für soziale Leistungsfähigkeit – sind sie heute jedoch in noch stärkerem Maße ausgeschlossen als vor 50 Jahren. Noch viel weniger aber wissen wir, durch welche Therapie man bei einem Menschen mit einem erhöhten Risiko für eine psychische Erkrankung deren Ausbruch wirklich verhindert. Wir wissen recht genau, durch welche Maßnahmen wir das Risiko für psychische Erkrankungen ganz generell senken können. Es ist jedoch bis heute nicht gelungen nachzuweisen, dass eine vorsorgliche Gabe von Antipsychotika bei sogenannten „Hochrisikoprobanden" deren Erkrankungsrisiko reduziert. Eine solche „Therapie" – die eigentlich keine ist, weil eine Erkrankung noch nicht eingetreten ist – nimmt andererseits erhebliche Nebenwirkungen in Kauf. Eine wirklich sinnvolle prädiktive Diagnostik setzt also nicht nur klare Vorstellungen über Entstehungsmechanismen einer Erkrankung voraus, sondern vor allem eine eindeutig wirksame Therapie. Noch absurder erscheint es generell, Menschen mit einem erhöhten Risiko, an einer Depression zu erkranken, mit einem Antidepressivum zu behandeln. Das könnte dann soweit führen, dass man jeden Menschen mit einer solchen Substanz „behandelt", der einen sterbenskranken Angehörigen pflegt, denn eine solche Situation birgt zweifellos ein erhöhtes Depressionsrisiko. Das wäre dann ein weiterer Schritt hin zu einer „kosmetischen Psychopharmakologie", wie sie der amerikanische Psychiater Peter Kramer in seinem Weltbestseller „Listening to Prozac" (deutsch: „Glück auf Rezept. Der unheimliche Erfolg der Glückspille Fluctin") propagiert hat [13].

Die Implikationen der „Big Data"-Medizin sind noch sehr viel weitreichender als in der somatischen Medizin, wenn es um die Definition von „Normalität" geht. Wie sehr sich selbst in wenigen Jahrzehnten psychiatrische Diagnosen gewandelt haben, hat der einflussreiche amerikanische Psychiater Allen Frances in seinem lesenswerten Buch „Normal" dargelegt [14]. Frances hat dem Komitee vorgesessen, das die vierte Version des amerikanischen diagnostischen und statistischen Manuals für psychische Erkrankungen (DSM-IV), das 1994 erschien, verfasste. Er kritisiert die mit jeder Version des DSM zunehmende Pathologisierung des Normalen und die inflationäre Ausweitung psychiatrischer Diagnosen, wie sie im 2013 erschienenen DSM-5 ihren vorläufigen Höhepunkt gefunden hat. Frances konstatiert, dass die Neuformulierung der diagnostischen Kriterien in DSM-IV in den Jahren nach dessen Erscheinen zu einer extremen Zunahme der Diagnosen „Autismus", „Aufmerksamkeitsdefizit-Hyperaktivitäts-Störung" (ADHS) und „bipolare Störung" geführt habe. Mit der Einführung von DSM-5 seien weitere Störungen „erfunden" worden, die früher als normal empfundenes Verhalten pathologisierten. Dazu gehören die „Binge-Eating-Störung", das „ADHS im Erwachsenenalter", das „milde neurokognitive Defizit" und die „Verhaltenssüchte". Jede neue Diagnose führe dazu, dass neuer Therapiebedarf entstehe, nicht zuletzt mit Psychopharmaka. Interessanterweise wurden tatsächlich für einige dieser „neuen" Erkrankungen gleich neue Medikamente zugelassen (so zum Beispiel Lisdexamfetamin für die Binge-Eating-Störung oder Atomoxetin für das ADHS im Erwachsenenalter), die dadurch gleich quasi eine Monopolstellung zur Behandlung der entsprechenden Erkrankung erlangten. Als besonders dramatisches Beispiel einer gefährlichen Diagnoseausweitung muss die „Erfindung" der bipolaren Störung (früher manischdepressive Erkrankung) bei Kindern gelten, die dazu führte, dass in den USA schon zwei- oder dreijährige Kinder mit Antipsychotika oder Lithium behandelt wurden. Damit wurden in vielen Fällen bereits die Weichen in eine lebenslange Patienten"karriere" gestellt. Schwere psychiatrische Erkrankungen, also beispielsweise eine Schizophrenie, eine Manie oder auch eine schwere psychotische Depression, stellen zweifellos Erkrankungen dar, die in jedem Zeitalter und in jeder Kultur als krankhafte Abweichungen vom „Normalen" betrachtet wurden und werden. Die letzten Jahrzehnte haben jedoch zu einem derart inflationären Gebrauch psychiatrischer Diagnosen geführt, dass man einen erheblichen kulturellen und sozialen Einfluss auf den Begriff der „psychischen Erkrankung" nicht mehr bezweifeln kann. Wie ist es sonst zu erklären, dass die Häufigkeit der bipolaren Störung im Kindes- und Jugendalter innerhalb von nicht einmal zwei Jahrzehnten um das

Vierzigfache [15] und die von Autismus um das Zwanzigfache [16] zunahm? Wenn aber der diagnostische Prozess in der Psychiatrie in weiten Teilen nach wie vor sehr subjektiv ist und letztlich auf dem Konsens einiger Experten beruht, die alle paar Jahre die Kriterien, die eine bestimmte Störung ausmachen, neu definieren, wer legt dann die Grenze zwischen „gesund" und „krank" fest? Psychisches Erleben als dem Grunde nach *subjektives* Erleben ist prinzipiell nicht objektivierbar, weshalb bisher alle Versuche gescheitert sind, eindeutige „Biomarker" für irgendeine psychische Erkrankung zu identifizieren. Identifiziert nun ein Computer anhand der digitalen (oder auch anderer) Daten eines Menschen Hinweise dafür, dass zukünftig eine psychische Erkrankung entstehen könnte: Wer zieht die Grenze zwischen „gesund" und „krank"? Die Maschine? Aufgrund von Wahrscheinlichkeitsaussagen? Ab welcher Wahrscheinlichkeit wird (zwingend?) interveniert? 90 %? 99 %? Und wenn wir glauben – wie es einige tatsächlich tun, für die der Mensch eine deterministische Biomaschine ist –, dass die Erkrankung mit 100 %iger Sicherheit auftritt, was dann? Behandeln wir ihn „prophylaktisch" im Sinne der „präventiven" Medizin? Haben wir ein Recht, einen (zukünftigen) „Patienten" zu warnen, selbst wenn wir eine Therapie verfügbar haben, die halbwegs sicher den Ausbruch der Erkrankung verhindert (was im Moment nicht der Fall ist)? Ab wann ist eine „Depression" behandlungsbedürftig, wenn sie von einer Maschine diagnostiziert wird? Auch die Maschine muss ja eine Diagnose nach Kriterien stellen – wer legt diese fest? Selbst bei der Diagnostik körperlicher Erkrankungen, wo die Verhältnisse klarer zu sein scheinen, weil man „objektiv" messen kann (z. B. Laborwerte), stellen sich diese Fragen. So haben Wissenschaftler der renommierten amerikanischen Universitäten Harvard und Stanford in einem lesenswerten Artikel kürzlich die Frage gestellt: „Wer ist normal in der Ära von Präzisionsmedizin und Big Data?" [17].

Die Protagonisten der „Präzisionsmedizin" haben die Antwort auf diese Fragen schon vor einigen Jahren (mit dem Konzept der sogenannten „Research Domain Criteria", RDoC) gegeben. Vorreiter war auch hier, noch während seiner Zeit am amerikanischen NIMH, Tom Insel. Er propagierte, dass das amerikanische Diagnosensystem (das DSM, siehe oben), das rein auf Expertenkonsens beruhe, durch ein biologisch definiertes diagnostisches System ersetzt werden müsse. Das DSM sei rein an Reliabilität orientiert, also an Überprüfbarkeit und Kommunizierbarkeit. Reliabilität bezeichnet die Zuverlässigkeit einer Messung. Ein Test ist reliabel, wenn unterschiedliche Untersucher zum gleichen Ergebnis kommen. Das Ziel des DSM sei, dass Kliniker in unterschiedlichen Kulturen und Kontexten zur selben Diagnose gelangen sollten, wenn sie denselben Patienten vor sich hätten.

In dieser Hinsicht war und ist DSM – und ebenso das parallel dazu entwickelte diagnostische System der WHO ICD 10 – sehr erfolgreich. Insel warf diesem System vor, es habe dafür die Validität geopfert. Die Validität ist ein Maß für die Genauigkeit, mit der das Merkmal tatsächlich gemessen wird, das gemessen werden soll. Insel schrieb im Mai 2013 beim Erscheinen der neuesten Auflage des DSM (DSM-5) in seinem Blog: „Die Stärke jeder Edition von DSM war ‚Reliabilität' – jede Ausgabe hat sichergestellt, dass Kliniker die gleichen Begriffe auf die gleiche Weise verwenden. Die Schwäche ist ihre fehlende Validität. Im Gegensatz zu unseren Definitionen von ischämischer Herzkrankheit, Lymphom oder AIDS basieren die DSM-Diagnosen auf einem Konsens über Cluster von klinischen Symptomen, nicht auf objektiven Laborwerten. In der übrigen Medizin würde dies der Entwicklung diagnostischer Systeme entsprechen, die auf der Art des Brustschmerzes oder der Qualität des Fiebers beruhen. In der Tat wurde die symptombasierte Diagnose, die früher in anderen Bereichen der Medizin üblich war, in den letzten 50 Jahren weitgehend ersetzt, da wir verstanden haben, dass Symptome allein selten die beste Wahl der Behandlung anzeigen." Und weiter: „Patienten mit psychischen Störungen haben Besseres verdient. Das NIMH hat das Research Domain Criteria (RDoC) -Projekt ins Leben gerufen, um den diagnostischen Prozess zu transformieren, indem Genetik, Bildgebung, Kognitionswissenschaft und andere Informationsebenen einbezogen werden, um die Grundlage für ein neues Klassifikationssystem zu legen." [18].

Die Vision dieses Konzepts ist also, künftig Diagnosen anhand von Biomarkerprofilen zu stellen. Das Konzept legt nahe, dass man künftig – vielleicht etwas überspitzt formuliert – nicht mehr den leidenden Menschen behandelt, sondern die gestörte Hirnfunktion. „Behandeln" wir dann das Biomarkerprofil? Oder den Menschen, der möglicherweise (noch) gar nicht leidet? Wird es Grenzwerte, wie bei Laborwerten üblich, geben, außerhalb derer man eine Behandlung anraten sollte? Wie behandeln wir überhaupt, wenn wir bis heute keine klare Vorstellung davon haben, wie psychische Erkrankungen entstehen? In der Tat sind weite Teile der akademischen Psychiatrie davon überzeugt, dass wir den „Defekt" im Hirn unserer Patienten (und dann auch konsequenterweise bei noch gesunden Menschen) nur genauer charakterisieren müssen, um sie zukünftig besser behandeln zu können.

„Big Data"-Ansätze wie die digitale Phänotypisierung ignorieren leider völlig, dass sich in einem hierarchisch organisierten System komplexere Strukturen („Psyche") nicht zwingend durch die Gesetze untergeordneter Organisationsstufen (Gene, Neurone) erklären lassen. Die Psychiatrie hat sich in ihrem Bestreben, eine ernstzunehmende, naturwissenschaftlich fundierte Disziplin zu werden, dem herrschenden Denken in der Medizin immer weiter angenähert. Nachdem ein radikal biologistischer Ansatz, nach der gesundes wie krankes psychisches Erleben durch biologische Vorgänge und damit letztendlich durch das Programm unserer Gene determiniert ist, gescheitert sind, erklärt man heute in einem „biopsychosozialen Modell" Verhalten durch die mehr oder weniger komplexen Interaktionen zwischen Genen und Umwelt. Gerade die in der Psychiatrie noch relativ junge Wissenschaft der Epigenetik versucht nun, durch das Studium von „Gen-Umwelt-Interaktionen" zu erklären, wie Umwelteinflüsse die Expression von Genen und damit wiederum unsere Neurobiologie beeinflussen. Auch nach dieser Konzeption ist der Mensch jedoch durch diese Interaktionen determiniert, da er als deren aktiver Gestalter nicht vorkommt. Mentale Prozesse sind nach diesem Weltbild nur Epiphänomene der Gen-Umwelt-Interaktion, wobei das Gehirn hier lediglich als vermittelnde Instanz aufgefasst wird. Ein Epiphänomen ist ein Phänomen, das kausal verursacht wurde (hier also z. B. durch die Aktivität von Nervenzellen), selbst aber keine kausale Wirkung ausübt. Konzepte wie das der „Emergenz", nach der in einem sich zu immer höheren Komplexitätsgraden entwickelnden System die Eigenschaften höherer Organisationsstufen sich nicht mit den Gesetzmäßigkeiten der hierarchisch darunter angeordneten System erklären lassen, haben nach dem Höhepunkt ihrer Popularität in den 1980er und 90er Jahren (im Rahmen der sogenannten „New-Age"-Bewegung) erheblich an Bedeutung eingebüßt. Der amerikanische Philosoph und Sozialwissenschaftler Donald Campbell hat das Prinzip der „Abwärtskausalität" (englisch: „downward causation") geprägt, nach der in hierarchischen Systemen eine komplexe Struktur auf deren Bestandteile zurückwirken kann [19]. Danach beeinflusst der Mensch seine Biologie durch Veränderung seiner selbst und seiner sozialen Strukturen.

Ein exzellentes Beispiel für eine Abwärtskausalität sind Placebo- und Noceboeffekte. Diese Effekte fassen alle Wirkungen des Kontexts zusammen, die die Wirkungen eines Medikamentes beeinflussen. Es ist niemals die biologische Wirkung eines Wirkstoffes alleine, die seine Effektivität bestimmt, sondern die Gesamtheit von zahlreichen Umgebungsfaktoren. Darunter spielt die Erwartung des Patienten an die Wirkung eines Medikamentes eine besonders bedeutsame Rolle. Erwartet der Patient (bzw. Proband) negative Effekte von dem Präparat, das er einnimmt, und treten diese dann tatsächlich als Nebenwirkungen ein (obwohl er nur ein Scheinpräparat erhalten hat), so spricht man von Noceboeffekt. Während also der Placeboeffekt die scheinbaren positiven Wirkungen eines Arzneimittels beschreibt, umfasst der Noceboeffekt die scheinbaren negativen Effekte. Interessanterweise hat der Placeboeffekt bei der klinischen Prüfung von Psychopharmaka über die Jahrzehnte seit ihrer Einführung immer mehr zugenommen. So haben Wissenschafter von der Technischen Universität München gezeigt, dass bei der Prüfung von Antipsychotika (Medikamente gegen Psychosen, insbesondere von Schizophrenien) die Wirkung des echten Medikamentes (des sog. „Verum", also der „wahren" Substanz) über die Jahre stabil geblieben ist, die Effektivität des Placebos aber immer mehr zugenommen hat, sodass es in den letzten zehn bis zwanzig Jahren immer schwerer geworden ist, die Überlegenheit eines Antipsychotikums über Placebo zu zeigen [20]. Es ist bis heute unklar, welche Umgebungsfaktoren es sind, die dazu führen, dass Patienten auf ein Medikament ansprechen, in dem kein biologisch aktiver Wirkstoff enthalten ist. Offenbar hat sich aber der Kontext, in dem wir behandeln, so stark (positiv) verändert, dass die Behandlung an sich, ohne Verabreichung eines Verums, das Behandlungsergebnis verbessert. Ebenso bemerkenswert ist, dass selbst der Placeboeffekt biologischen und sogar genetischen Einflüssen unterliegt. Es sind inzwischen genetische Varianten bekannt, die das Ausmaß des Placeboeffektes bei einer definierten Person beeinflussen [21]. Zugleich kann man den Placeboeffekt spezifisch pharmakologisch blocken: Erwartet ein Proband beispielsweise, dass ihm ein Schmerzmittel gegeben wird, so lässt sich die schmerzhemmende Wirkung, die man auch durch ein Placebo erreichen kann, durch die Gabe eines Opiatantagonisten (also eines Medikamentes, das die Wirkungen von potenten Schmerzmitteln blockiert) reduzieren. Das deutet darauf hin, dass die Erwartung, ein Schmerzmittel zu bekommen, den gleichen biologischen Mechanismus anspricht wie das Schmerzmittel selbst [22]. Wie die „Psyche" oder das „Bewusstsein" hier mit dem Gehirn interagieren, ist allerdings genauso unklar wie die Mechanismen, die über eine Modulation von Botenstoffen, mit denen Nervenzellen miteinander kommunizieren, z. B. Serotonin, zu einer Änderung unserer Emotionen, unserer Stimmung oder unserer Wahrnehmung führen.

Zuletzt wird bei der Diskussion darüber, wie psychische Erkrankungen diagnostiziert und dann auch behandelt werden sollen, gerne vergessen, dass Emotionen wie Niedergeschlagenheit, Angst oder Verzweiflung ihren evolutionären Sinn haben. Vor allem die westlichen Industriegesellschaften neigen dazu, diese als unerwünscht zu betrachten und um jeden Preis abstellen zu wollen. Nach DSM-5 wird inzwischen sogar eine langdauernde Trauer nach dem Verlust eines Partners zur Krankheit. Die Tendenz, unangenehme Gefühle abstellen zu wollen, ist ein Grund dafür, dass der Gebrauch (oder vielleicht besser Konsum?) von Antidepressiva in den letzten zwanzig Jahren dramatisch zugenommen hat und jedes Jahr weiter zunimmt, wie wir weiter oben gesehen haben. Evolutionär haben diese Gefühle aber den Sinn, unsere Situation zu ändern, sie signalisieren, dass unsere Lebensumstände als verbesserungsbedürftig wahrgenommen werden. Das Beispiel der Ratte, die teilnahmslos gegenüber dem Wohl des Artgenossen geworden ist, signalisiert, dass es nicht unbedingt die beste Lösung ist, ungewollte Gefühle durch ein Medikament abstellen zu wollen.

„Big Data", „Deep Learning" oder die „digitale Phänotypisierung" werden uns sicherlich viele neue Erkenntnisse über die Funktionsweise unseres Gehirns und wahrscheinlich auch über die Entstehung von psychischen Störungen liefern. Eine alleinige Fokussierung der akademischen Psychiatrie auf diese Erklärungsansätze reduziert den Menschen auf eine Biomaschine, die durch seine Gene, Moleküle und dann letztendlich sogar durch seine digitalen Signale determiniert ist. Damit wird dem Menschen ein Selbstbild vermittelt, das ihm den Freiraum zur Gestaltung seiner Zukunft nimmt. Diese Situation bereitet vielen Menschen mindestens ebenso großes Unbehagen wie die Entwicklungen, die zur epidemischen Zunahme der Verschreibung von Antidepressiva geführt haben, selbst.

Literatur

1. Conway M, O'Connor D (2016) Social media, big data, and mental health: current advances and ethical implications. Curr Opin Psychol 9:77–82
2. Hahn T, Nierenberg AA, Whitfield-Gabrieli S (2017) Predictive analytics in mental health: applications, guidelines, challenges and perspectives. Mol Psychiatry 22:37–43
3. Schulz T (2018) Zukunftsmedizin. Deutsche Verlagsanstalt, München
4. Jain SH, Powers BW, Hawkins JB, Brownstein JS (2015) The digital phenotype. Nat Biotechnol 33:462–463
5. Insel TR (2017) Digital Phenotyping: Technology for a New Science of Behavior. JAMA 318:1215–1216
6. Reece AG, Danforth CM (2017) Instagram photos reveal predictive markers of depression. EPJ Data Science 6:15
7. Reece AG, Reagan AJ, Lix KLM et al (2017) Forecasting the onset and course of mental illness with Twitter data. Sci Rep 7:13006
8. Koutsouleris N, Riecher-Rössler A, Meisenzahl EM et al (2015) Detecting the psychosis prodrome across high-risk populations using neuroanatomical biomarkers. Schizophr Bull 41:471–482
9. Süddeutsche Zeitung. Neue Software soll Kriminelle an ihren Gesichtszügen erkennen. 27. Nov. 2016. https://www.sueddeutsche.de/panorama/verbrechen-im-namen-der-nase-1.3268675. Zugegriffen: 8. Mai 2020

10. Laing EE, Möller-Levet CS, Dijk DJ, Archer SN (2019) Identifying and validating blood mRNA biomarkers for acute and chronic insufficient sleep in humans: a machine learning approach. Sleep, 42:zsy186
11. Niculescu AB, Le-Niculescu H, Levey DF et al (2017) Precision medicine for suicidality: from universality to subtypes and personalization. Mol Psychiatry 22:1250–1273
12. Egerton A, Valmaggia LR, Howes OD et al (2016) Adversity in childhood linked to elevated striatal dopamine function in adulthood. Schizophr Res 176:171–176
13. Kramer, PD (1997) Listening to Prozac: A Psychiatrist Explores Antidepressant Drugs and the Remaking of the Self. Penguin Books, revised 1997 (deutsch: Glück auf Rezept. Der unheimliche Erfolg der Glückspille Fluctin. Kösel, 1995)
14. Frances A (2014) Normal. Gegen die Inflation psychiatrischer Diagnosen. DuMont Buchverlag, Köln (Original: Saving normal. An insider's revolt against out-of-control psychiatric daignosis, DSM-5, big pharma, and the medicalization of ordinary life. HarperCollins Publishers, New York 2013)
15. Moreno C, Laje G, Blanco C et al (2007) National trends in the outpatient diagnosis and treatment in youth. Arch Gen Psychiatry 64:1032–1039
16. Centers for Disease Control and Prevention (CDC). CDC estimates 1 in 88 children in the United States has been identified as having an autism spectrum disorder. (https://www.cdc.gov/media/releases/2012/p0329_autism_disorder.html. Zugegriffen: 8. Mai 2020
17. Manrai AK, Patel CJ, Ioannidis JPA (2018) In the era of precision medicine and big data, who is normal? JAMA 319:1981–1982
18. Insel T (2013) Post by Former NIMH Director Thomas Insel: Transforming Diagnosis. 29. Apr. 2013. https://www.nimh.nih.gov/about/directors/thomas-insel/blog/2013/transforming-diagnosis.shtml. Zugegriffen: 8. Mai 2020
19. Campbell DT (1974) Downward causation in hierarchically organised biological systems. In: Ayala F, Ayala FJ, Ayala FJ, Dobzhansky T (Hrsg) Studies in the philosophy of biology: reduction and related problems. Macmillan, London/Basingstoke, S 179–186
20. Leucht S, Leucht C, Huhn M et al (2017) Sixty years of placebo-controlled antipsychotic drug trials in acute schizophrenia: systematic review, Bayesian meta-analysis, and meta-regression of efficacy predictors. Am J Psychiatry 174:927–942
21. Furmark T, Appel L, Henningsson S et al (2008) A link between serotonin-related gene polymorphisms, amygdala activity, and placebo-induced relief from social anxiety. J Neurosci 28:13066–13074
22. Benedetti F, Mayberg HS, Wager TD, Stohler CS, Zubieta JK (2005) Neurobiological mechanisms of the placebo effect. J Neurosci 25:10390–10402

Teil II

Warum Biologie kein Schicksal ist

5

Volkskrankheiten des 21. Jahrhunderts

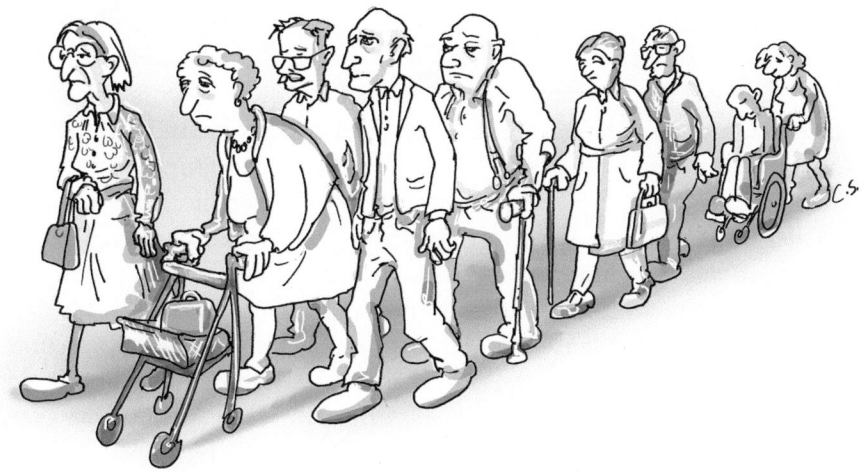

Der Weg zu besserer psychischer und körperlicher Gesundheit ist nicht die Behandlung von bereits eingetretenen Gesundheitsstörungen. Das einfachste und zudem noch wirksamste Mittel zur Verhinderung von Krankheiten ist deren Vermeidung. In vielen Bereichen der Medizin und der öffentlichen Gesundheitsvorsorge ist das eine Binsenweisheit. So wurden die großen Infektionskrankheiten der Menschheitsgeschichte, der Millionen von Menschen zum Opfer fielen, nicht durch bessere Behandlungsmöglichkeiten (z. B. Medikamente wie Antibiotika) besiegt, sondern durch hygienische und prophylaktische Interventionen. Das gilt auch für viele der heute weit verbreiteten Erkrankungen, die wir auch gerne als Zivilisationskrankheiten bezeichnen. Ist zum Beispiel eine Depression erst einmal entstanden, kann es mühsam und langwierig sein, diese zu überwinden, und das Risiko, dass nach einer depressiven Episode ein Rückfall auftritt, ist nicht gering. Im Alltag noch offensichtlicher ist das beim Körpergewicht. Das weiß jeder, der einmal versucht hat, ein erhöhtes Körpergewicht nicht nur zu reduzieren, sondern auch langfristig zu halten. Noch mehr gilt dies für eine Krebserkrankung. Der Vergleich mag auf den ersten Blick abwegig erscheinen, jedoch ist leider immer noch viel zu wenig bekannt, dass sich auch das individuelle Krebsrisiko durch Lebensstilfaktoren sehr maßgeblich beeinflussen lässt. Ist ein Krebs aber erst einmal entstanden, sind erhebliche Mühen und Belastungen durchzustehen, um ihn zu überwinden.

Hier möchte ich aber noch einen Schritt weitergehen. Die gleichen Verhaltensweisen und Maßnahmen, die das Risiko für den Eintritt von Gesundheitsproblemen vermindern, tragen gleichzeitig zur Steigerung der körperlichen und psychischen Gesundheit und des Wohlbefindens bei. Das ist nicht das Gleiche. Es ist viel leichter, sich zu Verhalten oder Verhaltensänderungen zu motivieren, wenn man sich bewusst macht, dass man nicht nur irgendein Ereignis (den Eintritt von Krankheit) verhindern kann, sondern sein aktuelles Wohlbefinden steigern kann. „Wohlbefinden" ist natürlich schlecht messbar. Ich werde jedoch hier die Evidenz darlegen, nach der einfache, von jedem umsetzbare Verhaltensänderungen zu einem längeren, gesünderen und wahrscheinlich auch glücklicheren Leben führen. Dabei geht es nicht um „Selbstoptimierung". Der Wunsch nach „Selbstoptimierung" wird Menschen gerne vorgehalten, die einen gesünderen Lebensstil pflegen, sich bewegen und gesund ernähren. Das aber sind die ersten und wichtigsten Maßnahmen, um vielen der heute grassierenden Volkskrankheiten zu begegnen, darunter so belastenden und den betroffenen Menschen jegliche Lebensqualität raubenden wie die Depression. Und nur wer gesund und kognitiv leistungsfähig ist, wer Lebensfreude empfinden kann, bewusst lebt und sich nicht tagtäglich um sein körperliches oder psychisches Überleben sorgen muss, kann sich um die Lösung der großen Probleme der Menschheit kümmern, und nur dann entsteht die Freiheit, einen Blick für die Menschen um sich herum zu entwickeln. Das möchte ich hier am Beispiel von Demenzen näher erläutern.

Für viele Menschen bedeutet die Aussicht, im Alter an einer Demenz zu erkranken und damit nicht mehr selbstbestimmt leben zu können, ein Schreckensszenario. Aber selbst das Risiko, Opfer einer solchen demenziellen Erkrankung zu werden, kann durch einfache Verhaltensänderungen deutlich gesenkt werden. Eine große Übersichtsarbeit mit dem Titel „Demenz: Prävention, Intervention und Pflege", die vor einiger Zeit in einer der renommiertesten medizinischen Fachzeitschriften erschien, bezeichnete die Demenz als die „größte globale Herausforderung für Gesundheit und soziale Systeme im 21. Jahrhundert" [1]. Da Demenzen vor allem bei Menschen über 65 Jahren auftreten und ihre Inzidenz (Zahl der Neuerkrankungen in einer definierten Population pro Zeiteinheit) mit dem Alter zunimmt, ist die Zunahme der Zahl von Menschen mit einer demenziellen Erkrankung auf die weltweit zu beobachtende Zunahme der Lebenserwartung zurückzuführen. Weltweit waren im Jahr 2015 etwa 47 Mio. Menschen an einer Demenz erkrankt, und gegenwärtige Projektionen gehen davon aus, dass sich diese Zahl bis zum Jahr 2050 verdreifacht. Die hierdurch entstandenen Kosten betrugen etwa 818 Mrd. US$, und auch diese Zahl wird sich entsprechend der Zunahme der Prävalenz (Zahl der Erkrankten pro Bevölkerung, berechnet als Quotient aus der Anzahl der betroffenen Personen einer Population und der Anzahl aller Personen dieser Population; d. h. die Inzidenz ist ein Maß für die Zahl der Neuerkrankungen, die Prävalenz ein Maß für die Zahl der Erkrankten) dramatisch erhöhen. Dabei ist der größere Teil – etwa 85 % – dieser Kosten nicht durch die medizinische Behandlung der Erkrankten verursacht, sondern durch die Belastung von Familien und Sozialsystemen. Gerade die Belastung von Familienangehörigen und Betreuungseinrichtungen ist sehr erheblich, weil die Betreuung von Demenzkranken, gerade bei zunehmender Schwere der Erkrankung, die jederzeitige Präsenz einer Betreuungsperson erfordert.

Interessanterweise zeigen einige neuere Studien, dass die Inzidenz von Demenzen in vielen Ländern in den letzten Jahren zurückgeht. Die Prävalenz nimmt zwar in allen Gesellschaften zu, weil diese immer älter werden, die Zahl der Neuerkrankungen, bezogen auf die jeweilige Altersgruppe, nimmt jedoch in einigen Industrieländern ab. So zeigen zum Beispiel Zahlen aus der berühmten Framingham Heart-Studie, die 1948 begann, den Gesundheitszustand eines Kollektivs von mehr als 5000 Personen langfristig zu begleiten (und inzwischen auch mehr als 5000 Nachkommen der ersten Generation von Probanden untersucht), dass die Zahl der Demenz-Neuerkrankungen in einer definierten Altersgruppe über die Jahrzehnte erheblich abnahm [2]. Zwischen den späten 1970er Jahren und Mitte der 2000er Jahre nahm die altersspezifische Demenz-Inzidenz um mehr als 40 % ab, das mittlere Erkrankungsalter stieg um fünf Jahre von 80 auf 85 Jahre. Parallel nahm die Häufigkeit der meisten vaskulären Risikofaktoren für Demenz (welche das sind, folgt unten), mit der Ausnahme von Adipositas und Diabetes, ab. Diese parallelen Trends waren allerdings nur bei Probanden zu beobachten, die mindestens ein Highschool-Diplom (vergleichbar etwa dem deutschen Abitur) hatten. Dies deutet bereits die Bedeutung von Bildung als protektivem Faktor an. Vaskuläre Risikofaktoren wurden in den 2000er Jahren viel häufiger medikamentös behandelt als in den 1970er Jahren. Nahmen im letzteren Zeitraum nur 33 % der über 60 Jahre alten Probanden ein Medikament zur Senkung des Blutdrucks, so waren das 30 Jahre später 62 %. Fast jeder Zweite (43 %) der über 60 jährigen nahm in den 2000er Jahren ein Medikament zur Senkung seines Cholesterins. Diese Arzneimittel waren in den 1970er Jahren noch gar nicht verfügbar. Auch der Prozentsatz von Rauchern hatte deutlich abgenommen, von 20 % auf nur noch 6 % [2].

Vieles deutet also darauf hin, dass Menschen im Alter von über 65 Jahren heute in einigen Industrienationen kognitiv gesünder und leistungsfähiger als die gleichaltrigen Kohorten früherer Generationen sind [3]. Die wahrscheinlichste Ursache für diese Abnahme der altersspezifischen Inzidenz von Demenzen ist die Veränderung von Lebensstilfaktoren, das heißt, die Reduktion von Risikofaktoren und/oder die Zunahme von protektiven Faktoren. So schätzt man [1], dass sich mehr als ein Drittel aller Demenzerkrankungen vermeiden ließe, wenn präventive Maßnahmen ergriffen würden. Während es biologische, vor allem genetische Faktoren gibt, deren Einfluss auf das Demenzrisiko – zumindest gegenwärtig – nicht beeinflussbar ist (vor allem ApoE ε4, siehe Kap. 7), sind inzwischen zahlreiche Risikofaktoren bekannt, die modifizierbar sind. Damit ist, anders als man noch vor 10–20 Jahren glaubte, eine Demenz kein Schicksal mehr. Die systematische Veränderung bestimmter Lebensstilfaktoren könnte dazu führen, dass viele Menschen den Verfall ihrer kognitiven Leistung nicht mehr erleben. Aber selbst die Verschiebung des Krankheitsbeginns um nur wenige Jahre und nur für einen kleineren Teil der Bevölkerung würde einen erheblichen Fortschritt für viele einzelne Menschen, aber auch für die Gesellschaften, soziale Systeme und Volkswirtschaften bedeuten. Was ist dazu heute bekannt? Es lassen sich sieben Risikofaktoren identifizieren, die modifizierbar sind, zwei weitere (Schwerhörigkeit und soziale Isolation) wurden kürzlich ebenfalls als mögliche Risikofaktoren identifiziert.

Bildung: Bildung ist ein zentrales Thema dieses Buches. Bildung ist die Voraussetzung dafür, die eigene und letztendlich die Zukunft des Planeten bewusst zu gestalten. Es verwundert nicht, dass Bildung auch ein wichtiger protektiver Faktor gegen die Entwicklung einer Demenz ist. Da das Bildungsniveau über alle Länder der Welt hinweg betrachtet relativ niedrig ist, ist mangelnde Bildung in einer globalen Betrachtungsweise einer der wichtigsten Risikofaktoren für die Entwicklung einer Demenz. Bildung erhöht die sog. „kognitive Reserve" [4]. Menschen mit hoher kognitiver Reserve sind in der Lage, strukturelle, neuropathologische Hirnveränderungen, die mit Demenzen assoziiert sind (z. B. Ablagerungen von alzheimerspezifischen Eiweißen im Gehirn) zu kompensieren, ohne kognitive oder funktionelle Defizite aufzuweisen. Das heißt, dass ein Mensch, der ein hohes Bildungsniveau aufweist, bei der Untersuchung seines Gehirns alzheimertypische histopathologische Veränderungen aufweisen kann, ohne kognitiv oder funktionell beeinträchtigt zu sein, während ein Mensch mit den gleichen strukturellen Hirnveränderungen, der ein niedriges Bildungsniveau aufweist, schon an einem demenziellen Syndrom erkrankt sein kann.

Übergewicht und Fettsucht (siehe auch Kap. 2): Übergewicht (BMI 25–30 kg/m^2) und Fettsucht (BMI > 30 kg/m^2) sind Risikofaktoren sowohl für die Entwicklung einer Demenz wie auch für die einer Depression. Die gegenwärtigen Voraussagen über die zukünftige Entwicklung der Zahl der Demenzerkrankungen berücksichtigen dies jedoch nicht. Wenn man die Zunahme von Übergewicht und Fettsucht im mittleren Lebensalter (im hohen Alter lässt sich Übergewicht nicht mehr als Risikofaktor ausmachen), wie sie in nahezu allen Ländern der Erde zu beobachten ist, in den Berechnungen berücksichtigt, führt das zu einer Zunahme der Zahl von Demenzen von 9 % in den USA und sogar 19 % in China [5]. Für Australien wurde berechnet, dass es 2050 14 % mehr Demenzerkrankungen gibt, wenn man den Trend zur Zunahme von Übergewicht und Fettsucht im mittleren Lebensalter berücksichtigt [6]. Andererseits könnte man die Zahl der Demenzerkrankungen im Jahr 2050 in der Altersgruppe zwischen 65 und 69 Jahren um 10 % senken, wenn man zwischen 2015 und 2025 die Prävalenz der Adipositas auf 20 % senken und den Anteil der Normalgewichtigen auf 40 % erhöhen würde. Das ist ein optimistisches Szenario, wiesen doch 2010 33 % der männlichen und 30 % der weiblichen Australier einen BMI über 30 auf und galten damit als fettsüchtig.

Körperliche Inaktivität: Es gibt zwar keine kontrollierten, prospektiven Studien (das wären Studien, in denen die eine Hälfte der Probanden einem bestimmten Mindestmaß an Bewegung nachgeht, die andere Hälfte würde sich wenig bewegen; nach einem gewissen Zeitraum, sicher einige Jahre, würde man dann alle Probanden auf ihre kognitive Leistungsfähigkeit untersuchen), die zeigen, dass körperliche Aktivität den Verlust der kognitiven

Leistungsfähigkeit mit dem Alter aufhält, Beobachtungsstudien legen dies jedoch nahe. Eine Metaanalyse von 15 Studien mit fast 38.000 Gesunden, die nicht an einer Demenz erkrankt waren und für bis zu 12 Jahre verfolgt wurden, konnte einen umgekehrten Zusammenhang zwischen dem Ausmaß an körperlicher Aktivität und dem Risiko der kognitiven Beeinträchtigung nachweisen. Probanden mit der ausgeprägtesten Aktivität hatten das geringste Risiko, mit einer etwa 40 %igen Risikoreduktion gegenüber der Gruppe, die sich am wenigsten bewegte. Aber auch schon eine nur geringe bis moderate körperliche Aktivität reduzierte das Risiko deutlich [7]. Eine andere Metaanalyse von 16 Studien mit fast 164.000 Gesunden untersuchte den Einfluss von körperlicher Aktivität auf das Risiko, an einer neurodegenerativen Erkrankung (Demenz allgemein, Alzheimer-Demenz, Morbus Parkinson) zu erkranken. Probanden mit dem höchsten Grad an körperlicher Aktivität hatten im Vergleich zu Probanden mit der niedrigsten körperlichen Aktivität ein etwa 30 % niedrigeres Risiko, an einer Demenz und ein 45 % niedrigeres Risiko, an einer Alzheimer-Demenz zu erkranken [8]. Menschen, die körperlich aktiv sind, stürzen seltener, ihre Stimmung ist besser und sie leben selbstständiger [1].

Rauchen: Während Nikotin kurzfristig günstige Effekte auf Konzentration und Aufmerksamkeit haben kann, zählt Rauchen zu den bedeutendsten Risikofaktoren für die Entwicklung von kognitiver Beeinträchtigung und Demenz. Der Effekt ist sicher zum größeren Teil durch die negativen Wirkungen des Rauchens auf kardiovaskuläre Funktionen bedingt. Tabakrauch enthält jedoch auch neurotoxische Substanzen, die zusätzlich das Risiko für eine kognitive Beeinträchtigung erhöhen [9].

Bluthochdruck (im mittleren Lebensalter): Bluthochdruck im mittleren Lebensalter ist ein bedeutender Risikofaktor für die Entwicklung einer Demenz. Neben Rauchen und Diabetes zählt er zu den wichtigen vaskulären Risikofaktoren.

Diabetes mellitus: Die Bedeutung der „Zuckerkrankheit" als Demenz-Risikofaktor nimmt seit Jahrzehnten zu, weil er mit der Zunahme von Übergewicht und Adipositas immer häufiger wird. In der Framingham Heart-Studie (s. o.) litten Ende der 1970er Jahre 10 % der über 60 jährigen an einem Diabetes vom Typ II (das ist die Form, die eine Folge von Übergewicht ist), Mitte der 2000er Jahre war diese Zahl auf 17 % angestiegen [2]. Verschiedene Mechanismen sind wahrscheinlich dafür verantwortlich, dass ein Diabetes zu einem erhöhten Risiko, an einer Demenz zu erkranken, führt, aber der Zusammenhang gilt als belegt.

Depression: Es wird schon lange intensiv diskutiert, ob depressive Episoden ein Risikofaktor für die Entwicklung einer Demenz sind oder ob sie frühe Anzeichen eines sich entwickelnden demenziellen Syndroms sind. Depressionen sind mit einer Verminderung von Nervenwachstumsfaktoren (wie Brain Derived Neurotrophic Factor, BDNF) und einer Verringerung des Volumens des Hippocampus (einer Hirnstruktur, die zentrale Gedächtnisfunktionen innehat) assoziiert, deshalb liegt ein kausaler Zusammenhang nahe. Um dieser Frage nachzugehen, untersuchte eine britisch-französische Arbeitsgruppe mehr als 10.000 Personen über einen Zeitraum von fast 30 Jahren (1985–2015). Von den 1985 in die Studie eingeschlossenen Menschen entwickelten 322 bis 2015 eine Demenz. Weder die Personen, die 1985 schon unter einer Depression litten, noch die, die in den ersten 20 Jahren des Beobachtungszeitraums an wiederholten depressiven Episoden erkrankten, hatten ein erhöhtes Demenzrisiko. Die Personen jedoch, die entweder im Jahr 2003 an einer Depression litten oder in den letzten 11 Jahren des Beobachtungszeitraums wiederkehrende Episoden der Erkrankung hatten, wiesen ein um etwa 70 % höheres Risiko auf, in 2015 an einer Demenz erkrankt zu sein. Die Autoren schlussfolgern, dass eine Depression oder auch wiederkehrende depressive Episoden nicht das Risiko für Demenzen erhöhen, sie stellten eher ein Prodrom einer sich entwickelnden Demenz dar. Eine andere Erklärung könnte sein, dass beide Erkrankungen gemeinsame Ursachen haben [10]. Interessanterweise konnte – auch am Menschen – gezeigt werden, dass die Behandlung mit Antidepressiva aus der Gruppe der selektiven Serotonin-Rückaufnahmehemmer (SSRI) die Ablagerung der für die Alzheimer-Demenz typischen Proteinplaques (das sog. Amyloid) verringert [11, 12]. Da sich die Verordnung von Antidepressiva in allen Industrienationen in den letzten 20 Jahren ungefähr verdoppelt hat, sollte das, wenn die Amyloidablagerungen tatsächlich eine kausale Rolle in der Entstehung der Alzheimer-Demenz spielen, zu einem Rückgang der Zahl der Neuerkrankungen führen. Neuere epidemiologische Arbeiten zeigen jedoch, dass dies nicht der Fall zu sein scheint. Im Gegenteil legen einige Studien eine Assoziation zwischen der Einnahme zumindest einiger bestimmter Antidepressiva und einem erhöhten Demenzrisiko nahe [13, 14]. Hier sind also noch viele offene Fragen zu klären.

Soziale Isolation: Ähnlich wie bei der Depression kann man auch bei der sozialen Isolation (oder auch einfach „Einsamkeit") diskutieren, ob sie ein echter Risikofaktor ist oder eher einer sich entwickelnden demenziellen Erkrankung als Prodromalsymptom vorausläuft. Wiederum kann natürlich ein sozialer Rückzug einerseits auch ein Symptom einer Depression, andererseits aber auch ein Risikofaktor für die Entwicklung einer solchen sein. Soziale Isolation erhöht auch das Risiko für die Entwicklung zahlreicher körperliche Erkrankungen wie Bluthochdruck oder die koronare Herzkrankheit. Die Datenlage ist jedenfalls ähnlich eindeutig wie im Fall depressiver Erkrankungen. Eine Metaanalyse von 19 longitudinalen Kohortenstudien kam zu dem Schluss, dass ein Mangel an sozialen Beziehungen und Einsamkeit mit einem höheren Risiko für die Entwicklung einer Demenz assoziiert seien [15]. Auch dieses Thema werde ich im dritten Teil dieses Buches wieder aufnehmen.

Schwerhörigkeit: Wer hätte gedacht, dass Schwerhörigkeit ein Risikofaktor für den Verlust kognitiver Leistung ist? Obwohl das Vorliegen einer Schwerhörigkeit das Risiko, an einer Demenz zu erkranken, ganz erheblich erhöht, wurde ihre Bedeutung erst in den letzten Jahren erkannt. Mehrere Studien legen einen Zusammenhang jedoch nahe. In der Baltimore Longitudinal Study of Aging wurden 639 gesunde Personen in den Jahren 1990 bis 1994 einem Hörtest unterzogen. Bis zum Jahr 2008, d. h. nach einer Beobachtungsdauer von im Mittel 12 Jahren, erkrankten 58 Personen an einem demenziellen Syndrom, 37 davon an einer Alzheimer-Demenz. Das Erkrankungsrisiko nahm mit dem Ausmaß der Schwerhörigkeit zu Beginn des Beobachtungszeitraums zu, und Probanden, die zu Beginn unter einer schweren Schwerhörigkeit litten, hatten ein fünffach erhöhtes Risiko, an einer Demenz zu erkranken [16]. Vergleichbar mit den Risikofaktoren Depression und Einsamkeit ist jedoch auch im Fall der Schwerhörigkeit unklar, ob es sich um einen echten Risikofaktor handelt oder ein sehr frühes Symptom einer beginnenden Demenz. Nur im ersten Fall würde eine Behandlung der Schwerhörigkeit, z. B. durch eine Versorgung mit einem Hörgerät, das Risiko reduzieren. Bis heute stehen jedoch Studien aus, die die Auswirkungen einer Behandlung einer Schwerhörigkeit auf das Demenzrisiko untersuchen.

Interessanterweise leiden Menschen mit einer Schwerhörigkeit, die derentwegen eine Behandlung suchen, auch besonders häufig unter Einsamkeit [17]. Ob hier ein (naheliegender) kausaler Zusammenhang besteht, ist unklar, aber hier kommen zwei Risikofaktoren zusammen, die jeder für sich das Demenzrisiko erhöhen.

Natürlich lassen sich auch andere Risikofaktoren nicht streng voneinander trennen. Sie sind auch durch andere Faktoren verknüpft, die die Lancet-Kommission ganz unberücksichtigt gelassen hat. Dazu gehört insbesondere die Ernährung. Im nächsten Kapitel habe ich zahlreiche Studien zusammengetragen, die recht eindeutig darauf hinweisen, dass durch eine eher fleischarme, pflanzenbasierte oder mediterrane Ernährung das Risiko, an einer Demenz zu erkranken, reduziert werden kann. Eine solche Ernährung senkt aber auch das Risiko für einen Bluthochdruck, für Übergewicht oder auch für einen Diabetes mellitus. Die protektiven Effekte einzelner Maßnahmen, also beispielsweise von körperlicher Aktivität oder gesunder Ernährung, reduzieren also die Effekte verschiedener Risikofaktoren.

Gerade diese beiden Lebensstilfaktoren, also Bewegung und Ernährung, reduzieren nicht nur das Risiko, an einer Demenz zu erkranken; sie haben auch höchste Bedeutsamkeit für unser körperliches und psychisches Wohlbefinden ganz generell. Dazu kommen die Meditation und andere Achtsamkeitstechniken. Gerade in den letzten Jahren sind zahlreiche Studien erschienen, die das belegen. Die wichtigsten Befunde seien im folgenden Kapitel diskutiert.

Literatur

1. Livingston G, Sommerlad A, Orgeta V et al (2017) Dementia prevention, intervention, and care. Lancet 390:2673–2734
2. Satizabal CL, Beiser AS, Chouraki V et al (2016) Incidence of dementia over three decades in the framingham heart study. N Engl J Med 374:523–532
3. Wu YT, Beiser AS, Breteler MMB et al (2017) The changing prevalence and incidence of dementia over time – current evidence. Nat Rev Neurol 13:327–339
4. Stern Y (2012) Cognitive reserve in ageing and Alzheimer's disease. Lancet Neurol 11:1006–1012
5. Loef M, Walach H (2013) Midlife obesity and dementia: meta-analysis and adjusted forecast of dementia prevalence in the United States and China. Obesity (Silver Spring) 21:E51–E55
6. Nepal B, Brown LJ, Anstey KJ (2014) Rising midlife obesity will worsen future prevalence of dementia. PLoS ONE 9:e99305
7. Sofi F, Valecchi D, Bacci D et al (2011) Physical activity and risk of cognitive decline: a meta-analysis of prospective studies. J Intern Med 269:107–117
8. Hamer M, Chida Y (2009) Physical activity and risk of neurodegenerative disease: a systematic review of prospective evidence. Psychol Med 39:3–11
9. Swan GE, Lessov-Schlaggar CN (2007) The effects of tobacco smoke and nicotine on cognition and the brain. Neuropsychol Rev 17:259–273
10. Singh-Manoux A, Dugravot A, Fournier A et al (2017) Trajectories of depressive symptoms before diagnosis of dementia: a 28-Year follow-up study. JAMA Psychiatry 74:712–718
11. Cirrito JR, Disabato BM, Restivo JL et al (2011) Serotonin signaling is associated with lower amyloid-β levels and plaques in transgenic mice and humans. Proc Natl Acad Sci U S A 108:14968–14973
12. Sheline YI, West T, Yarasheski K et al (2014) An antidepressant decreases CSF Aβ production in healthy individuals and in transgenic AD mice. Sci Transl Med 6:236re4

13. Heath L, Gray SL, Boudreau DM et al (2018) Cumulative antidepressant use and risk of dementia in a prospective cohort study. J Am Geriatr Soc 66:1948–1955
14. Wang YC, Tai PA, Poly TN et al (2018) Increased risk of dementia in patients with antidepressants: a meta-analysis of observational studies. Behav Neurol 2018:5315098
15. Kuiper JS, Zuidersma M, Oude Voshaar RC et al (2015) Social relationships and risk of dementia: a systematic review and meta-analysis of longitudinal cohort studies. Ageing Res Rev 22:39–57
16. Lin FR, Metter EJ, O'Brien RJ et al (2011) Hearing loss and incident dementia. Arch Neurol 68:214–220
17. Sung YK, Li L, Blake C, Betz J, Lin FR (2016) Association of hearing loss and loneliness in older adults. J Aging Health 28:979–994

6

Gesundheit und Wohlbefinden – was kann jeder tun?

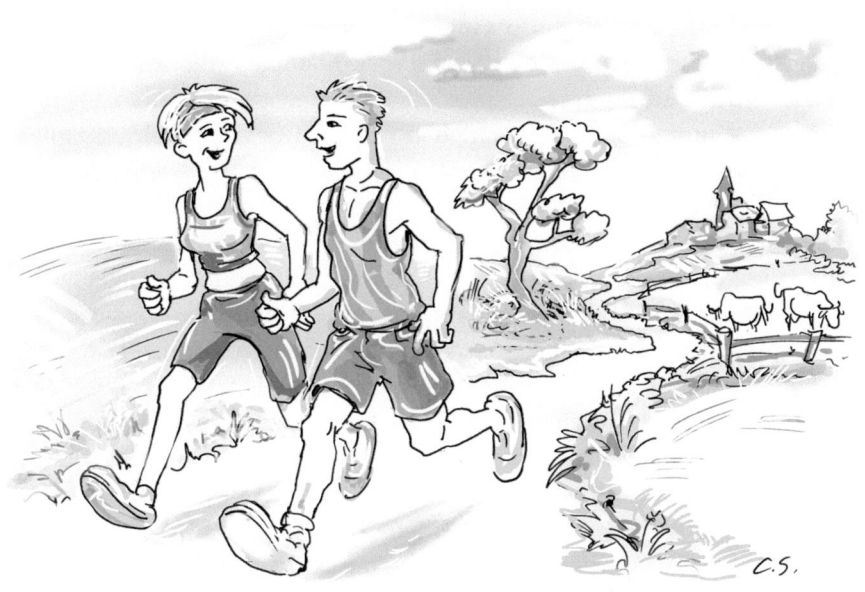

Körperliche Aktivität
Die positiven Effekte von Bewegung – man muss hier nicht einmal unbedingt von Sport sprechen – sind klar belegt. Schon regelmäßige leichte Bewegung reduziert die Risiken für kardiovaskuläre Erkrankungen, Schlaganfälle und zahlreiche Krebserkrankungen, die Mortalität insgesamt

nimmt ab. Unser bewegungsarmer Lebensstil hat in jeder dieser Hinsichten bedrückende Auswirkungen. Schon im Altertum wussten Ärzte, bis hin zu Hippokrates, um den gesundheitlichen Nutzen von Bewegung. Plato hatte geschrieben: „Ein Mangel an Aktivität beeinträchtigt die gute Kondition eines jeden Menschen, während Bewegung und methodische Leibesübungen sie schützen und bewahren." Diese Erkenntnis ging später verloren, noch bis Mitte des 20. Jahrhunderts herrschte die Auffassung vor, dass Bewegung, und mehr noch Sport, schädlich sei, indem sie den Körper vorzeitig verschleiße [1]. Hunderte von einzelnen Studien widerlegten inzwischen diese Auffassung. Der sitzende Lebensstil, der sich weltweit verbreitet hat, gilt heute als eines der größten Gesundheitsrisiken. Wissenschaftler von der Harvard University in Boston haben in einer bemerkenswerten Analyse berechnet, wie viele Krankheits- und Todesfälle alleine auf unseren Bewegungsmangel zurückzuführen sind [2]. Die Wissenschaftler kommen zu dem Schluss, dass 6 % der weltweiten Krankheitslast durch die koronare Herzkrankheit (also eine Verengung der Herzkranzgefäße durch Arteriosklerose) und 7 % durch den Typ-2-Diabetes alleine auf Bewegungsmangel zurückzuführen seien. Noch bemerkenswerter aber – und viel weniger bekannt – sind die Zahlen für die häufigsten Krebserkrankungen: Auch jeweils 10 % der Krankheitslast durch Brust- bzw. Dickdarmkrebs – also zwei der häufigsten Krebsarten – sind alleine durch Bewegungsmangel erklärbar. Weltweit starben im Jahr 2008 57 Mio. Menschen. 9 % dieser Todesfälle, das waren 5,3 Mio., waren auf Bewegungsmangel zurückzuführen. Wenn man Bewegungsmangel komplett eliminierte, stiege die weltweite durchschnittliche Lebenserwartung schlagartig um 0,68 Jahre [2]. Bewegungsmangel ist ein weltweites Problem, nicht nur eines der hochindustrialisierten westlichen Staaten. Ganz besonders betroffen sind die arabischen Staaten des östlichen Mittelmeerraumes. In Ländern wie Kuwait, den Vereinigten Arabischen Emiraten oder Saudi-Arabien sind 17–18 % der Todesfälle und um die 20 % der beiden obengenannten Krebserkrankungen Folge von Bewegungsmangel. In Saudi-Arabien würde die Lebenserwartung bei Elimination von Bewegungsmangel gleich um 1,5 Jahre ansteigen.

Die Zahlen wirken vergleichsweise niedrig. Sind acht Monate gewonnene Lebenszeit den Aufwand wert? Hier muss man berücksichtigen, dass die Zahlen einen Mittelwert darstellen und für die gesamte Weltbevölkerung gelten, also aktive ebenso wie inaktive. Untersucht man nur die inaktive Bevölkerung, so wäre deren Gewinn durch die Aufnahme von körperlicher Aktivität deutlich größer. Er kann dann bis zu vier Jahre betragen, das sind im Mittel immerhin etwa 5 % der gesamten gegenwärtigen Lebenszeit [3].

6 Gesundheit und Wohlbefinden – was kann jeder tun?

Was aber bedeutet „Bewegungsmangel" konkret? Müssen wir exzessiv Sport treiben, um von den positiven Auswirkungen auf unsere Gesundheit zu profitieren? Die Weltgesundheitsorganisation hat dazu Empfehlungen publiziert [4]. Für Erwachsene im Alter zwischen 18 und 64 Jahren empfiehlt sie 150 min aerobe Aktivität von moderater Intensität pro Woche oder 75 min aerobe Aktivität von großer Intensität oder eine entsprechende Kombination von beidem. „Aerobe Aktivität" ist Bewegung, bei der der Körper immer mit genügend Sauerstoff arbeitet und es nicht zur Entstehung einer sogenannten „Sauerstoffschuld" kommt. Bei diesem Training moderater Intensität werden Fette und Kohlenhydrate verarbeitet, das Herz-Kreislauf-System wird trainiert. Für zusätzliche positive gesundheitliche Wirkungen empfiehlt die WHO eine Verdopplung der genannten Zeiten. Zusätzlich werden zweimal wöchentlich Übungen zur Kräftigung der großen Muskelgruppen empfohlen [4]. Diese Zeiten klingen anspruchsvoll: 150 min Bewegung moderater Intensität pro Woche bedeuten 30 min Zeitinvestment pro Tag an fünf Tagen der Woche, wenn man sich nicht an ebenso vielen Tagen der Woche jeweils eine Viertelstunde richtig anstrengen mag. Sind möglicherweise auch kürzere Zeiten ausreichend, um gesundheitlich davon zu profitieren? Diese Frage hat sich ein taiwanesisches Forscherteam vorgelegt und die Ergebnisse 2011 in der britischen Lancet publiziert [3]. Diese Wissenschaftler argumentieren, dass gerade für Asiaten, die sich noch weniger bewegten als Amerikaner, eine Dauer von 30 min täglich eine erhebliche Barriere darstelle, die dazu führe, dass solche Empfehlungen missachtet würden. Sie untersuchten daher mehr als 400.000 Personen mittels eines Fragebogens und teilten sie entsprechend ihrer körperlichen Aktivität in fünf Gruppen ein: inaktiv, geringe, mittlere, hohe und sehr hohe Aktivität. Der Gesundheitszustand dieser riesigen Kohorte wurde dann über im Mittel acht Jahre verfolgt. Die Ergebnisse waren überzeugend: Schon die Menschen in der Gruppe mit dem niedrigsten Aktivitätsniveau, das waren im Mittel 92 min pro Woche oder 15 min pro Tag, hatten eine 14 % geringere Sterbewahrscheinlichkeit, und ihre Lebenserwartung war drei Jahre länger als in der gänzlich inaktiven Gruppe. Jede zusätzliche Viertelstunde körperliche Aktivität pro Tag reduzierte die Sterbewahrscheinlichkeit um weitere 4 % und die Sterbewahrscheinlichkeit aufgrund einer Krebserkrankung um 1 % [3].

Besonders überzeugende Belege für den gesundheitlichen Nutzen von körperlicher Aktivität lieferte die Copenhagen City Heart Study. Auch in dieser Studie wird seit 1976 eine große Stichprobe der Kopenhagener Bevölkerung von fast 20.000 Personen im Alter zwischen 20 und 98 Jahren langfristig begleitet und immer wieder untersucht und befragt. Etwa 10 %

dieser Gruppe wurden als Jogger eingestuft. Im Beobachtungszeitraum von bis zu 35 Jahren starben 122 der Jogger, aber etwa 10.000 der Nicht-Jogger. Aus diesen Zahlen berechneten die Wissenschaftler ein für die Jogger bei gleichem Alter um 44 % reduziertes Sterberisiko. Die Jogger hatten eine um 6,2 Jahre (Männer) bzw. 5,6 Jahre (Frauen) verlängerte Lebenserwartung [5]. Sechs Jahre! Das ist eine lange Zeit, vor allem, wenn man sie in guter Gesundheit verbringen kann. In der Studie waren die Jogger auch signifikant weniger von einer koronaren Herzkrankheit betroffen. Wahrscheinlich waren die Fallzahlen in dieser Studie jedoch letztendlich zu klein, um eine Reduktion der Sterblichkeit durch Krebserkrankungen zeigen zu können. Die Copenhagen City Heart Study lieferte auch ein weiteres wichtiges Stück Evidenz über das richtige Maß an körperlicher Aktivität, um davon gesundheitlich zu profitieren. Die günstigsten Effekte hatte das Laufen bei niedriger bis moderater Geschwindigkeit (etwa 5 Meilen pro Stunde, das sind 8 km pro Stunde) und einer Häufigkeit von dreimal pro Woche mit einer Gesamtdauer von 60 bis 150 min. Bei sehr intensivem Lauftraining, langer Dauer oder hoher Geschwindigkeit (7 Meilen/h = 11,2 km/h) nahmen die positiven Effekte ab bzw. waren gegenüber den Nicht-Joggern sogar gar nicht mehr nachweisbar [5, 6].

Wie in Kap. 3 angedeutet, liegen inzwischen auch zahlreiche Studien vor, die die Wirksamkeit von Bewegung auch bei leichter bis mittelschwerer Depression zeigen, und auch Metaanalysen (das sind Studien, die die Ergebnisse zahlreicher Einzelstudien zusammenfassen) belegen die Wirksamkeit von Bewegung oder Sport bei depressiven Erkrankungen. Körperliche Aktivität setzt zahlreiche hormonelle und Stoffwechselprozesse in Gang, die nicht nur zur erhöhten Stoffwechselaktivität und besseren Gewichtsregulation führen, sondern auch das psychische Wohlbefinden erhöhen. Im Gehirn werden Botenstoffe freigesetzt, die schon ganz akut zu einem Wohlgefühl führen. Zudem steigen die Konzentrationen von Wachstumsfaktoren, die die Nervenzellen zur Neubildung von Synapsen (das sind die Verbindungsstellen zwischen Nervenzellen) anregen. Dies wiederum führt zu besserer geistiger Leistungsfähigkeit und reduziert die Risiken für Depression und Demenz.

Die bedeutendste Studie, die den Zusammenhang zwischen körperlicher Aktivität und psychischer Gesundheit untersuchte, wurde 2018 in dem renommierten Fachjournal Lancet Psychiatry publiziert [7]. In dieser Studie wurden in den Jahren 2011 bis 2015 mehr als 1,2 Mio. Menschen in den USA mit der folgenden Frage nach ihrem psychischen Befinden befragt: „Wenn Sie an Ihre psychische Gesundheit denken, dazu gehören Stress, Depression oder auch emotionale Probleme, wie viele Tage in den letzten

30 Tagen war ihre psychische Gesundheit nicht gut?" Die Probanden wurden zudem nach ihrer körperlichen Aktivität im zurückliegenden Monat befragt: „Haben Sie im letzten Monat neben Ihrem regulären Job an körperlichen Aktivitäten oder Sport teilgenommen, wie z. B. Laufen, Gymnastik, Golf spielen, im Garten arbeiten oder Spazierengehen?" Bejahte der Proband diese Frage, wurde weitergefragt: „Welcher Art von körperlicher Aktivität oder Sport sind Sie die meiste Zeit des letzten Monats nachgegangen?" 75 verschiedene Arten von körperlicher Aktivität wurden in acht Kategorien gruppiert, und Häufigkeit und Dauer wurden erfasst.

In der Gesamtgruppe, unabhängig von dem Umfang der körperlichen Aktivität, wurden von Personen ohne körperliche Aktivität im Mittel 3,36 Tage mit schlechtem psychischem Befinden („mental health not good") angegeben. Bei Personen, die irgendeine Art von körperlicher Aktivität angaben, war die Belastung um 1,49 Tage geringer, das ist eine Reduktion um 43 %. Personen, die in der Vergangenheit schon einmal an einer Depression gelitten hatten, gaben eine schlechte psychische Gesundheit an fast 11 Tagen des vergangenen Monats an, körperliche Aktivität reduzierte diese Zeit im Mittel um 3,75 Tage, das sind 35 %. Der Zusammenhang zwischen körperlicher Aktivität wurde über die gesamten Altersspanne (befragt wurden Personen ab 18 Jahre) gesehen, in beiden Geschlechtern, in allen Ethnien und er war unabhängig vom Haushaltseinkommen.

Zum ersten Mal erlaubte diese Studie aufgrund ihrer Größe auch einen Vergleich der Effekte verschiedener Arten von Sport auf das psychische Befinden. Die stärksten Effekte hatte die Ausübung von populären Teamsportarten, gefolgt von Fahrradfahren, Aerobic- und Fitnessübungen, Laufen oder Joggen, die optimale Dauer lag – unabhängig von der Art der Bewegung – zwischen 30 und 60 min und die optimale Häufigkeit bei drei- bis fünfmal pro Woche. Ähnliche Verhältnisse fanden sich bei Personen, die bereits an einer Depression gelitten hatten. Wurden achtsamkeitsbasierte körperliche Aktivitäten (Yoga oder Tai-Chi) getrennt analysiert, so hatten diese die stärksten positiven Effekte auf die psychische Gesundheit. Auf achtsamkeitsbasierte Verfahren werde ich später in diesem Kapitel wieder zurückkommen. Insgesamt waren die Effekte von körperlicher Aktivität auf die psychische Gesundheit stärker als die des Ausbildungsstands oder des Haushaltseinkommens. Interessant ist auch der Befund, dass Teamsportartarten mit die stärksten positiven Auswirkungen auf die psychische Gesundheit hatten. Dies unterstreicht, dass es neben der reinen Bewegung auch die soziale Aktivität ist, die hier eine bedeutsame Rolle spielt [7].

Man mag einwenden, dass das Finden einer Assoziation nicht bedeutet, dass hier ein kausaler Zusammenhang besteht, und ebenso könnte die

Kausalität umgekehrt sein: besseres psychisches Befinden hat zur Folge, dass Menschen sich mehr bewegen. Die Autoren führen jedoch eine Reihe von Gründen an, die dafür sprechen, dass Bewegung tatsächlich zu besserer psychischer Gesundheit führt (und nicht umgekehrt). Einen wichtigen Beleg stellen vor allem die randomisierten kontrollierten Studien dar, bei denen körperliche Aktivität als Intervention zur Behandlung verschiedener psychischer Erkrankungen (Depression, Angsterkrankungen, posttraumatische Belastungsstörung) eingesetzt wurde. Inzwischen liegen aber auch Längsschnittstudien vor (die o. a. Studie ist eine Querschnittsstudie, d. h., die Probanden wurden zu einem einzelnen Zeitpunkt untersucht, während eine Längsschnittstudie den gleichen Probanden im Verlauf, d. h. zu mindestens zwei Zeitpunkten untersucht), die belegen, dass körperliche Aktivität das Auftreten einer Depression verhindert. Die überzeugendste und größte derartige Studie wurde erst kürzlich vorgelegt [8]. Diese Forscher untersuchten fast 34.000 gesunde Erwachsene ohne bis dahin bekannte psychische Erkrankung für die Dauer von im Mittel elf Jahren. 7 % der Personen hatten bei der Folgeuntersuchung eine Depression entwickelt und 8,7 % eine Angsterkrankung. Probanden, die zu Beginn der Untersuchung angaben, keiner körperlichen Aktivität nachzugehen, hatten ein 44 % höheres Risiko, bei der Folgeuntersuchung an einer Depression zu leiden, als die Probanden, die zu Beginn ein bis zwei Stunden wöchentlich Sport betrieben. Ein Zusammenhang mit dem Risiko, an einer Angsterkrankung zu erkranken, fand sich in dieser Studie jedoch nicht. Wenn die Autoren auch einige methodische Probleme bei der Interpretation einer so großen und langfristig angelegten Studie einräumen, so schließen sie, dass schon eine moderate sportliche Aktivität von einer Stunde Dauer dazu führe, dass 12 % der Fälle von Depression verhindert werden könnten [8]. Der positive Effekt nimmt mit der Dauer der wöchentlichen Aktivität zu, aber er scheint bei etwa vier Stunden ein Plateau zu erreichen. Die erste Stunde Sport hat die größten protektiven Effekte.

Ein anderes Wissenschaftlerteam untersuchte die Frage, ob körperliche Aktivität gegen eine Depression schützt, metaanalytisch. Sie fanden in ihrer Analyse von 49 prospektiven Studien mit mehr als 266.000 Probanden, dass Probanden, die einen höheren Grad von körperlicher Aktivität hatten, ein um 17 % geringeres Risiko hatten, an einer Depression zu erkranken, als Personen, die sich wenig bewegten. Der Befund fand sich so für alle Altersgruppen und geografischen Regionen [9].

Schließlich sei noch festgestellt, dass es sogar klare Hinweise dafür gibt, dass nicht nur aerobes Ausdauertraining, sondern auch Krafttraining antidepressive Wirkungen entfaltet. Zu diesem Ergebnis kam kürzlich eine

Metaanalyse von 33 randomisierten Studien mit insgesamt knapp 1900 Teilnehmern [10]. Ein antidepressiver Effekt konnte auch bei jenen Probanden nachgewiesen werden, die keine Zunahme an Kraft oder Muskelmasse aufwiesen.

Man muss also zusammenfassen, dass es eine überwältigende Evidenz für die positiven gesundheitlichen Wirkungen von körperlicher Aktivität gibt. Verglichen mit Menschen, die sich nicht oder sehr wenig bewegen, erkranken körperlich aktive Menschen weniger oft an Herz-Kreislauf-Erkrankungen, Schlaganfällen oder Diabetes mellitus, sie leben deutlich länger und sie erfreuen sich besserer psychischer Gesundheit. Viele der Autoren, die sich mit der Thematik befassen, weisen jedoch darauf hin, dass der epidemische Bewegungsmangel, der die gesamte Weltbevölkerung erfasst hat, nicht nur ein Problem jedes Einzelnen ist. Er ist ein Problem, der unsere Gesellschaften insgesamt betrifft. Das betont noch mal, dass es hier nicht um die „Selbstoptimierung" des Einzelnen geht. Es geht um die Haltung einer Gesellschaft zu ihren Mitgliedern und ihrer Gesundheit. Schafft sie die Lebensbedingungen – und hier sind gerade auch die *geistigen* Lebensbedingungen gemeint –, die ihren Mitgliedern ein Leben in Gesundheit und Wohlbefinden erlauben oder versucht sie, den Menschen an immer widrigere und dem Menschen nicht mehr gerechte Lebensbedingungen, z. B. durch High-Tech-Medizin, anzupassen? Ich werde zum Abschluss dieses Kapitels auf diese wichtige Frage zurückkommen.

Ernährung
Wir wissen heute auch sehr sicher, dass eine pflanzenbasierte Ernährung, die arm ist an tierischem Fett und Fleisch, nicht nur zu besserer körperlicher Gesundheit führt, sondern auch mit besserer geistiger Leistungsfähigkeit und erhöhtem Wohlbefinden assoziiert sind. Die Häufigkeit von Übergewicht und Adipositas wird ebenso reduziert wie die von Diabetes mellitus und Herz-Kreislauferkrankungen. Auch für viele Krebsarten wurde gezeigt, dass ihre Auftretenshäufigkeit durch Ernährungsfaktoren beeinflusst wird. Viele Krebsarten kommen bei Völkern, die sich überwiegend pflanzlich ernähren, zum Teil erheblich seltener vor als in Gesellschaften, in denen der Fleischkonsum Zeichen des sozialen Wohlstandes ist. Ungesättigte Fette aus Nahrungsmitteln, die von Tieren gewonnen werden, erhöhen den oxidativen Stress auch von Nervenzellen, was zu deren schlechterer Energieversorgung und einem Abbau synaptischer Verbindungen führt. Inzwischen liegen auch Studien vor, die zeigen, dass die Kalorienrestriktion ganz allgemein – also unabhängig von der Art der zugeführten Nahrung – zu besserer körperlicher Gesundheit und erhöhter kognitiver Leistungsfähigkeit führt.

Eine der wichtigsten Studien, die den Einfluss der Ernährung auf die körperliche Gesundheit untersuchte, wurde 2018 von einem spanischen Forscherteam im renommierten New England Journal of Medicine publiziert (nachdem die erste Version der Studie, die 2013 im gleichen Journal publiziert worden war, von den Autoren wegen methodischer Fehler zurückgezogen worden war) [11]. In der Studie mit dem Akronym PREDIMED wurden ca. 7500 Personen im Alter zwischen 55 und 80 Jahren, die ein erhöhtes kardiovaskuläres Risiko, aber kein kardiovaskuläres Ereignis hatten, durch Zufall in drei Gruppen eingeteilt. Zwei der Gruppen wurden instruiert, sich gemäß der mediterranen Diät zu ernähren, die dritte Gruppe erhielt eine Anleitung zur fettreduzierten Ernährung. Die Gruppe, die geschult wurde, sich mediterran zu ernähren, erhielt entweder zusätzlich Olivenöl oder zusätzlich gemischte Nüsse. Die Probanden wurden dann im Mittel über knapp fünf Jahre beobachtet und registriert, ob ein kardiovaskuläres Ereignis (Herzinfarkt, Schlaganfall oder Tod durch ein solches Ereignis) eintrat. Bis zum Ende der Studie wurden in den Gruppen, die sich mit einer um Olivenöl oder um Nüsse angereicherten mediterranen Diät ernährten, 96 bzw. 83 Ereignisse registriert, in der Kontrollgruppe, die geschult worden war, sich fettarm zu ernähren, 109 Ereignisse. Das mag nach einem nur geringen Unterschied klingen. Die Autoren errechnen daraus jedoch eine Reduktion des Risikos für ein kardiovaskuläres Ereignis bei mediterraner Ernährung um ca. 30 % [11].

Charakteristika der mediterranen Ernährung sind ein hoher Anteil an Olivenöl, Früchten, Nüssen, Gemüsen und Getreide. Fisch und Geflügel werden in moderaten Mengen verzehrt, gleichzeitig ist der Anteil von Milchprodukten, rotem Fleisch, verarbeitetem Fleisch und Süßigkeiten reduziert. Auch Wein, in moderaten Mengen in der Regel mit den Mahlzeiten konsumiert, gehört zur klassischen mediterranen Diät. Schon seit den 1960er Jahren wird dieser Ernährungsstil, der kennzeichnend war für Griechenland, insbesondere Kreta, und Süditalien, also Regionen, in denen Oliven angebaut werden, mit der Langlebigkeit und guten Gesundheit der dortigen Bevölkerungen in Verbindung gebracht [12]. In den letzten Jahren, mit der epidemischen Zunahme von Übergewicht, Adipositas, Diabetes mellitus und anderen ernährungsassoziierten Erkrankungen, bekommt nun die Forschung um die Bedeutung unseres Ernährungsstils zunehmende Bedeutung.

In den letzten etwa 10–15 Jahren wird auch zunehmend klarer, dass die Ernährung auch eine sehr bedeutsame Rolle für unsere kognitive Leistung und unser psychisches Wohlbefinden spielt. Auf der einen Seite gibt es immer mehr Belege dafür, dass bestimmte Nahrungsmittel oder Nahrungsbestandteile – z. B. Omega-3-Fettsäuren – die Hirnfunktion schützen bzw. sogar verbessern, auf der anderen Seite wissen wir, dass z. B. ein an gesättigten (tierischen) Fetten reicher Ernährungsstil nicht nur das Risiko für kardiovaskuläre und viele andere somatische Erkrankungen erhöht, sondern auch zu psychischen und neurologischen Dysfunktionen führen kann [13]. Ungesättigte Omega-3-Fettsäuren finden sich reichlich in fettem Meeresfisch, in bestimmten Pflanzenölen (z. B. Olivenöl) oder auch in Nüssen. Möglicherweise ist es auch das Verhältnis zwischen dem Anteil ungesättigter Omega-3- und Omega-6-Fettsäuren, die den neuroprotektiven Wert der mediterranen Diät ausmacht [14]. In einer Subanalyse der spanischen PREDIMED-Studie (s. o.) fand man, dass in der Gruppe, die sich mit einer um Nüsse angereicherten mediterranen Diät ernährte, tendenziell weniger Depressionen auftraten. Dieser Effekt wurde bei Personen, die an einem Diabetes mellitus vom Typ 2 erkrankt waren, auch statistisch signifikant [15].

Viele derartige Studien umfassen zu kleine Probandenzahlen, um daraus statistisch belastbare Aussagen abzuleiten. Daher untersucht man in sog. Metaanalysen alle zu einem Thema vorliegenden Studien und fasst sie mit bestimmten statistischen Methoden zusammen. Damit gewinnt man erheblich größere Stichproben. Eine australische Gruppe von Wissenschaftlern untersuchte alle zum Zusammenhang zwischen Ernährungsgewohnheiten und Depression vorliegenden Studien. Obwohl die Zahl dieser Studien noch relativ klein ist, fand man ein um 15 % reduziertes Risiko für eine Depression bei Menschen, die sich mit einer Kost ernährten, die reich war an Obst und Gemüse, Vollkornprodukten und Fisch [16]. Demgegenüber fand sich ein statistischer Trend für einen Zusammenhang zwischen westlicher Ernährung (fleisch-, zucker- und fettreiche, energiedichte und industriell verarbeitete Nahrungsmittel) und einem erhöhten Depressionsrisiko. In einer zweiten derartigen Metaanalyse untersuchten griechische Wissenschaftler die Auswirkungen einer mediterranen Ernährung auf das Risiko verschiedener Erkrankungen des Nervensystems, nämlich Schlaganfall, kognitive Beeinträchtigung und Depression [17]. Sie fanden, dass Menschen, die sich konsequent mediterran ernähren, ein um etwa 30 % verringertes Risiko für einen Schlaganfall oder eine Depression und ein um 40 % reduziertes Risiko für eine kognitive Beeinträchtigung haben. Auch das Demenzrisiko wurde durch eine mediterrane Ernährung reduziert. Viele der positiven Effekte auf die Hirn- und psychische Gesundheit bleiben auch dann erhalten, wenn die mediterrane Ernährung nicht konsequent durchgehalten wird, lediglich die protektive Wirkung gegen einen Schlaganfall konnte dann nicht mehr nachgewiesen werden [17]. Ein japanisches Forscherkonsortium konnte zeigen, dass Ernährungsfaktoren auch mit dem Suizidrisiko assoziiert sind. Japan hat eine der höchsten Suizidraten der Welt, daher kommt der Suizidprävention dort eine besondere Bedeutung zu. Sie untersuchten fast 90.000 Menschen in Japan über im Mittel fast neun Jahre. Dabei zeichneten sie auch deren Ernährungsgewohnheiten auf. Sie fanden, dass Personen, deren Ernährung durch einen hohen Anteil an Gemüse, Früchten, Kartoffeln, Sojaprodukten, Pilzen, Algen und Fisch gekennzeichnet war, ein verringertes Suizidrisiko hatten. Interessanterweise fand die Wissenschaftler keine Zusammenhänge zwischen Suizidrisiko und einer traditionellen fischreichen oder einer westlichen Ernährungsweise [18]. Auch kanadische Wissenschaftler untersuchten in ihrem Land den Zusammenhang zwischen psychischer Gesundheit und Ernährung mit Gemüse und Früchten [19]. Fast 300.000 Kanadier wurden einerseits zu ihrem Konsum von Gemüse und Früchten, andererseits in einem kurzen diagnostischen Interview zum Vorliegen einer Depression in den letzten 12 Monaten, befragt. Faktoren wie Rauchen, Haushaltseinkommen, Bildungsgrad, körperliche Aktivität und einige mehr wurden bei der statistischen Analyse berücksichtigt. Ein größerer Verzehr von Gemüse und Früchten führte zu einem bis zu 30 % geringeren Depressionsrisiko und zu verringertem Erleben von Stress [19]. Schließlich kam jüngst auch eine Metaanalyse von insgesamt 21 Studien zur Frage des Zusammenhangs zwischen Ernährung und Depressionsrisiko zu dem Schluss, dass eine gesunde Ernährung das Depressionsrisiko reduziere, während eine Ernährung nach westlichem Stil das Risiko erhöhe [20].

Wie sind nun aber diese Zusammenhänge zu erklären? Wir glauben gegenwärtig, dass es am ehesten die in der westlichen Ernährung dominierenden tierischen Fette sind, die so bedeutsame negative Auswirkungen auf die körperliche und psychische Gesundheit haben. Tierische Fette enthalten besonders viele gesättigte Fettsäuren, deren Abbau zu einer niedriggradigen, chronischen Entzündungsreaktion im Körper führt. Solche Entzündungsprozesse hat man bei zahlreichen chronischen Erkrankungen, auch bei Depressionen, plausibel gemacht. So konnte jüngst in zwei großen Bevölkerungsstichproben mit mehr als 25.000 Personen ein Zusammenhang zwischen den proentzündlichen Eigenschaften der Ernährung und der Sterblichkeit nachgewiesen werden [21].

Natürlich haben viele dieser Studien die prinzipielle Schwäche, dass sie nur Assoziationen zeigen und keine Kausalitäten. Das heißt, dass der Effekt auch durch andere Faktoren bedingt sein könnte, die man nicht erfasst hat. So könnten Menschen, die sich eher mediterran ernähren, generell gesundheitsbewusster leben und sich zum Beispiel mehr bewegen. Oder die Kausalität ist umgekehrt: Menschen, die weniger unter Stress und Depressionen leiden, ernähren sich möglicherweise gesünder. Wenn auch solche alternativen Erklärungen im Einzelfall prinzipiell infrage kommen, so zeigt doch die Gesamtschau aller vorliegenden Daten, dass – ähnlich wie weiter oben in diesem Kapitel für körperliche Aktivität gezeigt – bestimmte Ernährungsweisen zu besserer psychischer Gesundheit und kognitiver Leistung führen.

Überzeugend sind in dieser Hinsicht auch Studien, die zeigen, dass die Ernährung von Müttern während der Schwangerschaft und in der frühen Postnatalzeit (d. h. nach der Geburt) sich auf die psychische Gesundheit ihrer Kinder auswirkt [22]. Die große Norwegian Mother and Child Cohort Study rekrutierte 23.000 Mütter und Ihre Kinder, die bis zum Alter von fünf Jahren untersucht wurden. Die Ernährung der Mütter wurde während der Schwangerschaft, nach 1,5 und nach 3 Jahren beurteilt. Die Studie zeigte einen Zusammenhang zwischen ungesunder Ernährung während der Schwangerschaft und späteren emotionalen Problemen und Verhaltensauffälligkeiten bei den Kindern, auch, wenn man um andere Einflussfaktoren (z. B. Rauchen, Alter der Eltern, Haushaltseinkommen u. ä.) korrigierte [22]. Zu ähnlichen Ergebnissen kam auch die in Rotterdam durchgeführte Generation R Study. Hier zeigten die Kinder von Müttern, die sich eher mediterran ernährten, weniger Probleme mit Unaufmerksamkeit und Aggression als die Kinder von Müttern, die sich traditionell niederländisch (mit hohem Fleischanteil, verarbeiteten Fleischprodukten, Kartoffeln und Margarine) ernährten [23].

Ein nordamerikanisches Forscherteam kategorisierte kürzlich eine große Zahl von Lebensmitteln nach ihrem Gehalt an Nährstoffen, für die Hinweise existieren, dass sie präventive oder sogar therapeutische Wirkungen gegen Depressionen haben. Solche Hinweise gibt es für Folsäure, Eisen, ungesättigte Omega-3-Fettsäuren, Magnesium, Kalium, Selen, Thiamin, Vitamin A, die Vitamine B6 und B12, Vitamin C und Zink. Nahrungsmittel tierischen und pflanzlichen Ursprungs wurden getrennt bewertet. Den höchsten Nährstoffgehalt hatten unter den tierischen Nahrungsmitteln Muscheln und Austern, verschiedene andere Meeresfrüchte und Organe wie z. B. Leber, unter den Pflanzen wurden Blattgemüse, Salat, Paprika und Kreuzblütler (z. B. Brokkoli) am höchsten bewertet [24].

Schließlich ist noch sehr bedeutsam, dass unsere Ernährung offenbar sogar unsere Stressempfindlichkeit beeinflusst. Unsere westliche Ernährung scheint zu einer Verstärkung der physiologischen Stressreaktion zu führen, während eine mediterrane Ernährung eine Stressresistenz zu begünstigen scheint [25]. Gerade die Bevölkerungsgruppen, die sich am schlechtesten ernähren, sind aber auch die, die dem stärksten sozialen Stress ausgesetzt sind, nämlich die Menschen im unteren Drittel der sozioökonomischen Hierarchie (siehe dazu auch den Teil 2 des Buches). Ein Team von Wissenschaftlern von der Universität Kalifornien in Davis untersuchte mehr als 1300 in Boston lebende Puerto-Ricaner in der Boston Puerto Rican Health Study [26] auf deren Gesundheitszustand im Zusammenhang mit ihrem Gesundheitsverhalten. Menschen, die sich gestresster fühlten, aßen weniger Obst, Gemüse und Proteine, dafür aber mehr salzige Snacks und Süßigkeiten, und sie bewegten sich weniger. Die Konzentrationen des Stresshormons Kortisol waren ebenso erhöht wie die von Insulin, und auch der Body Mass Index war bei den sich gestresst fühlenden Menschen erhöht. Die beiden letztgenannten Befunde deuten ein erhöhtes Risiko, an einem Diabetes mellitus zu erkranken, an. Allerdings handelt es sich bei diesen Befunden wie so oft um Assoziationen, und über die kausalen Zusammenhänge kann nur spekuliert werden [26].

Wie für die körperliche Aktivität gilt auch für die Art, wie wir uns ernähren, dass deren Bedeutung über das Individuum hinausgeht. Essen ist nicht nur ein grundlegendes menschliches Bedürfnis, das der Energieaufnahme und damit dem Erhalt der Lebensfunktionen dient, es verbindet uns darüber hinaus ganz wesentlich als soziale Gemeinschaft. Hier ist nicht nur die Frage betroffen, was wir essen, sondern auch, wie und in wessen Gesellschaft wir essen. Damit werden Essen und Ernährung zu Fragen der öffentlichen Gesundheit, die sich – noch weiter gehend – zu der Frage zuspitzen lassen, wo wir uns als soziale Gemeinschaft hin entwickeln wollen. Und seit einigen Jahren wird uns auch immer klarer, dass Fragen der Ernährung unsere Lebensbedingungen auf der Erde berühren, insbesondere unser Klima. Die Landwirtschaft – eingeschlossen ist hier auch die Tierzucht – ist für etwa 25 % aller Treibhausgasemissionen verantwortlich, sie verbraucht etwa 70 % allen Frischwassers, Ackerflächen bedecken etwa 40 % der Landmasse der Erde, und die Überdüngung großer Ackerflächen hat zur Vergiftung von Oberflächen- und Grundwasser geführt [27]. Die „EAT-Lancet Commission on healthy diets from sustainable food systems", eine Kommission des britischen Wissenschaftsmagazins Lancet, hat in einem bahnbrechenden Papier nicht nur alle Daten zusammengetragen, die belegen, was eine gesunde Ernährung ausmacht (die Aussagen decken sich sehr weitgehend mit den Ausführungen in diesem Kapitel) [28]. Sie zeigen auch, welche bedeutsamen Auswirkungen diese Ernährung auf die Umwelt und die Zukunft unseres Planeten haben. In verschiedenen Szenarien, die die Gruppe entwickelte, hat dieses internationale Wissenschaftlerkonsortium die möglichen Auswirkungen von nachhaltigen Ernährungsveränderungen nicht nur auf die Sterblichkeit der Bevölkerung untersucht, sondern auch auf die dadurch entstehenden Umweltveränderungen, nämlich Treibhausgasemissionen, Verbrauch von Ackerland und Frischwasser sowie Verbrauch von Nitrat und Phosphor als Düngemittel [27]. Die folgenden vier Ernährungsstile, für die – wie auch in diesem Kapitel dargestellt – positive Auswirkungen auf die Gesundheit als nachgewiesen gelten, wurden untersucht.

Flexitarisch: kein verarbeitetes Fleisch, nur geringe Mengen an rotem Fleisch (Verzehr einmal pro Woche), moderate Mengen von anderen Nahrungsmitteln tierischer Herkunft (Geflügel, Fisch, Milchprodukte), großzügige Mengen pflanzenbasierter Kost (Früchte, Gemüse, Hülsenfrüchte, Nüsse).

Pescetarisch: Fleisch wird zu zwei Dritteln durch Fisch und andere Meeresfrüchte und zu einem Drittel durch Früchte und Gemüse ersetzt.

Vegetarisch: Fleisch wird zu zwei Dritteln durch Hülsenfrüchte und zu einem Drittel durch Früchte und Gemüse ersetzt.

Vegan: sämtliche Nahrung tierischer Herkunft wird zu zwei Dritteln durch Hülsenfrüchte und zu einem Drittel durch Früchte und Gemüse ersetzt.

Zudem wurde untersucht, welche Auswirkungen es hätte, wenn man in der globalen Ernährung Nahrungsmittel tierischer Herkunft durch solche pflanzlicher Herkunft ersetzen würde (in vier verschiedenen Szenarien, zwischen 25 % und 100 % Ersatz tierischer durch pflanzliche Nahrungsmittel). Die Ergebnisse der Kalkulationen sind zum Teil sehr beeindruckend: Ein vollständiger Verzicht auf Nahrungsmittel tierischer Herkunft würde vor allem in Ländern mit hohem Pro-Kopf-Einkommen die Sterblichkeit um mehr als 10 % reduzieren, Treibhausgase würden um mehr als 80 % reduziert. Allerdings würde der Verbrauch an Frischwasser auch um 15 % zunehmen, und in Ländern mit mittlerem und niedrigem Pro-Kopf-Einkommen wären die Effekte deutlich geringer, da in diesen Ländern die Ernährung sowieso deutlich stärker pflanzenbasiert ist. Eine globale Fokussierung der Ernährung auf Gesundheitsaspekte, also eine Umstellung auf eine flexitarische, pescetarische, vegetarische oder vegane Ernährung, alle ebenfalls durch einen geringen bis vollständig fehlenden Fleischanteil gekennzeichnet, würde die Sterblichkeit um 19 % (flexitarisch) bis 22 % (vegan) reduzieren und dabei auch die Treibhausgasemissionen um mindestens 54 % (bis zu 87 %) senken. Dabei würde auch die Belastung durch Nitrat und Phosphor um 20–25 % reduziert, und es würde weniger Nutzfläche und Frischwasser verbraucht [27]. Ernährung ist also nicht eine Angelegenheit, die nur jeden Einzelnen ganz individuell angeht. Sie geht uns als globale Gemeinschaft an. Wenn wir uns gesund ernähren, sei es nun vegan oder vielleicht weniger strikt „nur" flexitarisch, so profitieren wir davon als Individuen, wir sind gesünder, senken unser Risiko für Herz-Kreislauf- und viele Krebserkrankungen, wie leben länger, wir sind zudem besser in der Lage, diese bessere körperliche Gesundheit wahrzunehmen und zu genießen, weil wir ein geringeres Risiko haben, an einer Depression oder auch an einer Demenz zu erkranken. Der Nutzen geht aber darüber hinaus. Wir leisten einen Beitrag für bessere Lebensbedingungen auf diesem Planeten, und damit schaffen wir wiederum eine Umwelt, die positiv auf uns als Individuen zurückwirkt – und auf unsere Kinder und Enkel.

Meditation
„Ein neues Grenzgebiet in der Behandlung psychischer Störungen und anderer chronischer Erkrankungen kommt nicht von der pharmazeutischen Industrie, sondern von innen, da Achtsamkeitstechniken Zugkraft gewinnen." So beginnt ein Übersichtsartikel in einem der renommiertesten medizinischen Fachjournale [29]. Tatsächlich hat die „Achtsamkeit"(englisch: „Mindfulness") in den letzten Jahren eine enorme Aufmerksamkeit auch als therapeutische Technik in der Psychiatrie gewonnen, ganz besonders zuletzt, als eine international vielbeachtete Studie gezeigt hat, dass die sog. „Mindfulness-Based Cognitive Therapy"(MBCT; achtsamkeitsbasierte kognitive Therapie) bei Patienten mit rezidivierender depressiver Störung möglicherweise genauso effektiv das Rückfallrisiko reduziert wie eine antidepressive Pharmakotherapie [30]. Achtsamkeitsbasierte Verfahren werden in den letzten Jahren aber nicht nur hinsichtlich ihrer Wirkungen auf die psychische Gesundheit untersucht. Es liegen inzwischen auch zahlreiche Studien zum Einfluss von Meditationstechniken auf körperliche Funktionsstörungen vor.

Die Achtsamkeit hat ihren Ursprung in alten buddhistischen Meditationstechniken. Kern aller Achtsamkeitstechniken ist das absichtsvolle, nicht wertende Richten der Aufmerksamkeit auf den gegenwärtigen Moment mit Offenheit, Neugier und der Bereitschaft, das Gegenwärtige so anzunehmen, wie es ist. Wesentliche Bedeutung bei der Einführung von Achtsamkeitstechniken in das westliche Gesundheitssystem wird dem amerikanischen Kardiologen Herbert Benson beigemessen, der das Mind/Body Medical Institute am Massachusetts General Hospital in

Boston gründete. In der Folge wurden daraus verschiedene therapeutische Systeme entwickelt, zu denen die achtsamkeitsbasierte Stressreduktion (Mindfulness-Based Stress Reduction, MBSR) nach Jon Kabat-Zinn und die MBCT, aber auch die transzendentale Meditation, Yoga, Tai Chi und andere Techniken gehören.

Die westliche Medizin hat die Achtsamkeit als therapeutische und präventive Technik bis vor einigen Jahren weitgehend ignoriert. Allerdings ändert sich dies in den letzten etwa zehn Jahren, nachdem sich nun Hinweise für eine Wirksamkeit bei den verschiedensten somatischen und psychiatrischen Erkrankungen mehren. Beispiele sind die o. g. Studie zur Rückfallprophylaxe bei rezidivierender Depression, oder auch eine – allerdings deutlich kleinere – Studie bei älteren Menschen mit chronischen Schlafstörungen. Hier war eine achtsamkeitsbasierte Therapie einer Intervention zur Verbesserung der Schlafhygiene signifikant überlegen [31]. Meditationstechniken kommt wahrscheinlich nicht nur ein therapeutischer, sondern vor allem ein prophylaktischer Wert zu. Die bessere Kontrolle der Aufmerksamkeit sowie die verbesserte Emotionsregulation und Selbstgewahrsamkeit sollen die Anfälligkeit für Stress reduzieren.

Dass die Achtsamkeit als medizinische Technik mehr Aufmerksamkeit in der westlichen (Schul-) Medizin bekommt, liegt sicherlich auch daran, dass man sich in den letzten Jahren um ein naturwissenschaftliches Verständnis ihrer Wirkmechanismen bemüht. Selbst in den angesehensten Fachzeitschriften finden sich aktuelle Übersichten, z. B. zur „Neurowissenschaft der Achtsamkeits-Meditation" [32].

Die meisten Autoren sind sich jedoch einig, dass die Achtsamkeit weiter gut evaluiert werden muss, da viele der vorliegenden Studien zu klein sind und methodische Schwächen aufweisen. So lässt sich eine Achtsamkeitstechnik nicht so einfach in einer randomisierten, doppelblinden Studie untersuchen wie ein Arzneimittel. Schon eine Verblindung ist nicht möglich, und eine Randomisierung ist problematisch, weil eine Achtsamkeitstechnik eine hohe Motivation und viel Zeit voraussetzt, diese zu erlernen. Von Achtsamkeit profitierten vor allem Menschen, die die Bereitschaft mitbringen, sich darauf einzulassen. Es wird methodisch außerordentlich schwierig sein, dies in einer randomisierten Studie abzubilden. Die interessante und inspirierende Übersicht schließt mit den folgenden Worten: „Ob Ärzte ihren Patienten Achtsamkeitstechniken empfehlen, hängt nicht nur von deren Verfügbarkeit ab, sondern auch von ihrer Bereitschaft, diese Ansätze in das evidenzbasierte klinische Armamentarium aufzunehmen." [29].

Auch einige der Forscher, die selbst die Wirkungen von Meditation und Achtsamkeit wissenschaftlich untersuchen, warnen vor Euphorie [32–34].

Viele Studien würden in den Medien gefeiert, ohne dass sie methodischen Qualitätskriterien genügten. Die wenigsten der verfügbaren Studien hätten eine Kontrollgruppe, theoretische Konzepte zu den Wirkmechanismen von Meditation bzw. Achtsamkeit lägen nicht vor, und unerwünschte Wirkungen seien bisher fast vollständig ignoriert worden. Solche gebe es aber durchaus. So könnten selbst relativ kurzfristige Interventionen auch zu einer Zunahme von Stress und Depression und auch zu einer Reaktivierung von Kindheitstraumata führen [33, 34]. So stellen die Autoren dann auch die Frage nach den Ursachen für die Popularität, die die Achtsamkeit in den letzten Jahren gewonnen hat:

„Spricht Achtsamkeit die iPhone-abgelenkte Generation von Millenials so an wie die Psychoanalyse die unterdrückten Viktorianer? Sozialwissenschaftler, die solche Fragen untersuchen, deuten an, dass Achtsamkeit viel mehr als eine östliche Therapieform ist. Es ist eine Ideologie, die vorgibt, alles und jeden besser zu machen, damit daraus mitfühlendere, weisere, friedlichere und produktivere Menschen und Gesellschaften entstehen." [34]. An anderer Stelle schreiben die Autoren: „Der Ersatz von Gurus in orangen Gewändern durch Akademiker in weißen Kitteln, die von den Vorteilen des ‚im gegenwärtigen Augenblick sein' sprechen, ist ein starkes soziales Phänomen, das wahrscheinlich im Wunsch unserer Kultur nach schnellen Lösungen und ihrer Anziehungskraft für spirituelle Ideen begründet ist, die von übernatürlichen Elementen befreit wurden." Und weiter: „Diese grandiose Erwartung hinsichtlich der Optimierung der menschlichen Funktionen durch eine Meditationstechnik kann als naiv betrachtet werden; aber sie ist auch gefährlich. […] Sie macht auch etwas anderes, was uns beunruhigt: Sie fördert eine vereinfachte Darstellung des menschlichen Geistes und unseres inneren Lebens." [33]. Es mag sein, dass die Autoren in diesem Punkt Recht haben: Achtsamkeit wird wohl allzu oft als „Gymnastik für die Seele" missverstanden. Hier sollte vielleicht tatsächlich die Analogie zu Bewegung und Ernährung als Möglichkeiten, sich körperlich und psychische Gesundheit zu erhalten, aufhören. Es ist ja tatsächlich gerade eine Kernaussage dieses Buches, dass der Mensch nicht – und noch viel weniger seine Psyche (oder seine „Seele"?) – als deterministischer Mechanismus funktioniert. So soll hier nochmals betont werden, dass die in diesem Kapitel diskutierten Wege der Gesunderhaltung von Geist und Körper nicht als Mittel zur mechanischen „Selbstoptimierung" verstanden werden sollten. Bewegung und bewusstere Ernährung sind Dimensionen, die den Menschen wieder näher an seine Einbettung in ein großes, planetarisches Ökosystem erinnern sollen, und Achtsamkeit sollte in diesem Kontext als spirituelle Möglichkeit verstanden werden, diese Verbindung zu vertiefen. Darauf werde ich im Abschlusskapitel zurückkommen.

Ich habe in diesem Kapitel dargestellt, dass jeder Einzelne über erhebliche Möglichkeiten verfügt, seine körperliche und psychische Gesundheit zu erhalten und sogar zu verbessern. Ich habe das vor allem deshalb so detailliert getan, um zu zeigen, dass wir durchaus nicht nur Opfer unserer Gene sind, die ein biologisches Programm abspielen, das darüber entscheidet, wie wir uns fühlen, an welchen Krankheiten wir leiden oder wie alt wir werden. Durch den bewussten Umgang mit unseren Lebensgrundlagen, durch Gestaltung unserer Umwelt und unseres Alltags können wir auf all dies einwirken und unseren Lebensweg maßgeblich beeinflussen. Um das aber bewusst zu tun und nicht wiederum nur einem anderen Programm zu folgen, diesmal einem sozialen, brauchen wir Bildung. Gebildete Menschen sind nicht nur wohlhabender, sie sind auch körperlich und psychisch gesünder und leben länger als Menschen, die keine Bildung haben. Vielleicht ist Bildung sogar der wichtigste Faktor überhaupt für das Wohlbefinden des Menschen. Erst Bildung ermöglicht die Gestaltung auch des sozialen Lebensraumes des Menschen. Auf die zentrale Rolle der Bildung werde ich im letzten Teil des Buches zurückkommen.

Nachdem ich in diesem Kapitel den Fokus auf das Individuum gerichtet habe, werde ich in den nächsten Kapiteln diskutieren, wie wir als Einzelne soziale Strukturen – in unseren Arbeits- und Wohnumwelten und in unseren Bildungs- und Gesundheitssystemen – schaffen können, die uns, unseren Kindern und deren Nachkommen eine Zukunft in Gesundheit und Wohlbefinden ermöglichen.

Literatur

1. Rook A (1954) An investigation into the longevity of Cambridge sportsmen. BMJ 1:773–777
2. Lee IM, Shiroma EJ, Lobelo F et al (2012) Lancet physical activity series working group. Effect of physical inactivity on major non-communicable diseases worldwide: an analysis of burden of disease and life expectancy. Lancet 380:219–229
3. Wen CP, Wai JP, Tsai MK et al (2011) Minimum amount of physical activity for reduced mortality and extended life expectancy: a prospective cohort study. Lancet 378:1244–1253

4. Weltgesundheitsorganisation (World Health Organization, WHO) (2010) Global recommendations on physical activity for health. https://www.who.int/dietphysicalactivity/publications/9789241599979/en/. Zugegriffen: 10. Mai 2020
5. Schnohr P, Marott JL, Lange P, Jensen GB (2013) Longevity in male and female joggers: the Copenhagen city heart study. Am J Epidemiol 177:683–689
6. Schnohr P, O'Keefe JH, Marott JL et al (2015) Dose of jogging and long-term mortality: the Copenhagen city heart study. J Am Coll Cardiol 65:411–419
7. Chekroud SR, Gueorguieva R, Zheutlin AB et al (2018) Association between physical exercise and mental health in 1.2 million individuals in the USA between 2011 and 2015: a cross-sectional study. Lancet Psychiatry 5:739–746
8. Harvey SB, Øverland S, Hatch SL et al (2018) Exercise and the prevention of depression: results of the HUNT cohort study. Am J Psychiatry 175:28–36
9. Schuch FB, Vancampfort D, Firth J et al (2018) Physical activity and incident depression: a meta-analysis of prospective cohort studies. Am J Psychiatry 175:631–648
10. Gordon BR, McDowell CP, Hallgren M et al (2018) Association of efficacy of resistance exercise training with depressive symptoms: meta-analysis and meta-regression analysis of randomized clinical trials. JAMA Psychiatry 75:566–576
11. Estruch R, Ros E, Salas-Salvadó J et al, PREDIMED study investigators (2018) Primary prevention of cardiovascular disease with a mediterranean diet supplemented with extra-virgin olive oil or nuts. N Engl J Med 378:e34
12. Willett WC, Sacks F, Trichopoulou A et al (1995) Mediterranean diet pyramid: a cultural model for healthy eating. Am J Clin Nutr 61(6 Suppl):1402S–1406S
13. Gómez-Pinilla F (2008) Brain foods: the effects of nutrients on brain function. Nat Rev Neurosci 9:568–578
14. Loef M, Walach H (2013) The omega-6/omega-3 ratio and dementia or cognitive decline: a systematic review on human studies and biological evidence. J Nutr Gerontol Geriatr 32:1–23
15. Sánchez-Villegas A, Martínez-González MA, Estruch R et al (2013) Mediterranean dietary pattern and depression: the PREDIMED randomized trial. BMC Med 11:208
16. Lai JS, Hiles S, Bisquera A et al (2014) A systematic review and meta-analysis of dietary patterns and depression in community-dwelling adults. Am J Clin Nutr 99:181–197
17. Psaltopoulou T, Sergentanis TN, Panagiotakos DB et al (2013) Mediterranean diet, stroke, cognitive impairment, and depression: a meta-analysis. Ann Neurol 74:580–591

18. Nanri A, Mizoue T, Poudel-Tandukar K et al (2013) Japan public health center-based prospective study group. Dietary patterns and suicide in Japanese adults: the Japan public health center-based prospective study. Br J Psychiatry 203:422–427
19. McMartin SE, Jacka FN, Colman I (2013) The association between fruit and vegetable consumption and mental health disorders: evidence from five waves of a national survey of Canadians. Prev Med 56:225–230
20. Li Y, Lv MR, Wei YJ et al (2017) Dietary patterns and depression risk: a meta-analysis. Psychiatry Res 253:373–382
21. Garcia-Arellano A, Martínez-González MA, Ramallal R et al, SUN and PREDIMED study investigators (2019) Dietary inflammatory index and all-cause mortality in large cohorts: The SUN and PREDIMED studies. Clin Nutr 38:1221–1231
22. Jacka FN, Ystrom E, Brantsaeter AL et al (2013) Maternal and early postnatal nutrition and mental health of offspring by age 5 years: a prospective cohort study. J Am Acad Child Adolesc Psychiatry 52:1038–1047
23. Steenweg-de Graaff J, Tiemeier H, Steegers-Theunissen RP et al (2014) Maternal dietary patterns during pregnancy and child internalising and externalising problems. The Gener R Study. Clin Nutr 33:115–121
24. LaChance LR, Ramsey D (2018) Antidepressant foods: an evidence-based nutrient profiling system for depression. World J Psychiatry 8:97–104
25. Hodge A, Almeida OP, English DR et al (2013) Patterns of dietary intake and psychological distress in older Australians: benefits not just from a Mediterranean diet. Int Psychogeriatr 25:456–466
26. Laugero KD, Falcon LM, Tucker KL (2011) Relationship between perceived stress and dietary and activity patterns in older adults participating in the Boston Puerto Rican health study. Appetite 56:194–204
27. Springmann M, Wiebe K, Mason-D'Croz D et al (2018) Health and nutritional aspects of sustainable diet strategies and their association with environmental impacts: a global modelling analysis with country-level detail. Lancet Planet Health 2:e451–e461
28. Willett W, Rockström J, Loken B et al (2019) Food in the anthropocene: the EAT-Lancet commission on healthy diets from sustainable food systems. Lancet 393:447–492
29. Buchholz L (2015) Exploring the promise of mindfulness as medicine. JAMA 314:1327–1329
30. Kuyken W, Hayes R, Barrett B et al (2015) Effectiveness and cost-effectiveness of mindfulness-based cognitive therapy compared with maintenance antidepressant treatment in the prevention of depressive relapse or recurrence (PREVENT): a randomised controlled trial. Lancet 386:63–73

31. Black DS, O'Reilly GA, Olmstead R et al (2015) Mindfulness meditation and improvement in sleep quality and daytime impairment among older adults with sleep disturbances: a randomized clinical trial. JAMA Intern Med 175:494–501
32. Tang YY, Hölzel BK, Posner MI (2015) The neuroscience of mindfulness meditation. Nat Rev Neurosci 16:213–225
33. Farias M, Wikholm C (2016) Has the science of mindfulness lost its mind? BJPsych Bull 40:329–332
34. Farias M, Wikholm C, Delmonte R (2016) What is mindfulness-based therapy good for? Lancet Psychiatry 3:1012–1013

7

Der Mensch beeinflusst seine Biologie – wie Weltbilder die Zukunft formen

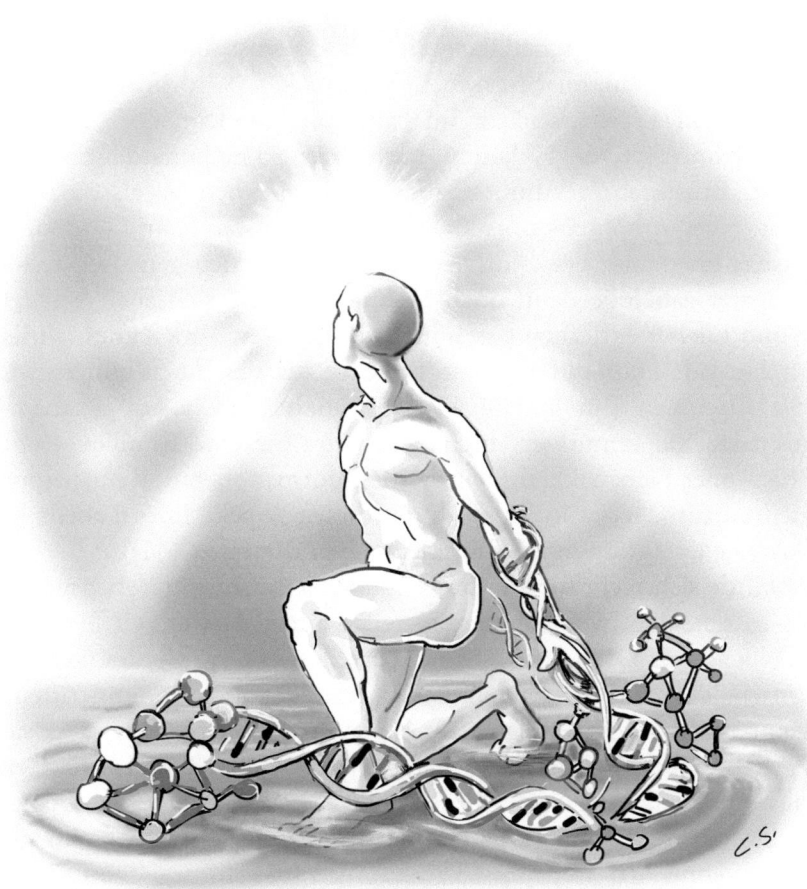

Als sich im Jahr 2013 die sehr populäre amerikanische Schauspielerin, Regisseurin und Menschenrechtsaktivistin Angelina Jolie chirurgisch beide Brüste entfernen ließ, ging das weltweit durch die Presse. Jolie gab bekannt, dass sie an einer Genmutation litt, der zufolge sie ein erheblich erhöhtes Risiko, an Brustkrebs zu erkranken, aufweise. In einem Artikel in der New York Times stellte sie fest: „Meine Ärzte schätzten, dass ich ein 87-%iges Risiko für Brustkrebs und ein 50-%iges Risiko für Eierstockkrebs habe, obwohl das Risiko bei jeder Frau anders ist [...]. Nur ein Bruchteil von Brustkrebs entsteht durch eine vererbte Genmutation. Jene mit einem Defekt in BRCA1 haben im Durchschnitt ein 65 %iges Risiko, daran zu erkranken." [1]. BRCA1 (und BRCA2) sind Tumor-Suppressor-Gene, d. h. sie kodieren für Proteine, die bei der Reparatur unserer Erbsubstanz DNA helfen. Die DNA ist aufgrund von Umwelteinflüssen ständig Veränderungen unterworfen. Aus diesen Veränderungen kann ein Krebs entstehen. Wenn also eine Mutation in dem Gen BRCA1 vorhanden ist, kann der DNA-Reparaturmechanismus schadhaft sein, das Krebsrisiko kann ansteigen. Das Risiko einer Frau, an Brustkrebs zu erkranken, wird in der Allgemeinbevölkerung auf 12 % geschätzt. Im Falle von Jolie kam noch hinzu, dass ihre Mutter im Alter von 56 Jahren, nach einer Erkrankungsdauer von zehn Jahren, an Brustkrebs verstorben war, was man einerseits als zusätzlichen Indikator eines erhöhten Brustkrebsrisikos auffassen kann, was sie aber andererseits überhaupt erst motiviert haben dürfte, sich genetisch testen zu lassen. Später gab Jolie dann noch bekannt, dass sie sich auch beide Eierstöcke und Eileiter entfernen lassen habe. In der New York Times schrieb sie weiter: „Für jede Frau, die dies liest, hoffe ich, dass es Ihnen hilft zu wissen, dass Sie Optionen [im amerikanischen Original: „Choices"] haben. Ich möchte jede Frau ermutigen, besonders wenn Sie eine Familiengeschichte von Brust- oder Eierstockkrebs haben, die Informationen und medizinischen Experten aufzusuchen, die Ihnen durch diesen Aspekt Ihres Lebens helfen und Ihre eigenen informierten Entscheidungen zu treffen." [1].

Wer würde sich nicht für die Entfernung eines nicht ganz lebenswichtigen Organs entscheiden, wenn ihm mitgeteilt würde, dass er mit einer Wahrscheinlichkeit von 87 % an Krebs in eben diesem Organ erkranken werde? Die Entscheidung Jolies war dennoch durchaus nicht so unumstritten, wie es scheint und wie die Zahlen suggerieren. Sie schreibt zwar, dass sie die Wahl gehabt habe, aber ihre Botschaft ist ja doch eine andere: Die Genetik habe ihr eben gerade *keine* Wahl gelassen. Kritisiert wurde vor allem, dass die Enthüllung Jolies andere Frauen dazu motivieren könne, es ihr gleichzutun und damit den Trend zu Mastektomien (die chirurgische Entfernung der Brustdrüse), die nicht medizinisch gerechtfertigt seien, anheize. Gerade in den USA berichten Onkologen und Gynäkologen über eine wahre Epidemie von Mastektomien, vor allem dann, wenn ein Krebs in einer Brust aufgetreten sei. Die andere Brust werde dann oft vorsorglich entfernt, selbst wenn ein genetisch erhöhtes Risiko nicht bestehe. Gerne wird auch vergessen, dass nur bei 5–10 % der Frauen mit einem Mammakarzinom und bei 10–15 % der Frauen mit einem Ovarialkarzinom eine Mutation der Gene BRCA1 oder BRCA2 gefunden wird. In allen anderen Fällen mag es auch eine (noch unbekannte) genetische Basis geben, hier mögen jedoch Umweltfaktoren eine mindestens genauso große oder sogar größere Rolle spielen. So ist heute unbestritten, dass zahlreiche Umweltgifte und -einflüsse das Risiko für die meisten Krebsarten erheblich beeinflussen. Im letzten Kapitel habe ich die umfangreiche wissenschaftliche Evidenz dargestellt, die heute die Bedeutung von Ernährung und Bewegung auch für das Risiko, an vielen Krebsarten zu erkranken, belegt. Jolie entschied 2015, zwei Jahre nach der ersten Operation, sich auch Eierstöcke und Eileiter entfernen zu lassen. Dafür erhielt sie Lob in der Presse und von Ärzten. Die New York Times schrieb: „Krebs-Experten sagten am Dienstag, dass die Schauspielerin und Filmemacherin Angelina Jolie Pitt weise war, ihre Eierstöcke und Eileiter letzte Woche entfernen lassen zu haben, weil sie eine genetische Mutation, BRCA1, trägt, die das Risiko von Eierstockkrebs, einer Krankheit, die oft erst in einem fortgeschrittenen, dann nicht mehr behandelbaren Stadium erkannt wird, signifikant erhöht." [2]. Auch in diesem Artikel wurde erneut auf die Wahlmöglichkeiten („Choices") Jolies hingewiesen: „Sie sagten auch, dass die Entscheidung von Frau Jolie Pitt, ihre eigenen Optionen so offen zu diskutieren, Frauen in ähnlichen Situationen ermutigen wird, über ihre eigenen Möglichkeiten nachzudenken." [2]. Wahrscheinlich hätten die meisten Menschen in vergleichbarer Situation ähnlich gehandelt, es gab eigentlich nicht wirklich *eine Wahl*. Wenn das Risiko, an einer praktisch immer tödlich verlaufenden Erkrankung zu erkranken, 50 % beträgt (und hier müssen wir davon ausgehen, dass die Zahlen, die diesen Risikoabschätzungen zugrunde liegen, wirklich stimmen), diese Erkrankung derzeit praktisch nicht in einem frühen Stadium zu entdecken ist, und wenn zudem das Organ, von dem die Erkrankung potenziell ausgehen wird, nicht (mehr) lebensnotwendig ist, wer hätte anders gehandelt?

Die Optionen mögen jedoch nicht immer so eindeutig sein. Jolie war zum Zeitpunkt ihrer beiden Operationen fast 38 Jahre alt und hatte bereits sechs Kinder, man darf davon ausgehen, dass ihre Familienplanung abgeschlossen war. Was aber, wenn eine jüngere Frau, die noch keine Kinder hat, sich wegen einer familiären Belastung mit Brust- und/oder Eierstockkrebs genetisch testen lässt und feststellt, dass sie eine Mutation in BRCA1 oder BRCA2 trägt? Zu welchem Zeitpunkt wird sie sich operieren lassen (man wird ihr empfehlen, das zu tun, bevor sie 40 Jahre alt geworden ist)? Unter welchem Druck wird sie stehen, Kinder frühzeitig zu bekommen? Und sie wird sich fragen, wie hoch das Risiko, selbst Genträgerinnen zu sein, bei ihren Töchtern sein wird. Genau dieses Dilemma schildert eine junge Frau, 32 Jahre alt, Mutter von Zwillingstöchtern, ebenfalls in der New York Times:

„Ich habe natürlich die Gene weitergegeben, von denen wir jetzt wissen, dass sie für meine Kinder fehlerhaft sind. Könnten sie vielleicht zu den wenigen Glücklichen gehören? Wir werden nicht herausfinden können, ob sie die Mutation geerbt haben, bis sie 18 Jahre alt sind [weil man möglicherweise betroffenen Personen die Entscheidung selbst überlassen will – als dann Erwachsene –, ob sie sich genetisch testen lassen wollen]. Zusätzlich zu der Frage, was es für sie bedeuten wird, sollte ich den Krebs durchmachen müssen, lebe ich jeden Tag mit dem Gedanken, dass sie das vielleicht auch durchmachen müssen. Und das ist so viel schlimmer. Ich kann mit Krebs umgehen. Ich kann mit allem umgehen. Aber meine Kinder? Habe ich sie zu Schmerzen, Operationen, Chemotherapie oder sogar zum Tod verurteilt, nur weil ich sie habe? Ich kann den Gedanken nicht ertragen." [3].

Die mögliche Antwort auf dieses Dilemma wird ebenfalls in der sehr umfassenden Berichterstattung der gleichen Zeitung gegeben: „Es ist auch möglich, dass Frauen, die Mutationsträger sind, das Gen nicht an ihre Kinder weitergeben, indem sie sich einer In-vitro-Fertilisation unterziehen und Embryonen auf BRCA-Gene untersuchen lassen. Dann können nur Embryonen implantiert werden, die frei von Mutationen sind." [4].

Die In-Vitro-Fertilisation (IVF), auch einfacher als „künstliche Befruchtung" bezeichnet, ist auch in Deutschland seit langem eine Routinemethode, wenn ein Paar auf natürlichem Wege nicht schwanger werden kann. Eine Präimplantationsdiagnostik (PID), wie sie in dem Artikel empfohlen wird, dient der Entscheidungsfindung, ob ein mittels IVF „erzeugter" Embryo in die Gebärmutter der Mutter eingepflanzt werden soll. Die PID ist in den meisten europäischen Ländern (eine Ausnahme ist das katholische Italien) erlaubt, allerdings in der Regel nur zur Vermeidung von Erbkrankheiten. In den USA wird die PID allerdings auch schon regelhaft zur Selektion des gewünschten Geschlechts des Embryos genutzt („social sexing"), das heißt, es werden nur Embryonen des gewünschten

Geschlechtes in die Gebärmutter eingepflanzt. Mit den Jahren hat die PID eine Indikationsausweitung erfahren. So wird sie zunehmend dazu eingesetzt, bereits Krankheiten zu erkennen, die man früher erst durch die Pränataldiagnostik (also am schon heranwachsenden Fetus) feststellen konnte, was dazu beitragen kann, Schwangerschaftsabbrüche zu vermeiden. 1992 wurde erstmals darüber berichtet, dass in Großbritannien ein gesundes Mädchen genetisch belasteter Eltern geboren wurde, nachdem durch PID die schwere Erbkrankheit Mukoviszidose (oder zystische Fibrose) ausgeschlossen worden war [5]. Der Wert der PID bei solchen monogen vererbten, schweren Erkrankungen, die immer vorzeitig zum Tod führen, ist unbestritten, selbst wenn man berücksichtigt, dass Menschen, die heute mit Mukoviszidose geboren werden, aufgrund verbesserter Behandlungsmöglichkeiten vierzig Jahre alt werden, während sie früher regelmäßig im Kindes- oder Jugendalter verstarben.

Mutationen im BRCA1- oder BRCA2-Gen führen jedoch nicht zwingend zur Krebserkrankung, sie erhöhen, wie am Beispiel dargestellt, das Risiko, wenn auch in diesem Fall sehr erheblich. Für viele Menschen mag der im Artikel der New York Times vorgeschlagene Weg der PID und die damit verbundene „Auslese" angesichts der schweren, oft tödlichen, mit meist viel Leiden verbundenen Erkrankungen akzeptabel sein. Die sich damit auftuenden Dilemmata liegen jedoch auf der Hand. Die meisten Erkrankungen, an denen der Mensch in den industrialisierten Gesellschaften heute stirbt, haben eine polygenetische Grundlage. Das heißt, es sind mehrere, oft Dutzende, Gene, die das Risiko, an einer bestimmten Erkrankung zu erkranken, beeinflussen. Mindestens ebenso wichtig sind Umwelteinflüsse, und es ist die Interaktion von Genen und Umwelt, die am Ende das Gesamtrisiko bestimmen. Das gilt auch für die meisten Krebserkrankungen. Das exakte Risiko für eine bestimmte Erkrankung wird sich niemals bestimmen lassen, weil es von Umweltfaktoren beeinflusst wird. Aus dieser Warte ist eine Aussage, wie Angelina Jolie sie machte – „ein 87-%iges Risiko für Brustkrebs und ein 50-%iges Risiko für Eierstockkrebs" – eine grobe Vereinfachung. Eine solche Exaktheit kann es nicht geben. Aber wenn es sie gäbe: Ab welchem Krankheitsrisiko ist eine Selektion – bzw. eine „Aussortierung" – eines Embryos vertretbar? 50 %? Das erscheint immer noch hoch. 20 %? Das mag für viele Menschen ein Risiko sein, mit dem sie leben könnten, vor allem dann, wenn im Falle einer Erkrankung gute Behandlungsmöglichkeiten zur Verfügung stünden. Viele aber wünschen sich sicherlich ein Leben ohne jede Sorge, jemals an Krebs zu erkranken. Kann das die Vision der modernen Biomedizin bieten?

Es gibt definitiv auch genetische Faktoren, die unser Risiko sehr maßgeblich beeinflussen, ob wir an einer psychiatrischen Erkrankung erkranken werden. So sind beispielsweise die genetischen Faktoren, die das Risiko, an einer Alzheimer-Demenz zu erkranken, relativ gut verstanden. Die Alzheimer-Demenz ist die häufigste Form einer Demenz. Mehr als 90 % der Krankheitsfälle treten sporadisch und nach dem 65. Lebensjahr auf. Sie werden als „sporadisch" nicht deshalb bezeichnet, weil sie selten auftreten, sondern weil sie nicht familiär vererbt, also auch in bisher nicht betroffenen Familien vorkommen können. Für die seltenen, sogenannten „familiären" (weil sie familiär gehäuft vorkommen) Fälle sind einzelne Genmutationen bekannt, die das Krankheitsrisiko drastisch erhöhen und dazu führen, dass die Betroffenen oft schon deutlich vor dem 65. Lebensjahr erkranken. Deshalb werden sie auch als „präsenile" Demenzen bezeichnet. Doch auch für die sporadisch auftretenden, „senilen" Demenzen, ist seit den 1990er Jahren bekannt, dass das Gen für das Apolipoprotein E (kurz ApoE) unser Risiko, an einer Alzheimer-Demenz zu erkranken, beeinflusst.

Das ApoE ist ein Eiweiß, das eine zentrale Rolle im Transport und Stoffwechsel von Fetten und Cholesterin spielt [6]. Das Gen liegt in drei Varianten vor: ApoE ε2, ApoE ε3 und ApoE ε4. Da beim Menschen von jedem Gen immer zwei Kopien („Allele") vorliegen, gibt es sechs verschiedene Kombinationsmöglichkeiten, in denen bei einem einzelnen Menschen die beiden Allele vorliegen können (ε2/ε2; ε2/ε3; ε3/ε3; ε2/ε4; ε3/ε4; ε4/ε4). Verfügt ein Mensch über zwei identische Kopien eines Gens, so sagt man, er sei „homozygot" für dieses Gen (also z. B. ε4/ε4). Sind die beiden Allele nicht identisch, so ist er „heterozygot" (z. B. ε2/ε3). Das am häufigsten vorkommende, „normale" Allel ist das ApoE ε3. Seine Häufigkeit in der Bevölkerung beträgt 77 %, die Häufigkeit von ApoE ε4 beträgt 15 %, und am seltensten kommt das ApoE ε2 mit ca. 8 % vor. Hat ein Mensch ein Allel vom Typ ApoE ε4, so verdreifacht sich sein Risiko, an einer Alzheimer-Demenz zu erkranken (im Vergleich zu einem Menschen mit zwei ApoE ε3-Allelen). Ist er homozygoter ApoE ε4-Träger, so ist sein Erkrankungsrisiko gegenüber dem homozygoten ApoE ε3-Träger sogar 15 fach erhöht [6, 7]. Umgekehrt entfaltet das ApoE ε2-Allel offenbar eine schützende Wirkung, Träger dieses Allels haben gegenüber einem homozygoten ApoE ε3-Allelträger ein geringeres Risiko, an einer Alzheimer-Demenz zu erkranken [8].

Diese Zahlen haben nicht nur akademische Bedeutung. In dem Kollektiv, das die Wissenschaftler, die erstmals die Bedeutung des ApoE als Risikofaktor beschrieben, erkrankten Menschen ohne ApoE ε4-Allel im Mittel im Alter von 84 Jahren an einer Alzheimer-Demenz („im Mittel" heißt hier, dass in diesem Alter 50 % der Personen erkrankt waren). Trugen sie ein ApoE ε4-Allel, sank das Alter auf 76 Jahre, und homozygote ApoE ε4-Träger waren schon im Alter von 68 Jahren zu 50 % erkrankt. Zehn Jahre später waren 90 % dieser Gruppe erkrankt [7]. Auf der anderen Seite sind homozygote ApoE ε4-Träger nicht so häufig, dass man daraus ableiten könnte, dass die Alzheimer-Demenz jenseits des Alters von 65 Jahren plötzlich bedrohlich häufig würde. Aus einer Allelhäufigkeit von 15 % in der Allgemeinbevölkerung errechnet sich eine Häufigkeit von 2 % von homozygoten ApoE ε4-Trägern, weitere 13 % der Population sind heterozygot für das ApoE ε4-Allel. Der weitaus größte Teil der Bevölkerung, 60 %, sind homozygote ApoE ε3-Träger. Aber auch für die Menschen, die ein Risikoallel tragen, bedeutet das nicht, dass sie zwingend an einer Demenz erkranken werden. In den Kap. 5 und 6 haben wir gesehen, dass sich das Risiko, an einer Demenz zu erkranken, sehr maßgeblich beeinflussen lässt.

Dabei ist die Alzheimer-Demenz bereits ein Beispiel für eine Erkrankung, die relativ stark genetisch determiniert ist. Für die meisten psychiatrischen Erkrankungen gibt es – trotz jahrzehntelanger, mit Milliardenaufwand betriebener Bemühungen – bis heute keine bekannten Gene, die einen starken Effekt auf das Krankheitsrisiko haben. Zwar gibt es zum Beispiel auch für Schizophrenien (und bestimmte schwere Formen von Autismus) genetische Varianten (sog. „Copy Number Variations", CMVs), die das Erkrankungsrisiko stark erhöhen. Diese Varianten sind aber sehr selten, bei den meisten Erkrankten findet man keine genetischen Anomalien. In den letzten Jahren hat man vielmehr, durch großangelegte Studien an zehntausenden von Patienten und gesunden Probanden, eine Vielzahl von Risikogenen identifiziert, die das Risiko, an einer Schizophrenie zu erkranken, geringfügig erhöhen. So berichtete im Jahr 2014 eine sehr große internationale Gruppe von Wissenschaftlern im renommierten Fachblatt „Nature", dass sie aus den Untersuchungen der Genome von 37.000 an einer Schizophrenie erkrankten Menschen und 113.000 gesunden Kontrollprobanden 108 Risikogene gefunden habe, die das Erkrankungsrisiko, allerdings mit nur kleinem Effekt, erhöhten [9]. Die Zahl der identifizierten Risikogene steigt beständig, mittlerweile sind es mehr als 200. Inzwischen berechnet man daraus einen sogenannten polygenetischen Risiko-Score („polygenic risk score"). Nachdem also die jahrzehntelange Suche nach „Genen für Schizophrenie" nicht von Erfolg gekrönt war, wird nun die Berechnung des individuellen Erkrankungsrisikos aus der Kenntnis des gesamten Genoms als Durchbruch gefeiert. Was aber wissen wir eigentlich über die genetische Bedingtheit dieser seit jeher mysteriösen Erkrankung, wenn wir das Risiko, an ihr zu erkranken, mit mehreren hundert Risikogenen assoziieren? Der amerikanische Psychiater Kenneth Kendler, ein Experte für die Genetik psychiatrischer Erkrankungen, hatte schon 2005 das Konzept, nach dem die Ausprägung eines spezifischen Gens eine bestimmte Eigenschaft oder sogar eine definierte Erkrankung in einer einfachen, direkten und starken Weise „präformiert", als gescheitert betrachtet. Er schrieb: „Der Einfluss individueller Gene auf das Risiko für psychiatrische Erkrankungen ist klein, oft unspezifisch und eingebettet in komplexe Kausalketten. Die Redensart ‚ein Gen für' und das dahinterstehende Konzept der Präformierung von Eigenschaften durch Gene sind unangemessen für psychiatrische Erkrankungen." [10].

Bis vor wenigen Jahren hat man auch tatsächlich geglaubt, dass das Risiko selbst für schwere, vermeintlich streng biologisch bedingte, psychische Erkrankungen über alle Kulturen und sozialen Kontexte hinweg gleich sei. So galt es als gut gesichertes wissenschaftliches Faktum, dass die Lebenszeitprävalenz, d. h. das Risiko, über die Lebenszeit hinweg, an einer bestimmten Erkrankung zu erkranken, für die Schizophrenie über alle Ländergrenzen und Kulturen hinweg bei 1 % liegt. Dem ist aber nicht so. Schon lange ist bekannt, dass Menschen, die in Städten leben, ein höheres Risiko haben, an einer Schizophrenie zu erkranken [11]. Neuerdings erklärt man das damit, dass Menschen, die ein höheres genetisches Erkrankungsrisiko haben, eher eine urbane Umwelt aufsuchen [12, 13]. Damit wird aber vermutlich die Rolle der Lebensumwelt stark unterschätzt. In einer ganz aktuellen dänischen Studie untersuchte man, wie stark das Risiko, an einer Schizophrenie zu erkranken, davon beeinflusst wird, in welchem Maße man seine Kindheit in einer natürlichen, „grünen" Umgebung verbringt. Dazu kategorisierte man die Vegetation Dänemarks anhand von Satellitenaufnahmen und setzte den so gewonnenen Vegetationsindex zum Erkrankungsrisiko in Beziehung. Die Ergebnisse sind bemerkenswert: Menschen, die ihre Kindheit in Regionen mit dem höchsten Index (also in sehr ländlichen Regionen) verbracht hatten, hatten ein nur halb so großes Risiko, an einer Schizophrenie zu erkranken wie Menschen, die ihre Kindheit in Regionen mit dem niedrigsten Index (also in großstädtischen Stadtzentren ohne Grün) verbracht hatten. Bei einer großen Gruppe der Erkrankten bestimmte man auch ihren polygenetischen Risiko-Score, und auch hier waren die Ergebnisse bedeutungsvoll: Der Effekt des polygenetischen Risiko-Scores auf das Schizophrenie-Risiko war deutlich kleiner als der Effekt der Lebensumgebung in der Kindheit. Selbst Personen mit dem höchsten Risiko-Score hatten nur ein um etwa 25 % erhöhtes Erkrankungsrisiko [14].

In einem großen, von der Europäischen Union geförderten Projekt hat sich ein internationales Konsortium von psychiatrischen Forschern jüngst die Inzidenzen (zur Erinnerung: das sind die Zahl der Neuerkrankungen in einem definierten Beobachtungszeitraum) für schizophrene und affektive Psychosen angesehen. Seit den 80er Jahren hatten dazu keine Untersuchungen mehr vorgelegen. Untersucht wurden 17 zum Teil sehr unterschiedliche Einzugsgebiete in fünf europäischen Ländern (England, Frankreich, Italien, Niederlande, Spanien) und Brasilien [13]. Dabei waren die Einzugsgebiete sehr unterschiedlich, sie reichten von sehr ländlichen Regionen (Cuenca, Spanien, mit 11 Einwohnern pro km^2) bis zu Millionenstädten (Paris, 33.260 Einwohner pro km^2). Die Wissenschaftler fanden eine enorme Varianz in den Ersterkrankungsraten. Während sie in Santiago, Spanien, bei 6,3 Neuerkrankungen pro 100.000 Personenjahre lag, wurde in Südlondon mit 61,4 pro 100.000 Personenjahre eine zehnmal so hohe Ersterkrankungsrate gefunden. Dies ist sicher auf die hohe Zahl von Migranten und anderen Angehörigen von Minderheiten, die in Südlondon in besonders hoher Zahl leben und die ein erhöhtes Erkrankungsrisiko aufweisen, zurückzuführen. Korrigiert man um diesen Faktor, so bleibt die Ersterkrankungsrate dennoch sehr variabel. Sie ist etwa achtmal höher in Paris und Südlondon als in Santiago. Die Studie bestätigte zunächst die Ergebnisse früherer Untersuchungen über ein deutlich erhöhtes Psychoserisiko unter ethnischen Minderheiten und bei (jüngeren) Männern. Die Studie konnte aber weitere interessante Befunde dokumentieren. So waren die Inzidenzen in Süd- zum Teil beträchtlich niedriger als in Nordeuropa, ohne dass aber ein Zusammenhang mit der geografischen Breite gefunden werden konnte. Auch in Regionen, in denen die Bewohner in Wohneigentum leben, fanden sich die Ersterkrankungsraten niedriger. Dieser Faktor ist nicht nur ein Indikator für die sozioökonomischen Verhältnisse einer Gesellschaft, sondern auch für soziale Stabilität und Zusammenhalt. Gerade der letzte Befund ist sehr bedeutsam, könnte er doch die niedrigeren Erkrankungszahlen in südeuropäischen Ländern erklären, in denen Familie und soziales Netz noch eine größere Bedeutung haben als in mittel- und nordeuropäischen Ländern.

Wie unspezifisch Gene das Erkrankungsrisiko für psychiatrische Erkrankungen beeinflussen, wurde erneut besonders deutlich, als ein großes Forscherkonsortium zum Jahresende 2018 berichtete, dass die Abhängigkeit von Alkohol ihre genetische Grundlage mit 17 anderen psychiatrischen Erkrankungen teile, darunter Schizophrenie, Depression oder auch Aufmerksamkeitsdefizit-Hyperaktivitätsstörung [15]. Wenn die Effekte von bestimmten Genvarianten aber so unspezifisch sind, was sagt es uns dann noch, wenn wir fünf, zehn oder auch drei Dutzend dieser Risikovarianten in unseren Genen tragen? Wissen wir nicht sowieso – und zeigt uns das nicht schon unsere Alltagserfahrung – dass wir alle, jeder einzelne Mensch, ein hohes Risiko trägt, psychisch zu erkranken? Andererseits werden selbst Menschen, die eine der seltenen Copy Number Variations tragen, die mit einem stark erhöhten Schizophrenie-Risiko einhergehen, nicht mit absoluter Gewissheit erkranken. Gleiches gilt für die gesunden eineiigen Zwillinge von an einer Schizophrenie erkrankten Menschen. Hier haben erkrankter und nicht-erkrankter Mensch das gleiche Erbgut, und es können nur Umweltbedingungen im weitesten Sinne sein, die hier dazu führen, dass ein Zwilling erkrankt und der andere gesund bleibt.

Nach wie vor gibt es Wissenschaftler, die an eine strikte genetische Bedingtheit von psychischen Störungen glauben. Sie vertreten die Auffassung, dass wir nur genug über die genauen genetischen Mechanismen wissen müssen, die zur Erkrankung führen. Sobald wir verstanden haben, wie die biochemische Maschinerie des Gehirns durch Gene reguliert wird, wird es dann doch irgendwann möglich sein, durch genetische Diagnostik das individuelle Krankheitsrisiko zu bestimmen. Die Perspektiven für Therapieansätze, die daraus abgeleitet werden sollen, klingen jedoch entsprechend vage: „Die systematische Aufklärung der biologischen Ursachen durch genetische und nachfolgende funktionelle Untersuchungen wird Ausgangspunkt für die Entwicklung neuer medikamentöser Strategien sein." [16]. Diese Aussage aus einem wissenschaftlichen Artikel, der 2019 erschienen ist, hätte so auch zwanzig Jahre früher, 1999, erscheinen können. Sie ist leider heute um keinen Deut konkreter. Jahrzehnte der genetischen Forschung haben uns auch nicht im Ansatz irgendeiner Therapie für irgendeine psychiatrische Erkrankung nähergebracht.

Hoffnung setzt man daher seit einigen Jahren in das relativ junge Fach der Epigenetik. Es lehrt uns, dass unser Genom, wie jeder einzelne von uns es von seinen Eltern erbt, keine statische Matrize ist, deren Information einfach abgelesen und in Proteine übersetzt wird. Die Basensequenz, die die Information unserer DNA festlegt, ist – wenn man von sporadischen Mutationen, also spontan auftretenden Veränderungen, absieht – statisch und unveränderlich. Das aber ist nur die halbe Wahrheit. Ob ein Gen abgelesen wird und dessen Information dann zur Synthese eines Proteins führt (man spricht von Expression des Gens), entscheiden bestimmte Marker auf der DNA oder auf den Proteinen (sog. Histone), mit deren Hilfe die DNA auf kleinstem Raum gepackt ist. Wie sich diese Marker wiederum biologisch verhalten, wird wesentlich durch Umwelteinflüsse gesteuert. Die Epigenetik wird daher gerne als Wissenschaft verstanden, die genetische und Umwelteinflüsse integriert. „Epi" genetische (epi, griechisch, = über) Einflüsse gehen über die genetischen Einflüsse hinaus bzw. regulieren die Funktion der Gene, ohne die genetische Information selbst zu verändern. Ein gut untersuchtes Beispiel für die Bedeutung der Epigenetik ist die Regulation des Glukokortikoidrezeptors. Glukokortikoide – das bekannteste dieser Gruppe von Hormonen ist Kortisol – stellen wichtige Moleküle in der hormonellen Stressregulation dar. Stresshormone wie Kortisol entfalten ihre Wirkung über genau diesen Glukokortikoidrezeptor. Die Zahl dieser Rezeptoren im Gehirn beeinflusst wiederum maßgeblich die Empfindlichkeit gegenüber Stress – eine hohe Dichte des Rezeptors geht mit einer geringeren Stressempfindlichkeit einher und umgekehrt. Ob das Gen für den Glukokortikoidrezeptor nun exprimiert wird und damit viele dieser Rezeptoren in unserem Gehirn präsent sind, wird wesentlich von frühkindlichen Erfahrungen bestimmt. Negative frühkindliche Erfahrungen, z. B. die Trennung von der Mutter, führen über bestimmte Veränderungen an der DNA (im Fachjargon: „Methylierung" des Promotors des Glukokortikoidrezeptor-Gens) zu einer reduzierten Expression des Gens. Dies hat im sich entwickelnden Gehirn eine reduzierte Zahl von Glukokortikoidrezeptoren zur Folge, was zur erhöhten Stressreaktivität führt, die bis in das Erwachsenenalter fortbesteht. Umgekehrt konnte bei Ratten gezeigt werden, dass besonders intensive Zuwendung von Rattenmüttern gegenüber jungen Ratten zu einer verminderten Methylierung führt, was über eine vermehrte Expression von Glukokortikoidrezeptoren zu einer verbesserten Robustheit gegenüber Stress im Erwachsenenalter führt. Solche Zusammenhänge sind auch beim Menschen gezeigt worden. Bei Menschen, die sich das Leben genommen hatten und die in ihrer Kindheit missbraucht oder misshandelt worden waren, fand man eine höhere DNA-Methylierung und folglich eine verminderte Zahl von Glukokortikoidrezeptoren als bei Suizidopfern, bei denen kein Missbrauch bekannt gewesen war [17]. Viele andere derartige epigenetische Veränderungen als Folge von traumatischen Kindheitserfahrungen sind inzwischen bekannt, die zeigen, dass die frühkindliche Biografie tiefe Spuren in unserer Biologie hinterlässt. Es ist aber durchaus nicht so, dass diese Spuren negativ sein müssen, auch das Gegenteil ist der Fall. Wie das Beispiel der umhegten Ratten zeigt, können positive frühkindliche Erfahrungen zu Reaktionsmustern und Verhalten führen, die das gesamte weitere Leben maßgeblich positiv prägen. Kindesmissbrauch und -misshandlung zählen zu den bedeutsamsten Risikofaktoren für die Entwicklung einer psychiatrischen Erkrankung bei Erwachsenen. Psychosoziale Interventionen, die negative frühkindliche Erfahrungen reduzieren oder ganz verhindern, stellen daher wichtige präventive Maßnahmen dar, um die Häufigkeit psychiatrischer Erkrankungen zu senken. In einer Studie mit 188 Müttern mit einem schlechten psychosozialen Hintergrund und entsprechend erhöhtem Risiko für Missbrauch ihrer Kinder wurde die Hälfte der Mütter im Rahmen eines psychosozialen Programms von Krankenschwestern begleitet, die andere Hälfte der Mütter stellte die Kontrollgruppe ohne eine solche Intervention dar. Bei den Nachkommen der Mütter wurde im Alter von 27 Jahren gemessen, in welchem Umfang ihre DNA methyliert (als Zeichen von frühkindlichem Stress) war. Es zeigte sich, dass sowohl frühkindlicher Missbrauch (einen negativen) wie auch die Teilnahme an dem psychosozialen Präventionsprogramm (einen positiven) Effekt auf die DNA-Methylierung hatte [18]. Immer mehr Studien legen nahe, dass das frühkindliche Milieu und auch der psychosoziale Status erheblichen Einfluss auf die epigenetische Regulation unseres Genoms haben. Inzwischen weiß man auch, dass solche durch Umweltfaktoren induzierten epigenetischen Veränderungen unserer DNA auch über Generationen weitergegeben werden können [19]. Diese Befunde relativieren die deterministische Bedeutung unserer Gene für unser Schicksal. Epigenetische Veränderungen sind auch nicht irreversibel. Sie lassen sich sowohl durch eine Psycho- als auch durch eine Pharmakotherapie verändern.

Eine sehr bemerkenswerte Studie, die kürzlich ein Psychologenteam von der kalifornischen Stanford-University veröffentlicht hat, zeigt, dass der individuelle „Geist" in erheblichem Maße unsere Körperfunktionen beeinflussen kann, und dass dieser Einfluss sogar bedeutsamer sein kann als der Effekt einer genetischen Variante. Bereits in Kap. 3 haben wir gesehen, wie bedeutsam die Erwartung den Effekt einer Arzneimitteltherapie beeinflussen kann. Wir kennen sie, wenn der Effekt positiv ist, als Placeboeffekt, im umgekehrten Fall, wenn also die Erwartung negative Auswirkungen (zum Beispiel Nebenwirkungen) hat, als Noceboeffekt. Die amerikanischen Forscher untersuchten, welche physiologischen Auswirkungen bei gesunden Probanden alleine die *Kenntnis* ihres Genotyps (also des genetischen Musters) hinsichtlich bestimmter Körperfunktionen haben würden [20]. Dazu führten sie zwei Experimente zur Rolle von Risikogenen für eine Adipositas („Fettsucht", siehe auch Kap. 2) durch. Im ersten bestimmten sie bei 116 Probanden den Genotyp eines Gens, das Einfluss auf die Ausdauerleistung hat. Bei einer bestimmten Variante des Gens sind Menschen leistungsfähiger als bei einer anderen Ausprägung, und das wiederum senkt ihr Adipositas-Risiko. Nach der Testung wurden alle Probanden einem Leistungstest auf einem Laufband unterzogen. Erst danach wurde ihnen mitgeteilt, ob sie Träger der „Hochrisiko"-Variante oder der „protektiven" Variante des Gens seien. Dabei entsprach das mitgeteilte Ergebnis jedoch nicht unbedingt dem wahren Ergebnis der Testung. Das heißt, einem Teil der Probanden, die eigentlich der Hochrisikogruppe angehörten, wurde mitgeteilt, dass sie über den protektiven Genotyp verfügten, und umgekehrt sagte man einem Teil der Probanden, die eigentlich die protektive Variante aufwiesen, dass man bei ihnen die Hochrisikovariante gefunden habe. Unmittelbar nach der Aufklärung unterzog man sie einem zweiten Test auf dem Laufband, bevor man sie danach natürlich über die wahren Verhältnisse aufklärte. Die Leistung der Probanden, denen man vor dem zweiten Durchgang gesagt hatte, dass sie den protektiven Genotyp aufwiesen, veränderte sich nicht. Probanden jedoch, die die Mitteilung erhalten hatten, dass sie die genetische Hochrisikovariante aufwiesen, verschlechterten sich bei der zweiten Testung in verschiedenen Leistungsparametern signifikant. Der interessanteste Befund aber: Der Effekt der Mitteilung über einen bestimmten Genotyp auf die Leistungsfähigkeit war hinsichtlich verschiedener Messgrößen größer als der Effekt des wahren Genotyps! Das heißt, dass der Erwartungseffekt eine stärkere Wirkung auf die Physiologie hatte als das Gen, oder, um es noch kürzer zu fassen: „Mind over Matter"!

Um ihre Befunde weiter abzusichern, unternahmen die Stanford-Wissenschaftler ein zweites, ähnliches Experiment: Diesmal wurden 107 gesunde Probanden hinsichtlich eines Gens charakterisiert, das als eines der bedeutsamsten Risikogene für die Entwicklung einer Adipositas gilt. Probanden mit der Hochrisikovariante sind weniger schnell gesättigt; das spiegelt sich auch physiologisch in einer verringerten Ausschüttung von Darmpeptiden, die dem Körper ein Sättigungsgefühl signalisieren. Zeigt man Probanden mit dieser genetischen Variante Bilder von Nahrungsmitteln, so reagieren sie in bestimmten Hirnregionen, die Appetit und Belohnung signalisieren, mit einer stärkeren Aktivierung. Nach einer standardisierten Mahlzeit maß man bei allen Probanden das subjektive Sättigungsgefühl und die Freisetzung des Sättigungspeptids „glucagon-like peptide 1" (GLP-1). Danach teilte man – wiederum unabhängig von ihrem „wahren" Genotyp – der Hälfte der Probanden mit, dass sie Träger der Hochrisikovariante des Gens seien, die andere Hälfte wurde über das Vorliegen der „protektiven" Variante informiert. Bei einer zweiten Mahlzeit, eine Woche später, wiederum nach Zusammensetzung und Energiegehalt völlig standardisiert, maß man wieder die subjektive Sättigung und die Freisetzung des Peptids. Die Ergebnisse waren noch eindrucksvoller als im ersten Experiment. Unabhängig von ihrer „wahren" genetischen Ausstattung hatten Probanden, die glaubten, sie seien genetisch „geschützt", nach Einnahme der gleichen Mahlzeit eine erheblich stärkere Ausschüttung des Hormons GLT-1 und, damit einhergehend, ein sehr viel stärkeres Sättigungsgefühl als die Probanden, denen man gesagt hatte, sie seien Träger des Risikogens. Und auch bei diesem zweiten Experiment waren die Effekte des „mitgeteilten" Genotyps, also der Erwartung, deutlich größer als die des „wahren" Genotyps. [20].

Hier schließen sich viele Fragen an. Was bedeutet es, wenn immer mehr Menschen immer mehr Informationen über ihre Gene gewinnen? Inzwischen holt einer von 25 Amerikanern, das sind 4 % der Bevölkerung, solche personalisierten Informationen ein, und ihre Zahl steigt schnell. Im Jahr 2017 ließen sich mehr Amerikaner genetisch auf irgendwelche Krankheitsrisiken testen als in allen Jahren davor zusammengenommen [21]. Bei der Erörterung von Genen, die unser Risiko für Brustkrebs oder die Alzheimer-Erkrankung beeinflussen, haben wir gesehen, dass dieser Einfluss erheblich sein kann. Im letzten Kapitel haben wir aber auch festgestellt, dass das Risiko für eine Demenz nicht in Stein gemeißelt ist, sondern in ganz bedeutsamem Maße durch Lebensstilfaktoren beeinflusst – also gesenkt (!) – werden kann. Und die hier geschilderten Studien aus Stanford zeigen, dass die Effekte von Genen mit kleinem Effekt unbedeutend sein können gegenüber Erwartungs-, Placebo- oder Noceboeffekten.

Gerade das Beispiel der Gewichtsregulation zeigt, aus welch unterschiedlichen Perspektiven man das Problem des Übergewichts betrachten kann. Natürlich regelt die Interaktion zwischen Genen und Umweltfaktoren auch unseren Energiestoffwechsel und damit letztendlich, ob wir unter-, normal- oder übergewichtig sind. Wie bedeutsam dabei Umweltfaktoren sind, zeigt die weltweit enorm anwachsende Häufigkeit von Übergewicht und Adipositas (Fettsucht) in den letzten Jahrzehnten. Diese Thematik ist ausführlich in Kap. 2 besprochen worden. Auch dieser Gegenstand ist ein exzellentes Beispiel dafür, wie die medizinische Forschung die Wahrnehmung der Problematik beeinflusst. Mit der Wahrnehmung wird aber auch unser aller Umgang damit gesteuert. So heißt es in der Einleitung zu einer großen Übersicht in der renommierten Fachzeitschrift Lancet Diabetes Endocrinology:

> „Genomweite Assoziationsstudien (GWAS) haben mehr als 300 Einzelnukleotidpolymorphismen (SNPs; [single nucleotide polymorphism; eine Variante in unserem Genom, die Menschen untereinander unterschiedlich macht) für BMI, Taille-Hüft-Verhältnis und andere Adipositasmerkmale identifiziert. Es gibt zwar Grund zu hoffen, dass diese Entdeckungen schließlich zu neuen Präventionsmaßnahmen und Therapeutika gegen Fettleibigkeit führen. Diese Entwicklungen werden jedoch Zeit in Anspruch nehmen, da sie ein detailliertes mechanistisches Verständnis darüber erfordern, wie ein SNP den Phänotyp beeinflusst (und diese Informationen sind weitgehend noch nicht verfügbar)." [22].

In dieser Arbeit wird der genetische Anteil (die sog. Heritabilität) an der Fettleibigkeit mit 40–70 % angegeben, und „Therapeutika gegen Fettleibigkeit" sind – natürlich – Medikamente. In der gleichen Ausgabe des Journals heißt es dazu:

> „Eine gesunde Lebensführung ist die Grundlage der Behandlung der Adipositas. Ein Gewichtsverlust kann jedoch zu physiologischen Anpassungen führen, die die Gewichtszunahme fördern. Das heißt, dass Veränderungen des Lebensstils alleine in der Regel nur zu einem geringen Gewichtsverlust führen, der schwer zu halten ist. Bei anderen Stoffwechselkrankheiten stellt die Pharmakotherapie eine akzeptierte Ergänzung zu Veränderungen des Lebensstils dar." [23].

Immerhin konstatieren die Autoren dieser Arbeiten, dass Veränderungen des Lebensstils die Grundlage der Adipositas-Behandlung sind, um dann darauf hinzuweisen, dass diese Maßnahmen nicht ausreichend sein werden. Auch hier müssen wir uns die Frage stellen, ob es die richtige Strategie ist, der weltweiten Adipositas-Pandemie durch eine Arzneimitteltherapie zu begegnen. Wir wissen, dass es vor allem Veränderungen unserer Lebensbedingungen waren und sind, die die Häufigkeit von Übergewicht und Adipositas in den letzten Jahrzehnten dramatisch ansteigen lassen haben. Und wir wissen auch, dass mit der Zunahme der Häufigkeit von Übergewicht auch das Risiko für viele andere Krankheiten ansteigt, und dazu zählen nicht nur die Zuckerkrankheit, sondern auch Krankheiten, die wir mit den Mitteln der High-Tech-Medizin bekämpfen, zum Beispiel: Krebs. Und weiter wissen wir, dass Übergewicht und Depression miteinander assoziiert sind, sie scheinen in vielen Fällen sogar zwei Seiten derselben Medaille zu sein (siehe auch Kap. 2). Sollten wir uns nicht, bevor wir mit den Mitteln der modernen Hochleistungsmedizin in unsere Biologie eingreifen, zunächst fragen, wie wir unsere Umwelt und unseren Lebensstil wieder lebensfreundlicher gestalten?

Ich möchte hier noch ein ganz beliebiges Beispiel – es ließen sich leicht Tausende davon finden – aus der medizinischen Fachliteratur zitieren, das zeigt, wie die vermeintlich so wertfreie Wissenschaft unsere Wahrnehmung von uns selbst prägt. Unzählige Studien der letzten Jahre und Jahrzehnte legen nahe, dass chronischer Stress zu einer milden Entzündungsreaktion des Körpers führt. Das kann man nicht nur im Tierversuch nachweisen, sondern auch beim Menschen. Tiere, zum Beispiel Ratten, zeigen dann auch in Neurobiologie und Verhalten Charakteristika, wie sie ähnlich beim

Menschen im Rahmen von Depressionen beobachtet werden können. Tatsächlich legen viele Untersuchungen an Menschen mit Depressionen nahe, dass hier ähnliche Mechanismen wirksam sind. Offenbar setzt Stress bestimmte immunologische Reaktionen in Gang, die bei Tieren wie auch beim Menschen zu Unwohlsein und Niedergeschlagenheit, und dann letztendlich auch zur Depression, führen. Eine sehr charakteristische aktuelle wissenschaftliche Arbeit fasst die typische Herangehensweise an die Problematik so zusammen:

> „Mit 300 Mio. betroffenen Patienten weltweit hat die Depression den größten Anteil an der weltweiten Krankheitslast. Der anhaltende Mangel an Fortschritten bei der Pharmakotherapie steht im krassen Gegensatz zu dem Ausmaß der Pandemie der Krankheit. Veränderungen der Entzündungswege bei depressiven Patienten, einschließlich veränderter zirkulierender proinflammatorischer Cytokine, wurden als potenzieller pathophysiologischer Mechanismus vorgeschlagen. Der P2X7-Rezeptor (P2X7R) spielt eine wichtige Rolle bei der Regulierung der Freisetzung von Interleukin-1b und anderen Cytokinen. Die umfassende Untersuchung der P2X7R-Gln460Arg-Missense-Mutation (rs2230912), die mit schweren Depressionen und bipolaren Störungen in Verbindung gebracht wurde, hat wesentlich dazu beigetragen, P2X7R als potenziellen genetischen Risikofaktor zu bestätigen. Wir schlagen vor, dass P2X7R ein potenzielles Ziel mit guten Aussichten für eine therapeutische Intervention bei depressiven Störungen ist." [24].

Was hier im typischen medizinischen Fachchinesisch formuliert ist, kann man einfacher auch so ausdrücken: „Eine Depression geht mit einer milden, chronischen Entzündungsreaktion einher (vielleicht ist sie sogar deren Folge). Also behandeln wir die Depression dadurch, dass wir die Entzündungsreaktion hemmen". Es steht außer Frage, dass biologische Prozesse eine bedeutsame Rolle bei der Entstehung von Depressionen spielen. Aber werden wir der Pandemie mit 300 Mio. davon Betroffener Herr, indem wir Substanzen entwickeln, die die Immunreaktion auf Stress beeinflussen? Ist es nicht mindestens ebenso sinnvoll zu fragen, wie und warum sich unsere Lebensbedingungen so verändert haben, dass immer mehr Menschen unter Veränderungen der Funktion ihres Immunsystems – neben zahlreichen anderen körperlichen Fehlfunktionen – leiden, und das dann letztendlich zu einer Depression führt? Es ist gut und wichtig, dass wir die biologischen Grundlagen unseres Verhaltens erforschen. Wir haben in den letzten Jahrzehnten ein enormes Wissen darüber angehäuft, welche Veränderungen des Körpers – und insbesondere des Gehirns – mit einer Depression einhergehen. Aber das ist genau die entscheidende Formulierung: *Sie gehen mit der*

Depression einher, aber wir wissen nicht (wie es die Formulierungen aus der oben zitierten Publikation suggeriert), ob sie die *Ursache* für die Depression sind. Ebenso ist denkbar, dass die Fehlfunktion des P2X7R-Rezeptors, der als „ein potenzielles Ziel für eine therapeutische Intervention bei depressiven Störungen" identifiziert wird, eine *Folge* der Depression ist. Es gibt unzweifelhaft gut bekannte körperliche Ursachen für eine Depression. Behandelt man beispielsweise Menschen mit bestimmten Erkrankungen wie einer multiplen Sklerose (MS) mit Beta-Interferon, so erkranken viele so Behandelte an einer Depression. Interferon greift in bedeutsamer Weise in die Funktion des Immunsystems ein, und gerade solche Beobachtungen legen nahe, dass die Funktion des Immunsystems in bestimmten Fällen eine wichtige Rolle für unsere psychische Verfassung spielt. Das bedeutet aber nicht, dass es immer eine gestörte Immunfunktion ist, die einer Depression *zugrunde* liegt. Tatsächlich mag es in den meisten Fällen andersherum sein, oder, was noch plausibler ist: Es handelt sich um zwei Seiten eines Phänomens, das wir künstlich trennen, obwohl es nicht zu trennen ist. Wir konstruieren eine Trennung von Körper und Geist und suggerieren damit, dass hier eine kausale Bedingtheit besteht. Die moderne Biomedizin – und ganz besonders die biologische Psychiatrie – betrachtet den Geist als Epiphänomen körperlicher Prozesse. Wenn dem so wäre, wären wir tatsächlich dem Diktat unserer Gene ausgeliefert – wir hätten buchstäblich keine Wahl.

Tatsächlich zeigt die Studie von der Stanford-University, dass wir viel mehr Wahlmöglichkeiten haben, als uns die moderne, genzentrierte Biomedizin suggeriert. Wir sind durchaus nicht streng durch unsere Gene determiniert! Wir haben in Kap. 6 zahlreiche Beispiele dafür diskutiert, welchen Einfluss unsere individuelle Lebensweise auf unsere körperliche und psychische Gesundheit hat. Wir können aber tatsächlich auch unsere Lebensumwelt in einer Weise gestalten, dass wir darin nicht nur größeres psychisches Wohlbefinden erleben, sondern auch unseren Körper wieder als gesünder erleben. Damit werden wir auch die Grenzen zwischen Körper und Geist, die unser Verständnis von uns selbst immer schärfer gezogen hat, wieder unschärfer machen.

In ihrer weltberühmt gewordenen „Counterclockwise" (deutsch: gegen den Uhrzeigersinn) –Studie, die sie im Herbst 1981 durchführte, hat die Harvard-Psychologin Ellen Langer in eindrucksvoller Weise gezeigt, wie die persönliche Einstellung (der „Mindset"; auch mit diesem Titel hat sie ein Buch geschrieben) selbst vermeintlich so stark biologische determinierte Prozesse wie das Altern beeinflussen kann [25]. Langer und ihr Team rekrutierten zwei Gruppen von jeweils acht alten Männern, die in ihren späten Siebzigern oder frühen Achtzigern waren. Beide Gruppen wurden dann in dafür speziell präparierten Räumen eine Woche lang isoliert. Diese Räume boten ein exaktes Abbild der Umgebung der Probanden, wie sie zwanzig Jahre zuvor, im Jahr 1959, gewesen war. Es wurde Musik aus eben jenem Jahr gespielt, und Filme, die gezeigt wurden, stammten ebenso aus dem Jahr 1959 wie die zur Verfügung gestellten Zeitungen und Bücher. Die eine Gruppe (die experimentelle Gruppe) von alten Menschen wurde nun instruiert, sich genau so zu verhalten, wie es ihrer Lebenssituation zwanzig Jahre zuvor entsprochen hatte. Sie wurden aufgefordert, eine kurze Autobiografie zu verfassen, als seien sie aktuell im Jahr 1959, und Fotos mitzubringen, die sie im Jahr 1959 zeigten. Jedes Gespräch sollte im Präsens, so als habe es tatsächlich 1959 stattgefunden, geführt werden. Die Kontrollgruppe lebte eine Woche später unter exakt den gleichen räumlichen Bedingungen. Diese Gruppe sollte jedoch einen Lebenslauf in der Vergangenheitsform verfassen, und die Bilder, die ihre Mitglieder mitbrachten, zeigten sie im Jahr 1981. Zudem wurden sie instruiert, zwar in Erinnerungen an 1959 zu schwelgen, über diese jedoch in der Vergangenheitsform zu sprechen. Über die Instruktionen an die Mitglieder der Experimentalgruppe schreibt Langer in ihrem Buch:

> „Wir gehen zu einem sehr schönen Retreat, wo wir leben werden, als sei es 1959. Offensichtlich bedeutet das, dass niemand etwas diskutieren kann, was nach September 1959 passiert ist. Es ist Ihre Aufgabe, einander dabei zu helfen. Es ist eine schwierige Aufgabe, denn wir bitten Sie nicht, *so zu handeln*, als sei es 1959, sondern einfach *so zu sein*, wie Sie 1959 waren. Wir haben guten Grund zu glauben, dass wenn Sie das so umsetzen, Sie sich auch so gut fühlen werden wie Sie es 1959 getan haben." [25].

Die Ergebnisse der Studie waren bemerkenswert, und sie erregten so viel internationale Aufmerksamkeit, dass sie dem New York Times Magazine noch 2014 eine große Story wert waren: „Was ist, wenn das Alter nichts anderes ist als ein Mindset?" [26]. Beide Gruppen von Männern verbesserten sich in vielen der Parameter, anhand derer man ihren Gesundheitszustand erfasste. Nach nur einer Woche hörten sie besser, sie hatten ein besseres Gedächtnis und sie hatten an Gewicht zugenommen. Die Experimentalgruppe gewann an Gelenkbeweglichkeit und an Fingerlänge, weil sich Symptome einer Arthritis verbesserten. 63 % der Probanden in der Experimentalgruppe und 44 % in der Kontrollgruppe verbesserten ihren Intelligenzquotienten. Die Körpergröße nahm zu, Haltung und Standsicherheit verbesserten sich. Schließlich wurden unbeteiligte Personen, die nicht über das Studienziel informiert waren, gebeten, Fotos der Studienteilnehmer, die nach Ablauf der Woche aufgenommen worden waren, hinsichtlich des Alters der abgebildeten Personen zu beurteilen. Nach einer Woche wurden die Teilnehmer der Experimentalgruppe nicht nur signifikant jünger eingeschätzt als vor Beginn des Retreats, sondern auch jünger als die Personen der Kontrollgruppe.

Ellen Langer geht in ihrem Buch der Frage nach, in welchem Maße der Geist den Körper beeinflussen kann. Sie schreibt: „Wenn der Geist an einem wirklich gesunden Ort ist, wäre der Körper es ganz genauso, und wir könnten unsere körperliche Gesundheit verändern, indem wir unseren Geist verändern." [25]. Langer hat dabei eine sehr individuelle Perspektive: Sie postuliert, dass der Einzelne durch seinen Geist seine persönliche Gesundheit beeinflussen kann. In diesem Buch gehe ich über diese Perspektive jedoch noch hinaus. Vor allem in diesem Kapitel und dann im dritten Teil des Buches zeige ich, dass der Mensch nur zum (kleinen?) Teil ein Opfer seiner Gene ist, die ein genetisches Programm entfalten. Er ist vor allem ein Gestalter seiner Lebensumgebung, und mit der Gestaltung seiner Lebensumgebung hat er tatsächlich die Wahl über seine Gesundheit, und Gesundheit hier – ganz im Sinne der Definition der WHO – nicht nur verstanden als das Fehlen von Krankheit oder Gebrechen, sondern einen Zustand des vollständigen körperlichen, geistigen und sozialen Wohlergehens [27]. Verstehen wir uns als, wenn auch unfassbar komplexe, biologische Maschinen, die wir nur ausreichend gut verstehen müssen, um sie dann so zu steuern, dass sie zukünftig auch mit den widrigsten Lebensbedingungen fertig werden? Werden wir zukünftig, wenn wir verstanden haben, wie unsere Gene auch unser psychisches Befinden steuern, unser Genom so optimieren – zum Beispiel durch Präimplantationsdiagnostik –, dass unsere Nachkommen resilienter, also widerstandsfähiger, gegenüber lebensfeindlichen Lebens-, Arbeits- und Umweltbedingungen sind? Werden wir durch einen Cocktail maßgeschneiderter, auf unsere individuelle Biologie abgestimmter Medikamente unsere Fähigkeit, mit diesen Bedingungen umzugehen, verbessern?

In den letzten Jahrzehnten haben wir uns zu diesem reduktionistischen Menschenbild entwickelt, und es scheint, als habe uns das nicht gutgetan. Während unsere körperliche Gesundheit, oft mithilfe zahlreicher Medikamente, besser geworden ist und wir länger leben, hat sich unsere psychische Gesundheit offensichtlich deutlich verschlechtert. Immer mehr, gerade auch junge Menschen fühlen sich von den Ansprüchen einer immer komplexeren Arbeitsumgebung überfordert, soziale Beziehungen werden durch „soziale Netzwerke" ersetzt. Wir haben in Kap. 3 gesehen, dass sich der Verbrauch von Antidepressiva in Deutschland in den letzten 15 Jahren verdoppelt hat. In den USA nehmen 12 % der über 12 Jahre alten Menschen ein Antidepressivum, die meisten davon schon fünf Jahre lang oder sogar länger. Die psychiatrische Forschung scheint einen verzweifelten Abwehrkampf zu führen: Während immer mehr Details zur Funktionsweise unseres Gehirns angehäuft werden, immer mehr subtile biologische Funktionsstörungen bei psychiatrischen Erkrankungen gefunden werden, ist weiterhin völlig unklar, wie psychisches Erleben an Hirnfunktion gekoppelt ist oder aus dieser entsteht. Die enormen wissenschaftlichen Erkenntnisse der Hirnforschung der letzten Jahrzehnte kommen kaum beim Patienten an. So bekannte Tom Insel, der damalige Direktor der amerikanischen Institutes of Mental Health (NIMH; die wichtigste Behörde für die psychiatrische Forschung und ihre Finanzierung in den USA) nach seinem Wechsel zu Google 2015:

> „In meinen 13 Jahren am NIMH habe ich wirklich die Erforschung der Neurobiologie und der Genetik psychischer Störungen vorangetrieben. Wenn ich zurückblicke, dann glaube ich, dass es mir gelungen ist, die Publikation einer Menge richtig cooler Papers durch coole Wissenschaftler zu ziemlich hohen Kosten – ich denke, etwa 20 Milliarden Dollar – zu unterstützen. Was wir nicht erreicht haben, ist die Reduktion von Suizidraten, die Reduktion von Krankenhausaufnahmen oder auch die echte Erholung („Recovery") der Dutzenden von Millionen Menschen mit psychischen Störungen. Dafür mache ich mich selbst verantwortlich." [28].

Neurobiologie und Genetik sind ganz sicher wichtige Determinanten psychischer Störungen, womöglich ebenso wichtig wie bei Krebserkrankungen. Aber sie bestimmen uns nicht. Ellen Langer hat in ihrer Counterclockwise-Studie angedeutet, in welch profunder Weise die Geisteshaltung, der „Mindset", des einzelnen Menschen seinen Körper beeinflussen kann.

Die zentrale These dieses Buches ist, dass der Mensch durch sein individuelles psychisches Erleben nicht nur sein persönliches Schicksal – und damit auch sein psychisches und körperliches Wohlbefinden – selbst bestimmen kann. Er kann auch seine soziale Umgebung so gestalten, dass die Individuen, die eine Gesellschaft ausmachen, ein besseres Leben haben. Und es ist nicht nur die individuelle Haltung des einzelnen Menschen, die sein Schicksal maßgeblich beeinflusst. Es ist heute wahrscheinlich noch viel mehr die Geisteshaltung einer ganzen Gesellschaft, die die Richtung bestimmt, in die sie sich entwickelt, und mit ihr die Richtung der Individuen, die diese Gesellschaft ausmachen. Wir reden also nicht nur von einem „Mindset" des Individuums, sondern vom „Mindset" einer ganzen sozialen Gemeinschaft. In hierarchisch organisierten biologischen Systemen wirkt die „höhere", komplexere Ebene der Hierarchie auf die „niedrigeren" Ebenen kausal zurück. Bereits in Kap. 4 haben wir – im Zusammenhang mit der Diskussion von Placebo- und Noceboeffekten – gelernt, dass der amerikanische Psychologe Donald T. Campbell den Begriff der „Abwärtskausalität"(„Downward Causation") prägte. In einem vielbeachteten Artikel („Abwärtskausalität in hierchisch organisierten biologischen Systemen") schrieb er schon 1974:

„Die Gesetze des übergeordneten [...] Systems bestimmen teilweise die Verteilung von Ereignissen und Substanzen auf niedrigerer Ebene. Die Beschreibung eines Phänomens auf mittlerer Ebene wird nicht abgeschlossen, indem seine Möglichkeit und Implementierung auf niedrigerer Ebene beschrieben werden. Das Vorhandensein, die Häufigkeit oder die Verbreitung (alles für eine vollständige Erklärung biologischer Phänomene erforderlich) erfordern häufig auch die Bezugnahme auf Gesetze einer höheren Organisierungsebene. [...] Alle Prozesse auf den unteren Hierarchieebenen werden durch die Gesetze der höheren Ebenen eingeschränkt und handeln in Übereinstimmung mit diesen." [29].

Dieses Prinzip steht in fundamentalem Gegensatz zum zentralen Prinzip des Reduktionismus: „Alle Prozesse auf den höheren Hierarchieebenen werden durch die Gesetze der niedrigeren Ebenen, einschließlich der Ebenen der subatomaren Physik, eingeschränkt und handeln in Übereinstimmung mit diesen." [29]. Dieses Prinzip wird niemand ernsthaft infrage stellen. Komplexe Hirnfunktion ist nicht denkbar ohne das subtile Zusammenspiel von Milliarden von Nervenzellen, und komplexes psychisches Erleben ist nicht denkbar ohne ein intaktes Gehirn. Das wird spätestens dann sehr deutlich, wenn uns eine demenzielle Erkrankung unserer höchsten Hirnfunktionen beraubt. Aber lassen sich Bewusstsein und individuelles psychisches Erleben alleine durch die Gesetze der Neurophysiologie (oder gar durch die Gesetze der Teilchenphysik) erklären? Noch niemand hat bis heute in Begriffen von Physik, Biologie oder Chemie erklären können, wie Gedanken entstehen. Umgekehrt habe ich in diesem Kapitel Beispiele gegeben, wie die Kraft des „Geistes" unsere Physiologie beeinflusst. Und unsere sozialen Systeme beeinflussen in bedeutsamem Maße, wie die Individuen, die diese sozialen Systeme ausmachen, funktionieren und miteinander interagieren. Darauf werde ich in Kap. 8 zurückkommen.

Der Wiener Psychiater Viktor Frankl hat in seinem bedeutenden Buch „Man's search for meaning" (deutsch: „Trotzdem Ja zum Leben sagen"; die Zitate sind Übersetzungen des Autors aus der englischen Version) den Gegenentwurf zum Modell der modernen Biomedizin niedergelegt:

> „Ebenso hat jeder Mensch die Freiheit, sich jederzeit zu ändern. Daher können wir seine Zukunft nur im großen Rahmen einer statistischen Erhebung vorhersagen, die sich auf eine ganze Gruppe bezieht. Die individuelle Persönlichkeit bleibt jedoch im Wesentlichen unvorhersehbar. Die Grundlage für alle Vorhersagen bilden biologische, psychologische oder soziologische Bedingungen. Eines der Hauptmerkmale der menschlichen Existenz ist jedoch die Fähigkeit, sich über solche Bedingungen zu erheben und über sie hinauszuwachsen. Der Mensch ist in der Lage, die Welt zum Besseren zu verändern und nötigenfalls sich selbst zum Besseren zu verändern." [30].

Können Worte besser die Situation des Menschen in einer Welt, die den Einzelnen in seinem Denken, Fühlen und Handeln nur noch als biologischen Mechanismus, der zwischen einerseits genetischen und biologischen, andererseits Umweltfaktoren vermittelt, besser beschreiben als diese vor mehr als 50 Jahren geschriebenen Sätze?

Worin Frankl wohl fundamental irrte, ist seine Prognose: „Zu lange Zeit – eigentlich für ein halbes Jahrhundert – versuchte die Psychiatrie, den menschlichen Geist lediglich als Mechanismus zu interpretieren, und folglich die Therapie psychischer Erkrankungen lediglich in Form einer Technik. Ich glaube, dass dieser Traum ausgeträumt ist. Was jetzt am Horizont auftaucht, sind nicht die Skizzen einer psychologisierten Medizin, sondern die einer humanisierten Psychiatrie." Leider ist das Gegenteil eingetreten. Die Medizin, und an der Spitze die Psychiatrie als die Disziplin, die sich mit dem befasst, was den Menschen ausmacht, seinem Geist und seiner Seele, ist geistlos und inhuman geworden. Ich bin zutiefst davon überzeugt, dass es auch anders geht, wiederum Frankl folgend: „Der Mensch ist nicht vollständig konditioniert und determiniert, sondern er entscheidet sich selbst, ob er Bedingungen nachgibt oder sich ihnen widersetzt. Mit anderen Worten, der Mensch ist letztlich selbstbestimmt. Der Mensch existiert nicht einfach, sondern entscheidet immer, was sein Dasein sein wird, was er im nächsten Moment sein wird." [30]. Und: Es geht nicht nur anders, es muss auch anders gehen. Denn sonst werden wir, wenn wir unseren biologischen Zweck erfüllt haben, im Pflegeheim auf unser Ende warten, von Pflegerobotern versorgt, und wir werden das für selbstverständlich halten.

Literatur

1. New York Times (2013) Angelina Jolie: my medical choice. New York Times, 14. Mai. https://www.nytimes.com/2013/05/14/opinion/my-medical-choice.html?hp. Zugegriffen: 11. Mai 2020
2. New York Times. Experts back Angelina Jolie pitt in choices for cancer prevention. New York Times, 24. März 2015. https://www.nytimes.com/2015/03/25/science/experts-back-angelina-jolie-pitt-in-choices-for-cancer-prevention.html. Zugegriffen: 11. Mai 2020
3. New York Times (2014) There's cancer in my future. How am i supposed to feel? New York Times, 19. Oktober. https://parenting.blogs.nytimes.com/2014/10/19/theres-cancer-in-my-future-how-am-i-supposed-to-feel/. Zugegriffen: 11. Mai 2020
4. New York Times (2013) Jolie's disclosure of preventive mastectomy highlights dilemma. New York Times, 14. Mai. https://www.nytimes.com/2013/05/15/health/angelina-jolies-disclosure-highlights-a-breast-cancer-dilemma.html. Zugegriffen: 11. Mai 2020
5. Handyside AH, Lesko JG, Tarín JJ et al (1992) Birth of a normal girl after in vitro fertilization and preimplantation diagnostic testing for cystic fibrosis. N Engl J Med 327:905–909
6. Bu G (2009) Apolipoprotein E and its receptors in Alzheimer's disease: pathways, pathogenesis and therapy. Nat Rev Neurosci 10:333–344
7. Corder EH, Saunders AM, Strittmatter WJ et al (1993) Gene dose of apolipoprotein E type 4 allele and the risk of Alzheimer's disease in late onset families. Science 261:921–923
8. Corder EH, Saunders AM, Risch NJ et al (1994) Protective effect of apolipoprotein E type 2 allele for late onset Alzheimer disease. Nat Genet 7:180–184
9. Ripke S et al (2014) Schizophrenia working group of the psychiatric genomics consortium biological insights from 108 schizophrenia-associated genetic loci. Nature 511:421–427
10. Kendler KS (2005) „A gene for...": the nature of gene action in psychiatric disorders. Am J Psychiatry 162:1243–1252
11. Vassos E, Pedersen CB, Murray RM et al (2012) Meta-analysis of the association of urbanicity with schizophrenia. Schizophr Bull 38:1118–1123
12. Jongsma HE, Jones PB (2018) Weaving causal explanations of schizophrenia in urban areas: the role of gene-environment selection. JAMA Psychiatry 75:878–880
13. Jongsma HE, Gayer-Anderson C, Lasalvia A et al (2018) European network of national schizophrenia networks studying gene-environment interactions work package 2 (EU-GEI WP2) group. Treated incidence of psychotic disorders in the multinational EU-GEI study. JAMA Psychiatry 75:36–46

14. Engemann K, Pedersen CB, Agerbo E et al (2020) Association between childhood green space, genetic liability, and the incidence of schizophrenia. Schizophr Bull May 16:sbaa058. doi: https://doi.org/10.1093/schbul/sbaa058
15. Walters RK, Polimanti R, Johnson EC et al (2018) Transcestral GWAS of alcohol dependence reveals common genetic underpinnings with psychiatric disorders. Nat Neurosci 21:1656–1669
16. Nöthen MM, Degenhardt F, Forstner AJ (2019) Durchbrüche im Verständnis der molekularen Ursachen psychiatrischer Störungen. Nervenarzt 90:99–106
17. McGowan PO, Sasaki A, D'Alessio AC et al (2009) Epigenetic regulation of the glucocorticoid receptor in human brain associates with childhood abuse. Nat Neurosci 12:342–348
18. O'Donnell KJ, Chen L, MacIsaac JL et al (2018) DNA methylome variation in a perinatal nurse-visitation program that reduces child maltreatment: a 27-year follow-up. Transl Psychiatry 8:15
19. Binder EB (2019) Umwelt und Epigenetik. Nervenarzt 90:107–113
20. Turnwald BP, Goyer JP, Boles DZ et al (2019) Learning one's genetic risk changes physiology independent of actual genetic risk. Nat Hum Behav 3:48–56
21. Regalado A (2017) Was the year consumer DNA testing blew up. MIT technology review, 2. Februar 2018. https://www.technologyreview.com/s/610233/2017-was-the-year-consumer-dna-testing-blew-up/. Zugegriffen: 11. Febr. 2020
22. Goodarzi MO (2018) Genetics of obesity: what genetic association studies have taught us about the biology of obesity and its complications. Lancet Diabetes Endocrinol 6:223–236
23. Bessesen DH, Van Gaal LF (2018) Progress and challenges in anti-obesity pharmacotherapy. Lancet Diabetes Endocrinol 6:237–248
24. Deussing JM, Arzt E (2018) P2X7 receptor: a potential therapeutic target for depression? Trends Mol Med 24:736–747
25. Langer EJ (2009) Counterclockwise. A proven way to think yourself younger and healthier. Hodder & Stoughton, London
26. New York Times (2014) What if age is nothing but a mindset? New York Times, 22. Oktober. https://www.nytimes.com/2014/10/26/magazine/what-if-age-is-nothing-but-a-mind-set.html. Zugegriffen: 11. Mai 2020
27. Weltgesundheitsorganisation (World Health Organization, WHO) (2014) Verfassung der Weltgesundheitsorganisation. WHO. https://www.admin.ch/opc/de/classified-compilation/19460131/201405080000/0.810.1.pdf. Zugegriffen: 11. Mai 2020
28. Insel T (2017) Star Neuroscientist Tom Insel Leaves the Google-Spawned Verily for … a Startup? Wired Magazine, 5. November. https://www.wired.com/2017/05/star-neuroscientist-tom-insel-leaves-google-spawned-verily-startup/. Zugegriffen: 11. Mai 2020
29. Campbell DT (1974) Downward causation in hierarchically organised biological systems. In: Ayala FJ, Dobzhansky T (Hrsg) Studies in the philosophy of biology: reduction and related problems. Macmillan, London, S 179–186
30. Frankl V (1962) Man's search for meaning. Beacon, Boston

Teil III

Wie wollen wir zukünftig leben? Ein Gegenentwurf zum „göttlichen Menschen" Hararis

Wir haben in Kap. 2 gesehen, dass der israelische Historiker Harari auf dem Standpunkt steht, dass Gesundheit und Wohlbefinden des Menschen der Zukunft durch Eingriffe in das Gehirn erreicht werden und nicht mehr durch Verbesserungen seiner Lebensverhältnisse. Das sei das Rezept von gestern. Er schreibt: „Vergessen Sie Wirtschaftswachstum, Sozialreformen und politische Revolutionen – um das globale Glücksniveau zu steigern, müssen wir die Biochemie des Menschen manipulieren." Ich habe in Kap. 3 ausführlich begründet, dass es naiv ist zu glauben, dass wir durch bessere Arzneimittel psychisches Leiden aus der Welt schaffen können. Schon Aldous Huxley hat vor bald 100 Jahren erkannt, dass solche Versuche in die Dystopie führen müssen. Hunderte Millionen Menschen überall auf der Welt versuchen jeden Tag, mit Substanzen – Alkohol, Kokain, Heroin und vielen anderen – ihr Empfinden von Leiden zu reduzieren und ihr Glücksempfinden zu steigern. Doch das gelingt nur kurzfristig, am Ende steht meist größeres Leid. In diesem Kapitel werde ich zeigen, dass es zahlreiche Ansätze gibt, die Welt, in der wir leben, so (weiter) zu verbessern, dass Depression, Angst und Sucht seltener und letztendlich beherrschbarer werden. Psychisches Leiden aber abschaffen zu wollen, bedeutet, das Sein des Menschen, wie er ist, grundsätzlich infrage zu stellen und in letzter Konsequenz Maschinenwesen erschaffen zu wollen.

In Kap. 6 haben wir gesehen, dass es grundsätzlich möglich ist, dass jeder Einzelne für sich Maßnahmen ergreift, um seine körperliche und vor allem auch seine psychische Gesundheit und sein Wohlbefinden zu erhalten und zu steigern. Das aber reicht bei weitem nicht aus. Was wäre es für eine Welt, in der jeder für sich verzweifelt versucht, sich durch gesunde Ernährung, Sport und Meditationstechniken bei Gesundheit zu erhalten, die sozialen Verhältnisse sich aber stetig verschlechtern? Das wäre eine ebenso dystopische Vision wie die, die Harari zeichnet. Nur in einer Welt, die eine Steigerung des Gemeinwohls zum Ziel hat, können Gesundheit und Wohlbefinden für den Einzelnen gedeihen. Es ist unsere Lebensumwelt, das, was uns alltäglich umgibt, wie wir wohnen, wie wir arbeiten, mit wem wir wie unsere sozialen Beziehungen gestalten, was ganz wesentlich darüber bestimmt, ob und wie zufrieden, vielleicht glücklich, wir mit unserem Leben sind. Das individuelle Gehirn zu manipulieren, um das Glück zu steigern, ist zum Scheitern verurteilt, das hat Harari in seiner Utopie des göttlichen Menschen sicherlich grotesk verkannt. Wie wir die Stellung von uns als Menschen in dieser Welt sehen, das heißt unser fundamentales Weltbild, beeinflusst auch, wie wir unser Gesundheitssystem gestalten. Sehen wir uns nur als deterministisch funktionierende Biomaschinen, so machen wir uns zu Spielfiguren im Konzert der medizinischen und IT-Großkonzerne.

Es gibt zahlreiche Einflussfaktoren unserer sozialen Umgebung, die unsere körperliche und vor allem unsere psychische Gesundheit – und Gesundheit wird hier erneut nicht nur einfach als Abwesenheit von Krankheit verstanden – maßgeblich bestimmen. Wir entscheiden, ob wir in unsere Biochemie eingreifen oder durch Formung unserer Lebensumwelt – Gestaltung von Arbeitsplätzen, Städten, vor allem aber auch unser Bildungssystem – unser künftiges Wohlbefinden erhalten und steigern. In dieser Welt gestaltet der Mensch seine Zukunft aktiv selbst, er schafft damit die Rahmenbedingungen seiner körperlichen und psychischen Gesundheit. Wir haben tatsächlich die Wahl!

8

Wie wir wohnen und leben

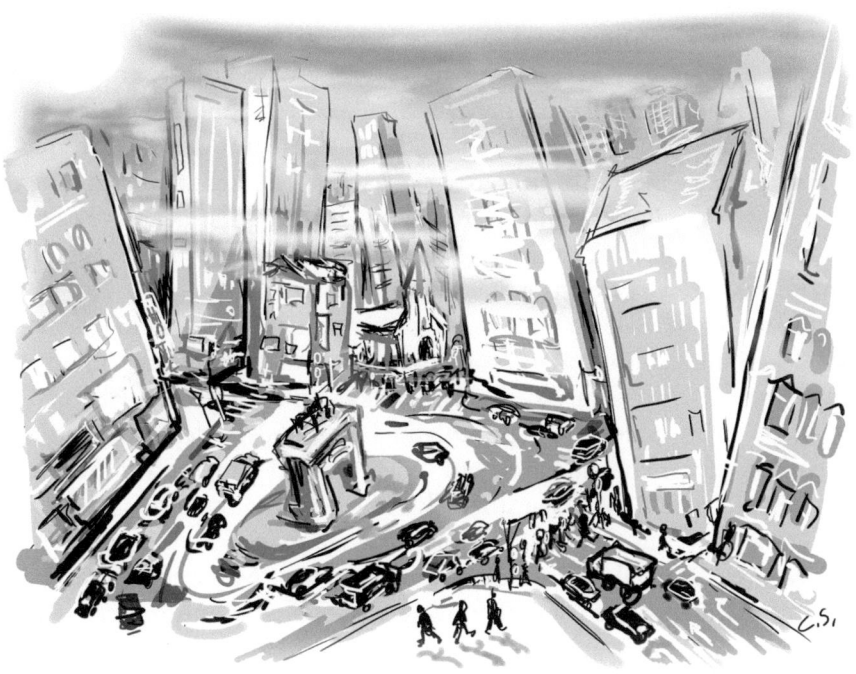

Nach den Zahlen der Vereinten Nationen lebten 1950 nur 30 % der Weltbevölkerung in Städten, 2018 lag dieser Anteil schon bei 55 % [1]. Bis 2050 soll er auf 68 % steigen. Dann könnten 2,5 Mrd. mehr Menschen als heute in Städten leben. 90 % dieses gewaltigen Anstiegs der städtischen

Bevölkerung wird in Städten Asiens und Afrikas stattfinden, ein Drittel davon in nur drei Staaten. In Indien werden 2050 400 Mio. Menschen *mehr* als heute in Städten leben, in China 250 Mio. und in Nigeria fast 200 Mio. Obwohl Asien heute noch eine deutlich ländlichere Struktur hat als Amerika oder Europa, leben hier bereits heute 54 % der Stadtbevölkerung (in Europa nur 13 %). Die Zahl der Menschen, die in ländlichen Gebieten wohnen, hat demgegenüber seit 1950 nur langsam zugenommen, sie lag 2018 bei 3,4 Mrd. Es wird erwartet, dass diese Zahl in wenigen Jahren ihren Peak erreicht und dann bis 2050 auf 3,1 Mrd. Menschen abnimmt. Die hier skizzierten Entwicklungen werden also am stärksten Länder mit überwiegend niedrigen bis mittleren Einkommen treffen, was diese vor besondere Herausforderungen stellt [1].

Schon heute lebt einer von acht Menschen in einer Megacity mit einer Einwohnerzahl von mehr als 10 Mio. Menschen. Die Stadt mit der höchsten Einwohnerzahl war 2018 Tokyo mit 37 Mio. Einwohnern, gefolgt von Neu-Delhi mit 29 Mio., Schanghai mit 26 Mio. und Mexiko City und Sao Paulo mit je 22 Mio. Die vier nächstgrößeren Städte Kairo, Mumbai, Peking und Dhaka, mit jeweils nahezu 20 Mio. Einwohnern, liegen sämtlich in Afrika und Asien. Und während die Megastädte auf diesen Kontinenten auch in den nächsten Jahrzehnten weiter scheinbar unaufhaltsam wachsen werden, sehen die Projektionen der UN ein Schrumpfen der Bevölkerungszahl von Tokyo voraus, sodass voraussichtlich im Jahr 2028 Neu-Delhi Tokyo als bevölkerungsreichste Stadt abgelöst haben wird.

In Deutschland, wie in den meisten Ländern mit höherem bis hohem Einkommen in Europa oder Nordamerika, verlief die Entwicklung weit weniger dynamisch als in Asien oder Afrika, und das wird auch bis 2050 so bleiben. 1950 lebten in Deutschland bereits 68 % der Bevölkerung in Städten, 2018 war dieser Anteil auf 77 % angestiegen, und 2050 werden es etwa 85 % sein. Die Gesamtbevölkerung wird dann leicht geschrumpft sein und wieder unter 80 Mio. liegen. Es wird auch weiter keine Megastädte geben. 2018 gab es in Deutschland nur vier Millionenstädte (Berlin, Hamburg, München und Köln), und das wird sich – zumindest nach den Schätzungen der UN – auch 2050 nicht geändert haben. Und auch die Zahl der Städte mit einer Einwohnerzahl zwischen 500.000 und einer Million – in 2018 waren dies elf – wird sich nicht ändern. Deutlich mehr als die Hälfte der deutschen Bevölkerung wird auch im Jahr 2050 in Städten leben, doch werden diese weniger als 300.000 Einwohner haben. Das bedeutet, dass die Probleme, die mit der Verstädterung einhergehen, in Deutschland wahrscheinlich weit weniger schwerwiegend sind als in den Megastädten Asiens und Afrikas. Es ist zu befürchten, dass dort das rasante Wachstum der Städte, wenn die Entwicklung der sozioökonomischen Verhältnisse nicht Schritt damit hält, besondere Herausforderungen an die Anpassungsfähigkeit des Menschen stellt.

Welche Auswirkungen auf die Gesundheit der Menschen – vor allem auf deren psychische Gesundheit – wird die zunehmende Verstädterung unseres Planeten haben? Werden die Vorteile des städtischen Lebens – z. B. besserer Zugang zum Gesundheits- und Bildungssystem, ein größerer und differenzierterer Arbeitsmarkt – die Nachteile aufwiegen? Der Berliner Psychiater Mazda Adli hat für die interdisziplinäre Zusammenarbeit von Architektur, Stadtplanung und Neurowissenschaften den Begriff der „Neurourbanistik" vorgeschlagen. In seinem Buch „Stress and the City" diskutiert er eine Vielzahl von Befunden zum Zusammenhang zwischen Urbanisierung und psychischem Befinden [2]. Als Ziel der Neurourbanistik beschreibt er die „Erforschung des Zusammenhangs zwischen sozialer Konstellation innerhalb der Stadt, stadträumlicher Beschaffenheit und psychischem Wohlbefinden" [3].

Schon in Kap. 7 hatte ich darauf hingewiesen, dass das Risiko, an einer Schizophrenie zu erkranken, in Städten höher ist als in ländlichen Gebieten, und ganz besonders hoch ist es offenbar in den Millionenstädten des Nordens, also z. B. in Paris oder London. Der Zusammenhang zwischen Bevölkerungsdichte und Schizophrenierisiko ist dabei offenbar linear: Eine Metaanalyse britischer Wissenschaftler fand, dass das Risiko in Städten mit dem höchsten Urbanisierungsgrad sogar 2,37fach – d. h., weit mehr als doppelt so hoch – höher ist als in den ländlichsten Regionen [4]. Es besteht eine klare Dosis-Wirkungs-Beziehung. Dabei kommt es ganz wesentlich auf die Lebensumgebung in den ersten 15 Lebensjahren an: Wer diese Lebenszeit gänzlich in einem Umfeld mit dem höchsten Urbanisierungsgrad verbracht hat, hat sogar ein fast dreifach erhöhtes Schizophrenierisiko, während Menschen, die ihre Kindheit in einem ländlichen Umfeld verbracht haben, ein im Vergleich zum Durchschnitt reduziertes Risiko haben [5]. Der renommierte niederländische Schizophrenieforscher Jim van Os schätzt, dass 30 % des Risikos, an einer Schizophrenie zu erkranken, auf die städtische Umgebung zurückzuführen ist [6]. Auch bereits in Kap. 7 hatte ich auf eine große Bevölkerungsstudie aus Dänemark hingewiesen, die zu dem Ergebnis kommt, dass Menschen, die ihre Kindheit in sehr ländlichen Regionen verbracht haben, ein nur halb so großes Risiko, an einer Schizophrenie zu erkranken haben wie Menschen, die in großstädtischen Stadtzentren ohne Grün aufgewachsen sind. Der Effekt der Lebensumgebung in der Kindheit war dabei größer als der Effekt ihres polygenetischen Risiko-Scores [7].

Die Schizophrenie ist jedoch nicht die einzige psychische Erkrankung, die bei Menschen, die in (sehr großen) Städten aufgewachsen sind, häufiger ist. Auch die besonders häufigen Depressionen und Angsterkrankungen treten bei Menschen, die ihre Kindheit und Jugend in der Stadt verbracht haben, häufiger auf. Ein niederländisches Team von Wissenschaftlern fand in einer Analyse aller Studien, die zwischen 1985 und 2010 die Risiken für psychische Erkrankungen bei Stadt- versus Landbevölkerungen untersucht hatten, ein um etwa 40 % erhöhtes Risiko bei Menschen, die in der Stadt lebten. In dieser Größenordnung lag auch die Erhöhung des Risikos für affektive Erkrankungen, das sind vor allem Depressionen. Suchterkrankungen, also zum Beispiel eine Alkoholabhängigkeit, waren davon ausgenommen, hier fanden sich keine Häufigkeitsunterschiede zwischen Stadt und Land [8].

Für Deutschland liegen zwei Untersuchungen vor. In einer repräsentativen Bevölkerungsstichprobe von 4181 Personen im Alter zwischen 18 und 65 Jahren wurde die Häufigkeit psychischer Erkrankungen in einem 12-Monatszeitraum in Abhängigkeit vom Urbanisierungsgrad untersucht [9]. Dabei wurde der Urbanisierungsgrad in fünf Stufen, abhängig vom Wohnort, eingeteilt. Als sehr ländlich wurden Orte mit weniger als 5000 Einwohnern eingestuft. Am anderen Ende („extrem städtisch") rangierten die Stadtzentren von Städten mit mehr als einer halben Million Einwohnern, während die Vorstädte dieser Metropolen ebenso wie Städte unter 500.000 Einwohnern als „sehr städtisch" betrachtet wurden. Nahezu alle psychiatrischen Erkrankungen waren bei Menschen, die in einem urbanen Umfeld lebten, häufiger. Lediglich für Substanzabhängigkeiten und Psychosen wurde ein solcher Zusammenhang nicht gefunden. Dass Psychosen in dieser Studie, anders als oben dargestellt, bei städtischen Bevölkerungen nicht häufiger waren als in ländlichen, hat am ehesten methodische Gründe (in einer Stichprobe von nur gut 4000 Personen sind Psychosen in einem 12-Monats-Zeitraum wahrscheinlich zu selten, um Unterschiede zu finden). Auch weibliches Geschlecht, niedriger sozialer Status und unverheiratet sein waren mit mehr psychiatrischer Erkrankung assoziiert. Verheiratet sein bzw. mit einem Partner zusammenzuleben gilt ebenso als protektiver Faktor gegen psychiatrische Erkrankungen wie ein höherer sozialer oder sozioökonomischer Status. Mit dem Grad der Urbanisierung wuchs auch das Risiko, von mehr als einer psychiatrischen Erkrankung betroffen zu sein, und der Einfluss der Urbanisierung zeigte sich in allen Altersklassen, in beiden Geschlechtern und bei verheirateten wie auch alleine lebenden Menschen [9]. Die Autoren führen ihre Untersuchungsergebnisse auf mehr Stress in urbanen Umweltsituationen (Mangel an sozialem Zusammenhalt, reduzierter Lebensraum,

Überstimulation, geringwertigerer Wohnraum, mehr Kriminalität) zurück. Sie schließen jedoch auch nicht aus, dass eine „soziale Drift" dazu beitragen könnte. Wie bereits in Kap. 7 diskutiert, bezeichnet die „soziale Drift"-Hypothese die selektive Migration von Menschen mit psychiatrischen Erkrankungen in städtische Umgebungen. Eine solche soziale Drift als alleinige Erklärung für die größere Häufigkeit von psychischen Erkrankungen in Städten schließt der Direktor des Mannheimer Zentralinstituts für Seelische Gesundheit, Andreas Meyer-Lindenberg, jedoch aus: „Städte sind tatsächlich ein kausaler Faktor für psychische Störungen, das wissen wir aus epidemiologischen Studien. Alternative Erklärungen wie die Drift-Hypothese, wonach Städte vermehrt psychisch Anfällige anziehen, sind mit der Datenlage einfach nicht vereinbar. Städte sind also tatsächlich nicht besonders gut für die Psyche, was erstaunlich ist, weil sie ansonsten ganz viele positive Effekte auf die Gesundheit haben." [10]. Meyer-Lindenberg beschäftigt sich schon seit vielen Jahren mit dem Einfluss der Wohnumgebung auf die psychische Gesundheit. Er führt das höhere Erkrankungsrisiko auf den höheren sozialen Stress in der Stadt zurück. Hierauf werde ich weiter unten nochmals im Detail zurückkommen.

Die zweite Studie, die Zahlen zum Zusammenhang zwischen Urbanisierung und dem Risiko für psychische Erkrankungen in Deutschland erhob, war ein Vergleich von sechs europäischen Ländern (Belgien, Deutschland, Frankreich, Italien, Niederlande, Spanien) zu dieser Frage [11]. In dieser Studie wurde nur eine sehr einfache Unterscheidung zwischen ländlicher und städtischer Umgebung getroffen (kleiner oder größer als 10.000 Einwohner). Interviewt wurden mehr als 20.000 Personen hinsichtlich des Vorhandenseins einer psychiatrischen Erkrankung in den zurückliegenden zwölf Monaten. Auch in dieser Studie fanden sich insgesamt mehr psychiatrische Erkrankungen bei Menschen, die in einer städtischen Umgebung lebten. Das galt besonders für Depressionen, weniger ausgeprägt für Angsterkrankungen und gar nicht für eine Alkoholabhängigkeit. Allerdings waren die Unterschiede zwischen Stadt und Land signifikant nur in Deutschland und Frankreich, in Belgien waren psychiatrische Erkrankungen sogar signifikant häufiger bei der Landbevölkerung. Interessanterweise fanden sich in Deutschland und Frankreich in der Stadtbevölkerung signifikant weniger Verheiratete und mehr Geschiedene, und zumindest für Deutschland vermuten die Autoren der Studie, dass die Risikoerhöhung bei der Stadtbevölkerung mit ihrem Familienstand zusammenhängen könne [11]. Eine bedeutsame Schwäche der Studie ist sicherlich, dass hier der Einfluss wirklich großstädtischen Lebens – also in Städten mit mehr als mindestens 100.000 oder gar 500.000 Einwohnern –

nicht untersucht wurde. Zudem weisen die untersuchten Länder beträchtliche Unterschiede im Urbanisierungsgrad und in der Bevölkerungsdichte auf.

Menschen, die in einem städtischen Umfeld leben, sind einer Vielzahl von Stressoren ausgesetzt. Dazu zählen physikalische (z. B. Lärm), soziale (hohe Dichte an Menschen) und emotionale (Konfrontation mit Aggression und Gewalt) Stressoren. Wie diese mit dem städtischen Leben assoziierten Faktoren dazu führen, dass Menschen an einer Depression, einer Angsterkrankung oder auch einer Psychose erkranken, ist erst in Grundzügen verstanden. Die Gruppe um den Mannheimer Psychiater Meyer-Lindenberg untersuchte gesunde Menschen aus ländlichen Regionen, aus Ortschaften mit mehr als 10.000 Einwohnern und aus Städten mit mehr als 100.000 Einwohnern mithilfe der funktionellen Kernspintomografie [12]. Im Tomografen wurden die Probanden einem Stresstest unterzogen, d. h. sie mussten unter Zeitdruck Rechenaufgaben lösen, während sie vom Studienleiter negatives Feedback zu ihrer Leistung erhielten. Das erhöhte nicht nur ihren Puls, ihren Blutdruck und die im Speichel gemessenen Konzentrationen des Stresshormons Kortisol, sondern führte auch zur Aktivierung von Hirnregionen, die eine zentrale Rolle in der Regulation von Stress und Emotionen spielen. Zwei Befunde waren besonders interessant: Der Urbanisierungsgrad der Wohnumgebung, in der die Probanden *aktuell* lebten, korrelierte signifikant mit der stressinduzierten Aktivierung des sogenannten Mandelkerns (oder Amygdala), einer Hirnregion, von der man weiß, dass sie durch Stress oder heftige Emotionen besonders stark aktiviert wird. Das heißt, dass die Probanden, die in den größten Städten lebten, die stärkste Aktivierung ihres Mandelkerns unter Stress zeigten. Man weiß auch schon seit einigen Jahren, dass der Mandelkern bei Depressionen besonders stresssensibel ist, und dass diese Sensibilität durch viele Antidepressiva reduziert wird. Der zweite wichtige Befund war, dass der Urbanisierungsgrad der Wohnumgebung, in der die Probanden aufgewachsen waren, also Kindheit und Jugend bis zum 15. Lebensjahr verbracht hatten, mit der stressinduzierten Aktivierung des sogenannten anterioren zingulären Kortex (abgekürzt ACC) korrelierte. Der ACC hat eine wichtige Funktion bei der Impuls- und Emotionskontrolle, und er ist funktionell eng mit dem Mandelkern verbunden. Probanden, die ihre gesamten ersten 15 Lebensjahre in der Großstadt aufgewachsen waren, zeigten im Kernspintomografen unter Stress die stärkste Aktivierung ihres ACC, und die funktionelle Verknüpfung ihres ACC mit der Amygdala war am schwächsten [12]. Es scheint also unbestreitbar, dass mit städtischem Leben assoziierter Stress seine Spuren in unseren Gehirnen hinterlässt.

Zu den Stressoren mit den stärksten Auswirkungen auf unsere Gesundheit zählt sozialer Stress. Dabei können sowohl eine sehr hohe soziale Dichte wie auch soziale Isolation als Stress empfunden werden. Besonders eindrücklich können die Auswirkungen sein, wenn soziale Isolation in sozial besonders dichten Umgebungen erlebt wird, beispielsweise als Migrant in einer Millionenstadt. Die Situation von Migranten ist denn auch ein besonders gut untersuchtes Beispiel dafür, wie soziale Isolation die Anfälligkeit für psychiatrische Erkrankungen erhöht. Migranten erkranken deutlich häufiger als die Normalbevölkerung an einer Schizophrenie, wobei das Erkrankungsrisiko in der zweiten Migrantengeneration sogar noch höher zu sein scheint als in der ersten [13]. Das gilt vor allem für Menschen, deren Migrantenstatus sichtbar ist, also beispielsweise für Menschen, die aus der Karibik oder aus Westafrika nach London oder aus Marokko nach Den Haag eingewandert sind. Auch wissen wir, dass das Erkrankungsrisiko vor allem dann erhöht ist, wenn die sogenannte „ethnische Dichte" gering ist, d. h. wenn die Gruppe, zu der der Migrant gehört, im Verhältnis zur Population, in der er sich bewegt, klein ist. Diese Zusammenhänge haben sehr konsistent niederländische Wissenschaftler für Den Haag und britische Wissenschaftler für London gezeigt [14, 15]. Damit bestätigten sie letztendlich alte Befunde aus dem Chicago der 1930er Jahre, nach denen Afroamerikaner besonders häufig dann an einer Schizophrenie erkrankten, wenn sie in Stadtbezirken mit überwiegend weißer Bevölkerung lebten [16]. Diese Beobachtungen sprechen dafür, dass soziale Ausgrenzung und Diskriminierung eine wichtige Rolle bei der Entstehung von Schizophrenien spielen. Eine höhere ethnische Dichte könnte gegen die Folgen des sozialen Stresses schützen, die Migranten erleben, indem sie die Identifikation mit der eigenen ethnischen Gruppe erleichtert und die Exposition gegenüber sozialer Ausgrenzung durch die einheimische Bevölkerung reduziert [15].

Sozialer Stress wiederum hat erhebliche Auswirkungen auch auf unsere körperliche Gesundheit. Wie eng Stresserleben und körperliche Gesundheit zusammenhängen, habe ich bereits im einleitenden Kapitel angedeutet. Sozialer Stress aber ist möglicherweise der stärkste Stressor, den wir kennen. Das hat man an allen möglichen Tierarten gezeigt, bis hin zu nichtmenschlichen Primaten, also Affen. Schon Mäuse, die man in übergroßer Zahl in kleinen Käfigen hält, werden fettsüchtig, ohne dabei aber an Gewicht zuzunehmen, das heißt, sie vergrößern ihre Fettdepots [17].

Bei Primaten, die chronischem sozialem Stress ausgesetzt sind, wird die Ablagerung des sogenannten „viszeralen" Fetts gefördert, was wiederum das Risiko für Herz-Kreislauferkrankungen erhöht [18]. Amerikanische Primatenforscher fassten die vorliegende Evidenz so zusammen, dass beim Menschen sozialer Stress und sozioökonomischer Status in einem umgekehrten Zusammenhang stehen. Die wachsende sozioökonomische Ungleichheit in vielen Teilen der Welt führe so auch zu einer immer weiter zunehmenden Ungleichverteilung von Gesundheit [19]. Selbst der Verlauf von Krebserkrankungen wird durch die soziale Umgebung beeinflusst, und das offenbar über alle Tierspezies hinweg. Sie beeinflusst selbst bei Fruchtfliegen in beeindruckendem Ausmaß das Tumorwachstum. Französische Wissenschaftler zeigten, dass Tumoren des Darmtraktes bei jenen Fliegen am langsamsten wuchsen, die mit anderen Fliegen gehalten wurden, die auch einen solchen Tumor trugen. Deutlich schneller wuchsen Tumoren bei in Isolation gehaltenen Fliegen, am schnellsten aber bei den Insekten, die mit tumorfreien Fliegen gehalten wurden [20]. Ähnliche Zusammenhänge konnte man auch bei höheren Tieren finden. Ratten sind gewöhnlich außerordentlich gesellige Tiere. Hält man sie lebenslang in Isolation, so hat das gravierende Konsequenzen. Bei weiblichen Ratten mit einem hohen genetischen Risiko, einen Tumor der Brust zu entwickeln, entstehen, wenn sie in Isolation gehalten werden, bösartigere und deutlich größere Tumoren, die zudem häufiger streuen, als bei Tieren, die artgerecht in Gruppen gehalten werden [21]. Und auch beim Menschen gibt es viele Hinweise dafür, dass chronischer Stress, Depression und soziale Isolation das Tumorwachstum beschleunigen können [22]. Weniger klar ist jedoch offenbar, ob chronischer Stress auch das Risiko für die Entstehung einer Krebserkrankung erhöht.

Es besteht jedoch weitgehend Einigkeit darüber, dass eine Lösung des Problems nicht ein „Zurück aufs Land" sein kann. Eine solche Bewegung würde nicht nur eine enorme Zersiedelung ländlicher Gebiete mit sich bringen, mit vielen sich daraus ergebenden Nachteilen. Städtisches Leben wird auch mit besseren Bildungschancen, besserer Gesundheitsversorgung, mehr sozialer Stimulation, gesellschaftlicher Partizipation und persönlichen Entwicklungschancen assoziiert, und Städte bilden die kulturellen, gesellschaftlichen und politischen Zentren aller Staaten dieser Erde [2, 3, 23]. Dennoch entpuppen sich einige der genannten Vorteile der urbanen Umgebung bei genauerem Hinsehen als Vorteile vor allem für die, die sowieso die Privilegien der Stadt zu nutzen wissen. Wäre es nicht erheblich besser, erst gar nicht zu erkranken als das in der Stadt unvergleichlich viel dichtere Netz von Psychotherapeuten in Anspruch nehmen zu müssen? Und die Möglichkeiten der „sozialen Stimulation und gesellschaftlichen Partizipation" [3] werden vor allem von jenen besonders gut genutzt, die gesellschaftlich gut vernetzt und sozial privilegiert sind. Gerade in den Städten wächst das Heer der sozial Isolierten, der Vereinzelten und der Alten, und gerade diese sind besonders gefährdet. Die sich hier ergebenden

Herausforderungen sind enorm, und das gilt in ganz besonderem Maße in den Ländern Asiens und Afrikas, deren Bevölkerungen in viel stärkerem Maße vom Land in die Stadt streben als jene in Europa oder Amerika, und deren soziale und Gesundheitssysteme völlig unzureichender Weise auf die zu erwartenden Veränderungen vorbereitet erscheinen.

Die Neurourbanistik hat drei große Themenfelder identifiziert, derer sie sich annehmen will, um den skizzierten künftigen Herausforderungen zu begegnen [3]:

1. Interaktion zwischen Mensch und städtischer Umgebung: Wie beeinflusst die Architektur, von der wir umgeben sind, unser psychisches Wohlbefinden? Welchen Einfluss entfaltet unser städtischer Lebensraum auf unsere psychische Gesundheit? Wie wirkt sich Stadtplanung auf die Möglichkeit der Menschen aus, ihren Lebensraum selbst aktiv mitzugestalten?
2. Merkmale von Stadtstress: Welche Stressoren des städtischen Lebens haben negative Auswirkungen auf die Gesundheit der Menschen, welche Stressoren wirken möglicherweise stimulierend und sind damit positiv zu bewerten? Welche Bevölkerungsgruppen sind durch Stadtstress besonders gefährdet?
3. Sozialisierung, Prävention und Therapie: Welche besonderen Faktoren des urbanen Lebens sind es, die dazu führen, dass die ersten 15 Lebensjahre besonders bedeutsam für die spätere Stressempfindlichkeit sind? Wie kann durch Planung der gebauten und sozialen städtischen Umgebung das Risiko für Erkrankungen reduziert werden, die bei Menschen, die in großen Städten leben, gehäuft vorkommen? Welche Konzepte muss die Kommunalpolitik entwickeln, um Antworten auf die Herausforderungen der Zukunft zu haben?

Um diese Fragen angemessen beantworten zu können, fordern Adli und Kollegen „den methodischen Schulterschluss zwischen Stadtplanern, Architekten, Soziologen, Psychologen und Psychiatern" [3]. Dabei existieren bereits vielerlei Befunde, die eigentlich sofort zur planerischen Umsetzung zwingen. So müssen die positiven Gesundheitseffekte von grüner Umgebung als belegt gelten, und die Studien zu diesem Thema werden ständig zahlreicher [24]. Menschen, die in einer Umgebung mit Grünflächen leben, bewegen sich mehr und haben engere soziale Kontakte. Vegetation in der Stadt reduziert Stress, kompensiert – zumindest zum Teil – Luftverschmutzung, Lärm und Hitze. Zudem gibt es Hinweise dafür, dass das Fehlen von Grünflächen mit mehr Übergewicht und Adipositas assoziiert ist, und die Kinder von Schwangeren, die sich während der Schwangerschaft im Grünen aufhalten, weisen ein höheres Geburtsgewicht auf. Neuere Daten aus China zeigen auch, dass das Leben in einer grüneren Umgebung mit einer geringeren Sterblichkeit assoziiert ist. Ein chinesisch-amerikanisches Forscherteam untersuchte eine Gruppe von fast 24.000 sehr alten Chinesen (mittleres Alter bei Beobachtungsbeginn 93 Jahre) über eine Dauer von 14 Jahren und setzte ihre Sterberate zur grünen Fläche ihres Wohnortes, die sie mit Hilfe von Satellitenbildern maßen, in Beziehung [25]. Personen, die in den „grünsten" Regionen lebten, hatten im Vergleich zu jenen Personen, die in den am wenigsten grünen Regionen lebten, eine um bis zu 30 % reduzierte Sterblichkeit.

Spanische Wissenschaftler untersuchten in Barcelona mehr als 2500 Schulkinder im Alter zwischen 7 und 10 Jahren über den Zeitraum von 12 Monaten, indem sie alle drei Monate mit einem computerisierten Test die kognitive Leistung der Kinder maßen [26]. Wie stark die Kinder zuhause, in der Schule und auf dem Schulweg Grünflächen ausgesetzt waren, maßen die Forscher mittels hochaufgelöster (5 m x 5 m) Satellitenbilder. Kinder, die mehr Kontakt zu Grünflächen hatten, wiesen im Beobachtungszeitraum eine signifikant größere Zunahme der Leistung des Arbeitsgedächtnisses und eine größere Abnahme von Unaufmerksamkeit auf als Kinder mit weniger Exposition zu Grünflächen. Ein Teil des Effektes konnte jedoch durch die unterschiedliche Luftverschmutzung in den jeweiligen Gebieten erklärt werden [26]. Eine Studie aus Kalifornien legt sogar nahe, dass die Häufigkeit von autistischen Störungen bei Kindern vom Ausmaß ihrer Exposition mit Grünflächen beeinflusst werden könnte [27].

Ähnlich wie der Berliner Adli zieht auch der Mannheimer Psychiater Meyer-Lindenberg eindeutige Schlüsse aus seiner empirischen Forschung. Auch er fordert eine enge Zusammenarbeit zwischen Stadtplanern und Psychiatern. Neben mehr Grün in den Städten sei auch mehr Raum für stressfreie soziale Interaktion notwendig: „Wichtig sind Orte für soziale Interaktionen. Es gibt Bereiche in der Stadt, an denen mehr soziale Interaktionen stattfinden als an anderen. Und es gibt Orte, die das Wohlbefinden stärker durch soziale Interaktionen modulieren als andere. Generell fühlen wir uns besser, wenn wir mit anderen interagieren. Aber auch das ist individuell sehr unterschiedlich. Die spannende Frage ist: Wie verbessere ich soziale Interaktionen, wenn ich weiß, dass in der Stadt die Packungsdichte höher, das soziale Netz aber kleiner ist als auf dem Land?" [10].

Literatur

1. Vereinte Nationen, Department of Economic and Social Affairs, Population Division. 2018 Revision of World Urbanization Prospects. UN. https://www.un.org/development/desa/publications/2018-revision-of-world-urbanization-prospects.html. Zugegriffen: 12. Mai 2020
2. Adli M (2017) Stress and the city. C. Bertelsmann, München
3. Adli M, Berger M, Brakemeier EL et al (2016) Neurourbanistik – ein methodischer Schulterschluss zwischen Stadtplanung und Neurowissenschaften. Die Psychiatrie 13:70–78
4. Vassos E, Pedersen CB, Murray RM et al (2012) Meta-analysis of the association of urbanicity with schizophrenia. Schizophr Bull 38:1118–1123
5. Pedersen CB, Mortensen PB (2001) Evidence of a dose-response relationship between urbanicity during upbringing and schizophrenia risk. Arch Gen Psychiatry 58:1039–1046
6. van Os J (2004) Does the urban environment cause psychosis? Br J Psychiatry 184:287–288
7. Engemann K, Pedersen CB, Agerbo E et al (2020) Association between childhood green space, genetic liability, and the incidence of schizophrenia. Schizophr Bull 2020 May 16;sbaa058. https://doi.org/10.1093/schbul/sbaa058
8. Peen J, Schoevers RA, Beekman AT, Dekker J (2010) The current status of urban-rural differences in psychiatric disorders. Acta Psychiatr Scand 121:84–93
9. Dekker J, Peen J, Koelen J et al (2008) Psychiatric disorders and urbanization in Germany. BMC Public Health 8:17
10. Ärzte-Zeitung (2020) Städte sind nicht gut für die Psyche. Ärzte-Zeitung, 7. Februar
11. Kovess-Masféty V, Alonso J, de Graaf R, Demyttenaere K (2005) A European approach to rural-urban differences in mental health: the ESEMeD 2000 comparative study. Can J Psychiatry 50:926–936
12. Lederbogen F, Kirsch P, Haddad L et al (2011) City living and urban upbringing affect neural social stress processing in humans. Nature 474:498–501
13. Cantor-Graae E, Selten JP (2005) Schizophrenia and migration: a meta-analysis and review. Am J Psychiatry 162:12–24
14. Boydell J, van Os J, McKenzie K et al (2001) Incidence of schizophrenia in ethnic minorities in London: ecological study into interactions with environment. BMJ 323:1336–1338
15. Veling W, Susser E, van Os J et al (2008) Ethnic density of neighborhoods and incidence of psychotic disorders among immigrants. Am J Psychiatry 165:66–73
16. Faris R, Dunham HW (1939) Mental disorders in urban areas. University of Chicago Press, Chicago

17. Lin EJ, Sun M, Choi EY et al (2015) Social overcrowding as a chronic stress model that increases adiposity in mice. Psychoneuroendocrinology 51:318–330
18. Shively CA, Register TC, Clarkson TB (2009) Social stress, visceral obesity, and coronary artery atherosclerosis: product of a primate adaptation. Am J Primatol 71:742–751
19. Shively CA, Day SM (2014) Social inequalities in health in nonhuman primates. Neurobiol Stress 1:156–163
20. Dawson EH, Bailly TPM, Dos Santos J et al (2018) Social environment mediates cancer progression in Drosophila. Nat Commun 9:3574
21. Hermes GL, Delgado B, Tretiakova M et al (2009) Social isolation dysregulates endocrine and behavioral stress while increasing malignant burden of spontaneous mammary tumors. Proc Natl Acad Sci U S A 106:22393–22398
22. Moreno-Smith M, Lutgendorf SK, Sood AK (2010) Impact of stress on cancer metastasis. Future Oncol 6:1863–1881
23. Meyer WB (2013) The environmental advantages of cities: countering commonsense antiurbanism. MIT Press, Cambridge
24. Fong KC, Hart JE, James P (2018) A review of epidemiologic studies on greenness and health: updated literature through 2017. Curr Environ Health Rep 5:77–87
25. Ji JS, Zhu A, Bai C et al (2019) Residential greenness and mortality in oldest-old women and men in China: a longitudinal cohort study. Lancet Planet Health 3:e17–e25
26. Dadvand P, Nieuwenhuijsen MJ, Esnaola M et al (2015) Green spaces and cognitive development in primary schoolchildren. Proc Natl Acad Sci U S A 112:7937–7942
27. Wu J, Jackson L (2017) Inverse relationship between urban green space and childhood autism in California elementary school districts. Environ Int 107:140–146

9

Wie wir arbeiten

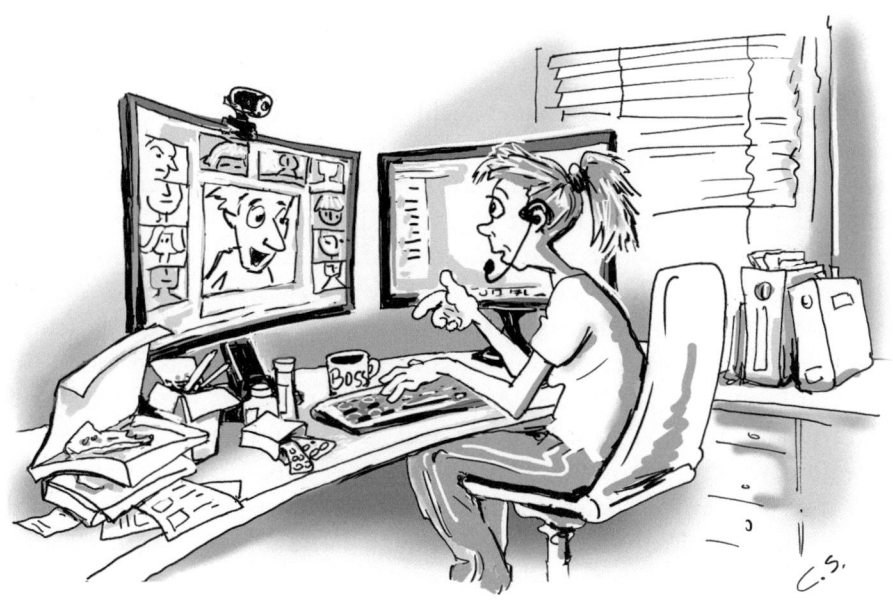

Wie wir arbeiten, hat sich in den letzten 30 Jahren dramatisch verändert, und alles deutet darauf hin, dass sich das Tempo der Veränderung in der Zukunft eher noch beschleunigen wird. Das hat Auswirkungen auf unsere psychische (und nach allem, was ich in diesem Buch dargestellt habe, folglich auch auf unsere körperliche) Gesundheit, die man nicht überschätzen kann. Wir werden auch die Herausforderungen dieser sich dramatisch ändernden Arbeitswelten meistern müssen, um gesund zu bleiben. In ihrem Buch „The Shift - the future of work is already here" beschreibt die britische Management-Professorin Lynda Gratton fünf Kräfte, die die Zukunft unserer Arbeitswelt bestimmen werden [1]. Gratton ist wahrscheinlich eine der kenntnisreichsten Wissenschaftlerinnen, wenn es um das Thema der Zukunft der Arbeit geht. Über viele Jahre hat sie eine internationale Gruppe von internationalen Firmen und Wissenschaftlern angeführt, das „Future of Work Consortium", das nicht nur eine Problemanalyse vorgenommen hat, sondern auch Ansätze für mögliche Lösungen vorgelegt hat. Diese fünf bestimmenden Kräfte sind demzufolge:

- Technologie
- Globalisierung
- Demografie und Lebenserwartung
- Gesellschaft
- Energieressourcen

Für mich persönlich – aus meiner Sicht als Psychiater – ist der wichtigste Grund für die gewaltigen Veränderungen der Arbeitswelt, darauf war ich schon in Kap. 2 kurz eingegangen, die Technologisierung unserer Welt, vor allem die Digitalisierung. Damit eng verknüpft ist der Trend zur Globalisierung. Was von Politikern in Sonntagsreden gerne als die Lösung aller Probleme gepriesen wird, stellt – das wissen wir inzwischen ziemlich genau – auch eine Bedrohung für unsere psychische Gesundheit dar. Als ich im Jahr 1989 als junger Assistenzarzt (damals nannte man das gerade „Arzt im Praktikum"; es gab genug Ärzte, weshalb man sie wie Praktikanten bezahlen konnte; man sprach sogar von „Ärzteschwemme") meine erste Stelle an einer Psychiatrischen Universitätsklinik antrat, gab es weder Email noch Internet, von „sozialen Medien" ganz zu schweigen. Die Post wurde in der Klinik zweimal täglich geliefert, man hatte an der Pforte ein Postfach, wo man also zweimal täglich seine Post abholte. Sonst hatte man Zeit, konzentriert seinen Aufgaben in Krankenversorgung und Forschung nachzugehen. Nachrichten gab es morgens in der gedruckten Zeitung oder abends im Fernsehen. Dennoch fühlte man sich, zumindest im Rückblick, nicht schlechter informiert als heute. Wenn man Dokumente besonders schnell versenden wollte, musste man sie faxen. Es gab ein einziges, zentral aufgestelltes Faxgerät in der Klinik. Wenn man eine Literaturrecherche für seine wissenschaftliche Arbeit machen wollte, musste man in die Bibliothek gehen und mühsam Mikrofiche-Kataloge durchsuchen. Menschen, die heute jünger als 40 oder womöglich sogar 50 Jahre als sind, werden gar nicht mehr wissen, was das ist. Wenn man dann nach getaner wissenschaftlicher Arbeit ein Publikationsmanuskript fertiggestellt hatte, sendete man es an eine wissenschaftliche Zeitschrift – als ausgedrucktes vielseitiges Dokument mit der Post! Wenn die Zeitschrift eine amerikanische war, dann verging schon mal leicht eine Woche, bis das eigene Werk beim Empfänger gelandet war. Dieses wurde dann – natürlich wieder mit der Post – an Gutachter versendet, die rund um die Welt verteilt waren. So wusste man, dass man einige Monate Geduld haben musste, bis man von der Zeitschrift Nachricht bekam, ob die Arbeit für die Publikation in Erwägung gezogen wurde. Mobilfunk gab es auch noch nicht, jedenfalls nicht für jedermann. Mein erstes Mobiltelefon bekam ich 1996, und damals galt man – kein Witz – als versnobter Wichtigtuer, wenn man sich mit so einem Gerät auf der Straße blicken ließ. Wenn man also nach Hause ging, dann war man allenfalls erreichbar, wenn man, für irgendwelche Notfälle, seine Festnetznummer in der Klinik (oder wo auch immer sonst sie notwendig war) hinterlassen hatte. Noch viel mehr galt das für Urlaubsreisen: Man war einfach weg und für niemanden erreichbar, und man musste deshalb auch kein schlechtes Gewissen haben, denn niemand erwartete allen Ernstes, dass man jeden Tag aus einer italienischen Telefonzelle seinen Chef anrief und fragte, ob es etwas Wichtiges zu tun gebe. Selbst wenn man beruflich ambitioniert war, verlief das Leben in relativ ruhigen Bahnen, weil die schnellen Kommunikationswege fehlten. Man verglich seine Erfolge (oder Misserfolge) auch nicht ständig mit jenen von Kollegen an anderen Orten, weil auch dafür die Möglichkeiten schlicht nicht vorhanden waren. Der wissenschaftliche Output, der ja in der Wissenschaft damals wie heute an der Zahl möglichst hochrangiger Publikationen gemessen wird, war viel geringer, einmal, weil alle Prozesse langsamer abliefen, aber auch, weil die Welt viel weniger vernetzt war.

Ich erzähle nichts Neues, wenn ich feststelle, dass sich die Welt innerhalb von nur ein bis zwei Jahrzehnten dramatisch beschleunigt hat. Selten aber macht man sich die Veränderungen, die diese Beschleunigung für das eigene Leben mit sich gebracht hat, noch bewusst. Das offensichtlichste Zeichen ist das permanente Informationsbombardement, dem man ausgesetzt ist. Heute erhalte ich nicht drei, fünf oder zehn Briefe, sondern 50 bis 100 Emails täglich. Einige sind nur Teil von Sammelmails an einen großen Empfängerkreis, doch die meisten erfordern eine individuelle Reaktion. Die Schnelligkeit dieses Informationskanals führt auch dazu, dass eine prompte Reaktion darauf erwartet wird. Anders als noch vor 30 oder sogar noch vor 25 Jahren, als es schlicht die Möglichkeiten nicht gab, kommunizieren, lesen und schreiben heute gerade Akademiker und Führungskräfte auch nach

„Feierabend" permanent weiter, oft auch am Wochenende, selbst wenn dann das Emailbombardement abflaut. Und oft ist auch im Urlaub nicht Schluss. Das führt dann dazu, dass, wie ich in Kap. 2 erläuterte, sich gerade jene Menschen als besonders gestresst empfinden, die gut digital vernetzt sind. Technologie und Digitalisierung haben so zu einer enormen Fragmentierung unseres Arbeitslebens geführt. Während man also vor 30 Jahren manchmal mehrere Stunden ungestört an einer Aufgabe gesessen hat, so besteht der heutige Arbeitstag von Menschen im Informations- und Dienstleistungssektor aus Fragmenten von drei (!) Minuten. Der Arbeitstag beginnt heute auch nicht, wie das für mich 1990 noch üblich war, am Arbeitsplatz und endet bei dessen Verlassen; er beginnt meist schon kurz nach dem Aufstehen beim Lesen der über die Nacht eingegangenen Emails und Nachrichten, und er endet für viele erst am Abend auf dem heimischen Sofa, oder, auch nicht ungewöhnlich, gar erst im Bett mit dem Schreiben der letzten Nachrichten. Diese Fragmentierung unserer Arbeitstage hat zu einer dramatischen Reduktion unserer Aufmerksamkeitsspanne und unserer Konzentration geführt. Zeit zum Nachdenken, Beobachten, auch zum Gedankenspiel und Luftschlösserbauen, ist heute kaum noch vorhanden, Zeit, die notwendig ist für die Entfaltung von Kreativität. Die Menschen der Generation Y, das sind die zwischen 1980 und 1995 geborenen, und noch viel weniger die danach geborene Generation Z, kennen es gar nicht mehr anders. Lynda Gratton benutzt für die Veränderungen, die zwischen 1990 und 2000 in unserem Arbeitsleben eingetreten sind, das Bild des zu kochenden Frosches. Wirft man einen Frosch in ein Gefäß mit kochendem Wasser, so springt er sofort mit einem entsetzten Satz wieder aus dem Gefäß heraus. Setzt man den Frosch hingegen in ein Gefäß mit kaltem Wasser und erhitzt dieses sehr langsam, so wird er bei lebendigem Leibe gekocht [1]. So etwa fühlt sich ein Mensch aus der Generation der Babyboomer, der noch eine ganz andere Taktung bei der Arbeit kennengelernt hat und sich heute verwundert fragt, wie man sich klaglos an diese Fragmentierung anpassen konnte.

Eine weitere Folge von Technologisierung, Digitalisierung und Globalisierung ist die zunehmende Isolation, in der wir unsere Arbeit machen. In extremer Form erleben wir das gerade im Moment der politisch verordneten sozialen Distanzierung, die durch die rapide Verbreitung des SARS-CoV 2-Virus notwendig wurde. Innerhalb von zwei Wochen hat sich für mich ein wesentlicher Teil meiner Arbeit in Videokonferenzen verlagert. Genauso geht es all jenen, die normalerweise ihre Arbeit an Schreibtischen hinter Computerbildschirmen verbringen, und das ist eine Gruppe der arbeitenden Bevölkerung, die in den letzten 20 Jahren immer größer geworden ist. Und mit der Digitalisierung wird sie weiter wachsen. Mit dem Einzug von Robotern in unser Leben werden schon in ein paar Jahren selbst Chirurgen ihre Arbeit zu Hause am Computer machen können, indem sie von dort einen Operationsroboter steuern, der ganz sicher eine ruhige Hand haben wird. Immer mehr unserer sozialen Beziehungen, die unser Arbeitsleben über die gesamte Menschheitsentwicklung bestimmt haben, werden in die digitale Welt verlagert. Das wird interessanterweise auch durch eine nachhaltigere Umweltpolitik getrieben, die es zukünftig immer mehr notwendig machen wird, auf Reisen, insbesondere solche über Kontinente, zu verzichten und sich stattdessen über Videokonferenzen auszutauschen. Meine erste echte „virtuelle Konferenz" fand, durch das weltweit ganz akut verhängte Reiseverbot erzwungen, am 19. März 2020 statt. Ich war eingeladen, in Wien auf einer Tagung zum „Homo digitalis" zu sprechen, und zwar zu ein paar der Themen, die ich in diesem Buch kritisch diskutiert habe. Ich hätte also in einem ehrwürdigen Hörsaal der Wiener Universität vor geplant 70–80 Zuhörern gesprochen, wäre mit ihnen in Kontakt getreten, nicht nur über Blicke, sondern mit meiner ganzen körperlichen Präsenz, man wäre sich wirklich begegnet. Nun war also die Tagung wenige Tage vor dem geplanten Termin abgesagt worden. So redete ich mit meinem Bildschirm zu Hause, auf dem in ein paar kleinen Fenstern, kaum mehr als briefmarkengroß, ein paar Gesichter zu sehen waren, und die Menschen hinter diesen Gesichtern hörten mir vielleicht zu, vielleicht aber auch nicht. Wird das die Zukunft der wissenschaftlichen Tagung sein? Ich hoffe nicht. Man bezeichnet Zusammentreffen, bei denen man sich noch wirklich körperlich begegnet, gerne als „Face-to-Face"-Meeting. Das ist aber eine ganz irreführende Bezeichnung. Ein „Face", ein Gesicht, sehe ich auf meinem Bildschirm, aber wenn ich jemandem wirklich begegne, dann ist das viel mehr als die Begegnung von zwei Gesichtern, die Worte austauschen. Es ist eine komplexe soziale Interaktion, eine Verbindung. Das machte die aktuelle sogenannte „Corona-Krise" schon nach zwei Wochen überdeutlich. Menschen fühlen sich vereinsamt, sie lechzen nach dem persönlichen Kontakt in geselliger Runde, auch nach der körperlichen Berührung. Es ist völlig unvorstellbar, dass diese Art der menschlichen Interaktion in die digitale Welt verlagert werden kann. Eine solche Entwicklung würde uns zutiefst unglücklich machen. Dieser Aspekt der Zukunft der Arbeit ist aber nicht auf unsere Arbeitswelt beschränkt, er umfasst unser gesamtes soziales Miteinander. Daher werde ich darauf im nächsten Kapitel („Wie wir zusammenleben") zurückkommen. Was ich aber an dieser Stelle erneut betonen möchte: Wer würde wirklich glauben, dass ich den Menschen, wirklich als Individuum betrachtet, an diese neuen sozialen

Strukturen anpassen könnte, wie es uns die Vision des „Homo deus" vorgaukelt? Unglück entsteht hier nicht im Individuum, sondern durch die (fehlende!) Interaktion von Individuen. Die soziale Struktur ist das Problem, nicht die Hirnchemie des Individuums.

Ein zweiter wesentlicher Grund für die Veränderung unseres Arbeitslebens ist eigentlich ein guter: Wir werden immer älter. Schon in Kap. 2 lasen wir, dass die durchschnittliche Lebenserwartung von 31 Jahren im Jahr 1800 auf heute 72 Jahre gestiegen ist, und dass es heute kein einziges Land der Welt mehr gibt, in dem sie unter 50 Jahre liegt. In den letzten 200 Jahren stieg die Lebenserwartung in jedem Jahrzehnt um etwa zwei Jahre. Und diese Entwicklungen halten weiter an. Ein Kind, das heute geboren wird, hat eine 50 %ige Chance, 105 Jahre alt zu werden. Für ein Kind, das vor einhundert Jahren geboren wurde, betrug diese Aussicht 1 %. Wenn Sie heute 20 Jahre alt sind, werden Sie mit 50 %iger Wahrscheinlichkeit 100 Jahre alt, und wenn Sie heute schon 60 Jahre alt sind, haben Sie die gleiche Chance, immerhin 90 Jahre alt zu werden. Lynda Gratton legt zusammen mit ihrem Kollegen Andrew Scott in ihrem Buch „The 100-year life" (in deutscher Übersetzung als „Morgen werden wir 100: Wie unser langes Leben gelingt", [2]) dar, dass uns unsere immer längere Lebensspanne zukünftig vor ganz besondere Herausforderungen stellt. Das liegt natürlich auch daran, dass sich unsere Arbeitswelt immer schneller ändert. Es wird schon heute immer unwahrscheinlicher, dass wir einen Beruf, den wir im jungen Erwachsenenalter erlernt haben, bis zum Eintritt in den Ruhestand ausüben werden, und in Zukunft wird das nahezu unmöglich sein. Arbeitsbiografien, wie wir sie noch von unseren Eltern (in der Regel tatsächlich unseren Vätern) kennen, wird es nicht mehr geben. Mein eigener Vater hat nach der Berufsausbildung praktisch sein ganzes Berufsleben – mehr als 40 Jahre (!) – bei nur einem einzigen Arbeitgeber, in einer Firma, verbracht. Heute verschwinden innerhalb von wenigen Jahren ganze Industriezweige (z. B. der Kohlebergbau), andere erleben einen gewaltigen Strukturwandel (z. B. die Autoindustrie mit der Abkehr vom Verbrennungsmotor hin zu alternativen Antriebsformen). Wer in dieser sich rasch wandelnden Arbeitswelt nicht bereit oder in der Lage ist, sich ständig anzupassen und permanent weiter zu lernen, wird Gefahr laufen, von der Masse der jungen, nachwachsenden globalen Arbeitnehmerschaft, die sich entsprechend der gerade herrschenden Erfordernisse qualifiziert hat, überholt und ersetzt zu werden. Es besteht auch kein Zweifel daran, dass wir länger als bisher arbeiten werden müssen. Es ist einfach unvorstellbar, dass wir weiter im Alter 67 Jahren (das ist das Renteneintrittsalter in Deutschland für alle nach 1964 geborenen, und zwar unabhängig vom Alter) in Rente gehen, wenn wir dann 20 oder noch mehr Jahre Leistungen aus der gesetzlichen Rentenversicherung beziehen wollen. Als der Reichskanzler Otto von Bismarck in Deutschland die Rentenversicherung einführte, im Jahr 1891, betrug das Renteneintrittsalter 70 Jahre, 1911 wurde es auf 65 Jahre gesenkt. Damals jedoch erreichte fast niemand dieses Alter. Das Rentenversicherungssystem, und mit ihm das Renteneintrittsalter, wird der Entwicklung der Altersstruktur überall auf der Welt Rechnung tragen müssen. Es wird unvermeidlich sein, dass wir also nicht nur länger werden arbeiten müssen; wir werden auch viel länger lernen müssen, wenn wir in sich schnell verändernden Arbeitswelten zurechtkommen wollen.

Es gibt weitere große Probleme in der künftigen Arbeitswelt, die außerhalb des Fokus dieses Buches sind. Lynda Gratton hat sie in ihrem Buch analysiert und auch Lösungsansätze aufgezeigt. Klar ist, dass sich die Welt der Arbeit in den nächsten wenigen Jahren enorm wandeln wird. Globalisierung und Technologisierung werden in der westlichen Welt zu sozialen Verwerfungen führen, über deren Sprengkraft wir uns wahrscheinlich noch gar keine Vorstellung machen. Im Jahr 2020 umfasst die Bevölkerung von China und von Indien jeweils mehr als 1,4 Mrd. Menschen. Eine wachsende Zahl davon, viele, viele Millionen, und es werden immer mehr, sind hervorragend ausgebildet, sie konkurrieren schon heute, in einer globalisierten und digitalisierten Welt, mit den Eliten der westlichen Industrienationen. Während es noch bis zum Ende des 20. Jahrhunderts möglich war, in einem europäischen Land oder in den USA ohne besondere Ausbildung seinen Lebensunterhalt zu verdienen, werden Jobs, die keine Bildung oder Ausbildung erfordern, immer mehr der Automatisierung zum Opfer fallen. In einem westlichen Industriestaat geboren worden zu sein, bedeutet zukünftig nicht mehr, irgendwie sein Auskommen zu haben. Wohlstand und Armut werden nicht mehr Unterscheidungsmerkmale von entwickelter und sich entwickelnder Welt sein, sie werden global alle Bevölkerungen spalten. Der zunehmende globale Wettbewerb, dem sich jeder einzelne schon in seiner schulischen Ausbildung ausgesetzt sieht, wird den Stress von Arbeitnehmern erhöhen, und mit dem Stress nimmt die Angst vor Versagen und davor, den eigenen Lebensstandard, oder den der Eltern, nicht halten zu können, zu. Das Gefühl der Angst hat in der amerikanischen Gesellschaft zwischen 1952 und 1993 zugenommen, und das sogar exponentiell. 1993 hat der durchschnittliche amerikanische College-Student mehr unter Angst gelitten als 85 % der Bevölkerung im Jahr 1952 [3]. Dieser Trend setzt sich auch im neuen Jahrtausend fort. Die kalifornische Psychologin Jean Twenge führt das auf Veränderungen der

Kultur zurück, die sich von intrinsischen Zielen der Menschen wie Gemeinschaft, Lebenssinn und Beziehungen immer mehr hin zu extrinsischen Motiven wie Materialismus und Status entwickelt habe [4]. Niemand kann wirklich denken, dass es eine erfolgreiche Strategie ist, dieser zunehmenden existenziellen Angst mit dämpfenden oder angstlösenden Medikamenten zu begegnen.

Der Trend zur Automatisierung, der vor allem die weniger Gebildeten und weniger Ausgebildeten ganz existenziell bedrohen wird, hat jedoch auch heute schon das Leben aller Arbeitenden in den Industriestaaten erheblich verändert. Es ist ein enormes Angebot an freier Zeit entstanden. Was machen wir mit all dieser „Freizeit"? Der durchschnittliche US-Amerikaner sah 2018 im Schnitt vier Stunden und 46 min fern, Menschen über 65 Jahre, also jene im Ruhestand, verbrachten sogar sage und schreibe sieben Stunden und 24 min vor dem Fernseher. Damit sind die Amerikaner auch Weltmeister in dieser Disziplin. Jüngere Menschen haben ihren Medienkonsum deutlich ins Internet verlagert, Menschen bis 35 Jahre sehen nur noch zwei Stunden und 17 min fern. Der durchschnittliche Deutsche sieht etwa eine Stunde weniger TV als der Amerikaner, seine Onlinezeit dürfte sich der des Amerikaners angeglichen haben. Im nächsten Abschnitt („Wie wir zusammenleben") werde ich das Thema noch mal in größerem Detail aufgreifen. Hier aber soll es zunächst darum gehen, wie und wie sinnvoll wir die gewonnene Zeit nutzen. Was machen wir mit unserer Zeit, wenn uns zukünftig Maschinen und Roboter die lästige Arbeit abnehmen? Das ist keine ganz abwegige Utopie, und hier gilt vielleicht in besonderem Maße, dass was die einen als Segen erleben werden, für die anderen zum Fluch wird. Der gebildetere Teil der Bevölkerung wird die Zeit zur persönlichen Fortentwicklung und zur kreativen Arbeit nutzen. Die Menschen aber, deren Arbeit durch Computer und Roboter wegrationalisiert wurde, werden immer mehr ihrer Lebenszeit mit passivem Medienkonsum verbringen, und das wird sie nicht glücklicher machen. Veränderungen in unserer Arbeitswelt werden in vielerlei Hinsicht – das habe ich hier zu zeigen versucht – bedeutsame Anforderungen an unsere psychischen Bewältigungsmöglichkeiten stellen.

Literatur

1. Gratton L (2011) The shift. The future of work is already here. Harper Collins, London
2. Gratton L, Scott A (2016) The 100-year life. Bloomsbury, London

3. Twenge JM (2000) The age of anxiety? Birth cohort change in anxiety and neuroticism, 1952-1993. J Pers Soc Psychol 79:1007–1021
4. Twenge JM, Gentile B, DeWall CN et al (2010) Birth cohort increases in psychopathology among young Americans, 1938-2007: a cross-temporal meta-analysis of the MMPI. Clin Psychol Rev 30:145–154

10

Wie wir zusammenleben

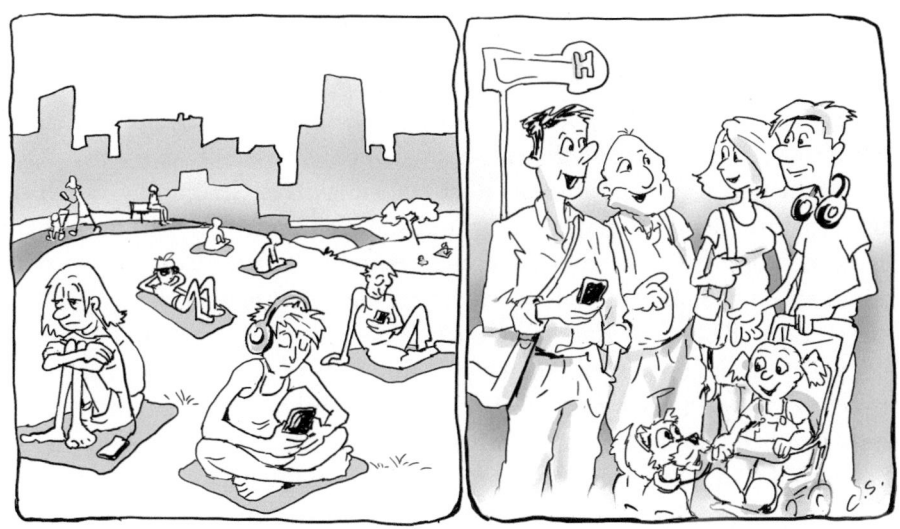

An verschiedenen Stellen in diesem Buch habe ich darauf hingewiesen, dass gerade die US-amerikanische Gesellschaft in den letzten 20 Jahren mit steigenden Suizidzahlen und sogar dramatisch gestiegenen Sterberaten aufgrund von Überdosierungen von Opiaten zu kämpfen hat. Ich habe geschildert, wie mich auch – neben ein paar anderen Schlüsselerlebnissen – ein wissenschaftliches Symposium im Dezember 2018, in dem es um „Lösungen" der Opioid-Krise gehen sollte, zu diesem Buch motiviert hat. Ich berichtete, wo sechs führende amerikanische Wissenschaftler ihre „Lösung" des Problems sehen: In einem besseren Verständnis von Hirnchemie und Pharmakologie. Natürlich gibt es dazu auch andere Meinungen und Haltungen, und sie kommen endlich auch in den amerikanischen psychiatrischen Top-Zeitschriften an. Einer der führenden amerikanischen Psychiater schrieb kürzlich: „Seit der Antike sind Millionen von Menschen an Epidemien von Pest, Grippe, Cholera und anderen Infektionen gestorben, die durch Bakterien, Viren oder andere Mikroorganismen verursacht wurden. Große Fortschritte in der Medizin haben diese Massenkiller mit Impfstoffen und Antibiotika weitgehend beseitigt. Moderne Gesellschaften sind jedoch mit einer neuen Art von Epidemie konfrontiert: Verhaltensepidemien. Die jährlichen Sterblichkeitsraten durch Suizide und Opioidüberdosierungen sind in den letzten zwei Jahrzehnten gestiegen. Sie sind heute alle 5½ min für den Tod eines Amerikaners verantwortlich." [1]. Ich schreibe diese Zeilen Mitte März 2020, als wegen des neuen Covid-19-Virus weltweit Panik herrscht. In ganz Europa werden Schulen und Kindergärten, Läden und Restaurants, Sportstadien und Museen, ja sogar ganze Länder geschlossen. Bis heute sind mehr als 5000 Menschen durch eine Infektion mit dem Virus gestorben, und die Zahlen steigen täglich, was zu einer globalen Panik geführt hat. Die „Verhaltensepidemien" töten schleichend, doch genauso effizient, aber sie erreichen kaum das Bewusstsein der breiten Bevölkerung. Einsamkeit ist ein subjektives Gefühl, das durch das Missverhältnis zwischen gewünschter und wahrgenommener Zahl und Qualität sozialer Beziehungen eines Menschen entsteht. Soziale Isolation ist demgegenüber ein objektives Maß für die Zahl der Personen in der Umgebung einer Person. Bereits in Kap. 5 hatten wir festgestellt, dass man Einsamkeit und soziale Isolation als Risikofaktoren für die Entwicklung einer Demenz betrachtet. Es geht aber noch viel weiter. Einsamkeit verkürzt unser Leben wahrscheinlich mindestens so sehr wie Rauchen oder Fettleibigkeit. In den USA werden 162.000 Todesfälle im Jahr mit Einsamkeit in Zusammenhang gebracht, das sind mehr Opfer als zum Beispiel Lungenkrebs fordert [2]. Nach einer aktuellen Studie fühlen sich drei Viertel der erwachsenen Bevölkerung von Kalifornien von mindestens mäßiggradiger Einsamkeit betroffen.

Das Problem ist aber natürlich kein amerikanisches. Die britische Regierung trug der Bedeutung von sozialer Isolation und Einsamkeit dadurch Rechnung, dass sie im Januar 2018 eine Ministerin für Einsamkeit (Tracey Crouch) ernannte. Im Oktober 2018 veröffentliche die damalige britische Premierministerin Theresa May ihre Strategie, wie sie das Problem in den Griff bekommen will. „Einsamkeit sei eine der größten Herausforderungen für die öffentliche Gesundheit unserer Zeit, sagte Theresa May heute, als sie die erste regierungsübergreifende Strategie auf den Weg brachte." schrieb die britische Regierung am 15. Oktober 2018 auf ihrer Website [3].

Nach ihren Erhebungen hätten 200.000 Briten höheren Lebensalters im letzten Monat kein Gespräch mehr mit einem Freund oder einem Angehörigen geführt. Bis zu 20 % aller Erwachsenen in Großbritannien litten die meiste Zeit oder dauerhaft unter Einsamkeit. Drei Viertel aller Hausärzte sähen täglich zwischen einem und fünf Patienten, die von Einsamkeit betroffen seien. Das Programm der britischen Regierung ist bemerkenswert und weitsichtig, es umfasst zahlreiche Maßnahmen [3]. Es sieht nicht nur vor, dass bis zum Jahr 2023 alle Hausärzte in Großbritannien die Teilnahme an Gemeindeaktivitäten und Freiwilligendiensten auf Rezept verordnen können. Schon in Grundschulen soll die Bedeutung von Einsamkeit und der Wert sozialer Beziehungen vermittelt werden.

Die britische Tageszeitung „The Guardian" hat die Ankündigung der Einrichtung eines Ministeriums für Einsamkeit wenige Tage später in einem bemerkenswerten Artikel kommentiert: „Sie [die Einsamkeit] ist auch kein End of Life-Zustand. Sie ist vielmehr eine willkürliche Krankheit, die zu einer Epidemie geworden ist. Es gibt einige offensichtliche Krankheitserreger: die Dekonstruktion der Gemeinschaft, die Umwandlung von Bürgern in Verbraucher, die Politik des Neides. Wir „kegeln nicht mehr zusammen" und das Familienleben löst sich seit einiger Zeit langsam auf. Seit den 1980er-Jahren haben wir unsere Identität gegen die Annehmlichkeiten von Materialismus und Bequemlichkeit ausgetauscht. Der öffentliche Raum ist privatisiert worden, und wir führen ein individuelles, unverbundenes Leben hinter verschlossenen Türen in bewachten Häusern, während wir uns Lebensmittel liefern lassen, aus Schachteln essen und uns jetzt auf Just Eat-Imbissbuden stürzen. Wir haben langsam den Kontakt untereinander und mit der Realität verloren. Die neueste Bedrohung ist ein digitales Virus, das nur mit dem analogen Auge unserer vorelektronischen Generation erkannt werden kann. Es zerstört die wirkliche Geselligkeit und ersetzt sie durch die virtuelle Realität. Eine Techie-Elite hat die Erzählung entführt und eine Quantenverschiebung in der menschlichen Interaktion bewirkt." [4].

Die britische Historikerin Fay Bound Alberti hat in einem Artikel für die gleiche Zeitung hervorgehoben, dass das Wort Einsamkeit („Loneliness") bis 1800 in der englischen Sprache nicht existierte. Sie schreibt: „Die Menschen lebten in kleinen Gemeinschaften, sie neigten dazu, an Gott zu glauben (was bedeutete, dass sie nie wirklich allein waren, selbst wenn sie physisch isoliert waren), und es gab ein philosophisches Konzept der Gemeinschaft als Quelle des Gemeinwohls. Eine Sprache der Einsamkeit war nicht nötig." [5]. Natürlich habe es Einsamkeit im Sinne von Isolation gegeben, und die habe für das Individuum damals genauso schädliche Konsequenzen gehabt wie heute. Aber: „Die moderne, existenzielle Angst vor dem Gefühl des Alleinseins konnte jedoch nicht existieren, da das moderne ‚Individuum' erst im 19. Jahrhundert mit der Industrialisierung im Westen und der Schaffung philosophischer und politischer Systeme, die sich auf den Individualismus konzentrieren, entstand. Die wissenschaftliche Medizin trennte Geist und Körper und identifizierte das Gehirn als Organ sowohl der Erkenntnis als auch des Geistes. Pathologische Emotionen wurden als ‚psychische' Probleme definiert." [5].

Was sind die Ursachen für die epidemische Zunahme von Einsamkeit? Diese resultieren aus dem raschen Wachstum von Technologie, sozialen Medien, Globalisierung und Polarisierung von Gesellschaften [1]. Hans Rosling würde feststellen, dass Technologie und Globalisierung die Lebensqualität weltweit in bedeutsamem Maße gesteigert haben. Gleichzeitig aber haben sie auch das soziale Miteinander verändert und die traditionellen sozialen Verbindungen zerstört. Die ständige Flut an Informationen, die permanent auf uns einprasselt, die ständige Erreichbarkeit, Beziehungen, die über „soziale" Medien permanent, aber oberflächlich ablaufen, und ein scharfer, oft globaler beruflicher Wettbewerb haben zu einer beständigen Zunahme von Stress geführt. Schon in Kap. 2 haben wir, Sie erinnern sich an den „Stress-Report" der Techniker Krankenkasse, diese Diagnose gestellt. Es ist bemerkenswert, dass sich vor allem jene Menschen besonders gestresst fühlen, die erwerbstätig sind, und hier besonders die gut Ausgebildeten. Das gilt für Deutsche ebenso wie für US-Amerikaner. Im Global Emotions 2019 Report des Meinungsforschungsinstituts Gallup waren die Bürger der USA eine der am stärksten gestressten Gesellschaften der Erde [6].

Die Historikerin Alberti fordert, dass sich ein Gesundheitssystem, das Herausforderungen wie der Einsamkeits-Epidemie gewachsen sein wolle, endlich von einem kurativen zu einem präventiven System entwickeln müsse [5]. Es wird niemals eine Pille gegen die *Ursachen* der Einsamkeit geben. Es mag eine Pille gegen das *Gefühl* der Einsamkeit geben, gegen das Unwohlsein und die Traurigkeit, die damit einhergehen. Das Gefühl der Einsamkeit bekämpfen die Menschen mehr denn je mit Antidepressiva, Alkohol, manchmal mit sehr viel härteren Drogen, viel zu oft mit Essen. Aldous Huxley lässt die Menschen in seiner Dystopie zu der Droge „Soma" greifen, und neuerdings, in der Blütezeit des reduktionistischen Neurozentrismus, wird Yuval Harari von Millionen dafür gefeiert, wenn er prophezeit, dass wir nur noch einen kleinen Schritt davon entfernt sind, durch perfekte Medikamente das „globale Glück", das absolute Glück für jeden, hervorzurufen. Was für eine naive Vorstellung!

Viele Autoren der jüngeren Zeit sind sich darüber einig, dass es gerade die sogenannten „sozialen Medien" sind, die unser Zusammenleben und unsere sozialen Beziehungen ganz fundamental zum Schlechteren verändert haben, zumindest wenn sie im Übermaß genutzt werden. Selbst der neueste World Happiness Report 2019 der Vereinten Nationen, auf den ich später in diesem Kapitel noch genauer zurückkommen werde, befasst sich mit diesem Thema in einem eigenen Kapitel [7]. Es ist vor allem die amerikanische Psychologin Jean Twenge, die in San Diego lehrt und arbeitet, die sich diesem Thema in den letzten Jahren sehr intensiv gewidmet hat. Sie hat auch das entsprechende Kapitel im World Happiness Report 2019 verfasst, das den Titel „Der traurige Zustand des Glücks in den Vereinigten Staaten und die Rolle der sozialen Medien" trägt. Danach habe das Glücksempfinden („Happiness") seit 2011 bei den US-Amerikanern beständig abgenommen, obwohl es ihnen ökonomisch nach Überstehen der weltweiten Rezession 2009 immer besser gegangen sei. Besonders markant sei dieser Trend bei Jugendlichen. Bereits in Kap. 2 hatte ich gezeigt, dass die Häufigkeit von Depressionen und, besonders bedenklich, von Suiziden bei Jugendlichen seit etwa 2010 deutlich zunehmen, ganz besonders bei Mädchen. Mögliche Erklärungen seien eine Abnahme von sozialer Unterstützung und die Zunahme von Adipositas und Drogenkonsum. Twenge aber favorisiert seit Jahren eine andere Erklärung: Amerikaner ganz generell, vor allem aber Jugendliche, würden heute ihre Freizeit ganz anders verbringen als früher. Die hier ablaufenden Trends beschreibt sie treffend so: „Der Aufstieg der digitalen Medien und der Fall von allem anderen" („The rise of digital media and the fall of everything else"; [7]). In den letzten zehn Jahren nahm die Zeit, die Jugendliche an Bildschirmen (Computerspiele, soziale Medien, Texten über Messenger) verbracht haben, stetig zu, 2017 betrug diese Zeit bei den 17 bis 18jährigen mehr als sechs Stunden pro Tag, 45 % der Befragten gaben an, praktisch ununterbrochen online zu sein. Im gleichen Maße nahm die Zeit des direkten, persönlichen sozialen Kontakts ab. Außerdem wurde weniger Zeit mit dem Lesen von Büchern und Zeitschriften verbracht, auch die Schlafdauer nahm ab. Verschiedene Studien weisen darauf hin, dass die Dauer der Nutzung von digitalen Medien negativ mit dem Wohlbefinden korreliert. Mädchen, die mehr als fünf Stunden soziale Medien nutzen, leiden dreimal häufiger an einer Depression als Mädchen, die völlig auf soziale Medien verzichten [8]. Häufig wird darauf hingewiesen, dass solche Zusammenhänge korrelativ seien und keine Kausalität bewiesen. Es könne zum Beispiel auch sein, dass junge Mädchen und Frauen, die depressiv seien, dazu neigten, mehr Zeit mit sozialen Medien zu verbringen. Für eine Kausalität in die andere Richtung (d. h., exzessive Nutzung sozialer Medien führt zu reduziertem Wohlbefinden) sprechen jedoch zwei Beobachtungen: Mehrere longitudinale Studien, in denen Personen über einen gewissen Zeitraum verfolgt und ihre Nutzung sozialer Medien aufgezeichnet wurde, zeigen, dass die Intensität der Nutzung das *spätere* Wohlbefinden prädiziert [9]. Zudem liegen inzwischen zwei randomisierte Studien vor, in denen Probanden in zwei experimentelle Gruppen gelost wurden. In der einen Studie nutzten sie Facebook weiter wie bisher, die andere setzte die Nutzung für nur eine Woche aus. Probanden in der Gruppe, der „Facebook-Ferien" verordnet worden war, gaben am Ende der Woche mehr Wohlbefinden und weniger Depression an [10]. In der zweiten Studie wurden die Teilnehmer der Gruppe, die weniger Zeit mit sozialen Medien verbringen sollte, aufgefordert, maximal zehn Minuten pro Plattform und insgesamt nicht mehr als 30 min pro Tag für alle Plattformen insgesamt aufzuwenden. Die andere Gruppe setzte ihre Nutzung unverändert fort. Auch diese Studie zeigte, dass die Probanden, die ihre Nutzung sozialer Medien reduzierte, über den Verlauf mehrerer Wochen erhöhtes Wohlbefinden und weniger Einsamkeit angaben [11]. Diese Studien legen nahe, dass der Zusammenhang zwischen Depression und Nutzung sozialer Medien tatsächlich ein kausaler ist. Zudem muss man feststellen, dass die Zunahme der Häufigkeit von Depressionen bei Jugendlichen zeitlich mit der explosionsartigen Verbreitung von Smartphones zusammenfällt. Der Gedanke, dass die Zunahme von jugendlichen Depressionen zu gesteigerten Smartphone-Käufen geführt habe, klingt schlechthin absurd. Allerdings gibt es durchaus Stimmen, die den grundsätzlich negativen Einfluss des Gebrauchs sozialer Medien auf das menschliche Wohlbefinden bestreiten. Richtig und in Maßen – das heißt vor allem, aktiv gestaltend und nicht passiv konsumierend – eingesetzt, könnten soziale Medien sogar dazu beitragen, das Wohlbefinden zu steigern [12]. Inzwischen seien soziale Medien so in unsere Kultur integriert, dass es nicht mehr einfach darum gehen könne, deren Nutzungszeit zu reduzieren. Es müsse nun vielmehr verstanden werden, über welche Mechanismen soziale Medien ihre Effekte auf die menschliche Psyche entfalten. Dann könne man Interventionen entwickeln, die die Art ihrer Nutzung verändern, um so aus ihren positiven Aspekten Kapital zu schlagen. Man könne auf diese Weise möglicherweise sogar personalisierte, für das einzelne Individuum maßgeschneiderte Interventionen entwickeln, um das positive Potenzial, das soziale Medien bergen, zu nutzen [12]. Sie erinnern sich, dass das der moderne Trend der Psychiatrie ist: Wenn ich den Mechanismus, nach dem der Mensch funktioniert, nur möglichst im Detail verstehe, dann kann ich zielgerichtet in den Mechanismus eingreifen, um mögliche Fehler im System zu korrigieren. Auf diese Weise werden selbst Werkzeuge, die für viele junge Menschen ein schädliches Potenzial haben, zu Mitteln mit sogar therapeutischen Wirkungen.

Wie wichtig wird uns in Zukunft der persönliche Kontakt sein? Viele Firmen weltweit arbeiten an Pflegerobotern, die vor allem die Pflege alter Menschen übernehmen sollen, weil sie billiger und anspruchsloser als menschliche Pflegekräfte sind. Der „Roboter light" sind Avatare, die man in den USA schon heute buchen kann, wenn man sich einsam fühlt (oder eher: wenn man alte Angehörige hat, für die man nicht ausreichend Zeit hat). Die kalifornische Firma Care.Coach zum Beispiel bietet einen Dienst an, der eine Rund-um-die-Uhr-Betreuung für Patienten mit chronischen Erkrankungen anbietet. Hier spricht man mit einer computeranimierten Figur (eine Katze oder ein Hund), die automatisierte, durch Algorithmen gesteuerte Konversation über Alltagsthemen erlaubt. Sollte die „betreute" Person in ihrem „Gespräch" mit dem Computer lebensmüde Gedanken äußern, so werden automatisiert Betreuer oder Familienangehörige alarmiert. Einsamkeit, unter der gerade alte Menschen in erheblichem Maße leiden, wird durch einen Avatar auf einem Computerbildschirm oder Tablet bekämpft. Sind das die Antworten, die die Psychiatrie für die gewaltigen Probleme hat, die durch demografische und Veränderungen in unseren sozialen Beziehungen entstanden sind?

Man kann auch darüber streiten, ob sich eine Psychotherapie digital, also zum Beispiel über eine Videoverbindung zwischen Patient und Therapeut, ebenso gut durchführen lässt wie in einem echten, persönlichen Gespräch, bei dem man sich gegenübersitzt. Diese Diskussion wird gerade in Deutschland kontrovers geführt. In den Zeiten, in denen Menschen wegen einer Virus-Pandemie durch ihre Regierungen dazu aufgefordert, im Zweifelsfall auch genötigt werden, sich voneinander abzuschotten, mögen digital vermittelte Therapiesitzungen eine gute, weil dann eben oft auch die einzige Möglichkeit sein, in therapeutischen Kontakt miteinander zu treten. Ich persönlich glaube jedoch, dass schon bei dieser Art der Kommunikation wichtige Anteile der persönlichen Beziehung verloren gehen. Psychotherapie läuft ja nur im einfachsten Fall nur über den Austausch von sprachlichen Signalen ab. Hier begegnen sich Menschen, die vielerlei Signale miteinander austauschen, auch in einer körperlichen Beziehung (und „körperlich" sollte hier in keiner Weise als „sexuell" missverstanden werden). Digitale Therapien reduzieren die vielen verschiedenen Kommunikationskanäle der menschlichen Interaktion auf zwei (Sprache und Video) oder im Extremfall sogar auf nur einen Kanal (Sprache). Dies ist übrigens ein weiteres Beispiel dafür, dass unsere Kultur Körper und Geist als getrennt wahrnimmt.

Psychotherapie wird hier als Therapie des Geistes verstanden, die unter vollständiger Missachtung des Körpers vonstatten gehen kann. Therapiert wird der Geist, nicht der Mensch. Wissenschaftliche Untersuchungen werden in Zukunft zeigen müssen, ob digital durchgeführte Psychotherapien ebenso wirksam sind wie Therapien, bei denen sich Menschen persönlich begegnen.

Ich habe jedoch große Zweifel, ob eine echte therapeutische Beziehung zu einer Maschine entstehen kann, die die Rolle des Psychotherapeuten übernimmt. Aber auch daran wird gearbeitet. Viele Menschen, die an Künstlicher Intelligenz arbeiten (und interessanterweise auch viele Psychiater), glauben sogar, dass die Psychiatrie die medizinische Disziplin ist, die am schnellsten von Maschinen übernommen werden wird. Vor allem amerikanische und chinesische Wissenschaftler arbeiten an Computern oder Robotern, die irgendwann in der Lage sein sollen, selbst eine formale Psychotherapie durchführen zu können. Im Moment werden sie noch als „Gesprächspartner" („Conversational Agents") bezeichnet. Auch hier gilt jedoch erneut, dass die Interaktion zwischen Mensch und Maschine ausschließlich auf der Kommunikation von Text basiert, das heißt, die Maschine interpretiert Semantik. Menschliche Interaktion geht ja jedoch weit über Semantik hinaus, Beziehungen sind vom Kontext abhängig. Wie kodiert man Empathie in Worten? Während Generationen von Psychologen, Psychotherapeuten und Psychoanalytikern versuchten, die vielschichtige Dynamik der Interaktion zwischen zwei (und manchmal mehr) Menschen zu verstehen, betrachten wir diese heute nur noch als Austausch von Kommunikationssignalen, die durch Computeralgorithmen beschrieben werden können. Während, wie wir an vielen Stellen in diesem Buch gesehen haben, die wissenschaftliche Evidenz zeigt, dass dem sozialen Kontakt wahrscheinlich die bedeutsamste Rolle für psychisches und körperliches Wohlbefinden zukommt, gestalten wir eine Welt nach dem Muster des „Homo deus": eine Welt, in der Maschinen grundlegende Bedürfnisse des Menschen erfüllen sollen, die Bedürfnisse nach Kontakt, Nähe und Einheit. In einem bemerkenswerten Artikel in der New York Times mit dem Titel „Menschlicher Kontakt ist jetzt ein Luxusgut" („Human contact is now a luxury good.") hieß es vor einiger Zeit: „Das Leben für alle außer den sehr Reichen – die körperliche Erfahrung des Lebens, Lernens und Sterbens – wird zunehmend durch Bildschirme vermittelt. Bildschirme selbst sind nicht nur billig herzustellen, sie machen Dinge auch billiger. Jeder Ort, an dem ein Bildschirm angebracht werden kann (Klassenzimmer, Krankenhäuser, Flughäfen, Restaurants), kann Kosten senken. Und jede Aktivität, die auf einem Bildschirm stattfinden kann, wird billiger. Die Textur des Lebens, die taktile Erfahrung, wird zu glattem Glas.

Die Reichen leben nicht so. Die Reichen haben Angst vor Bildschirmen entwickelt. Sie wollen, dass ihre Kinder mit Klötzen spielen, und technikfreie Privatschulen boomen. Menschen sind teurer und reiche Menschen sind bereit und in der Lage, dafür zu bezahlen. Auffällige menschliche Interaktion – einen Tag ohne Telefon leben, soziale Netzwerke verlassen und keine E-Mails beantworten – ist zu einem Statussymbol geworden." [13]. Wie viel Wahrheit hier enthalten ist, bestätigte kürzlich ein wissenschaftlicher Artikel in einer renommierten amerikanischen Fachzeitschrift: „Computertherapeuten" seien besonders hilfreich in psychiatrisch „unterversorgten Bevölkerungsteilen" („underserved populations", [14]) – sprich: den Armen und Ungebildeten.

Wie wahrscheinlich wird es zukünftig sein, dass ich mit dem Menschen, mit dem ich in meinem dritten Lebensjahrzehnt eine Familie gründe und Kinder bekomme, die nächsten 50, 60, 70 oder sogar 80 Jahre zusammen verbringe [15]? Es sind vielerlei Faktoren, die in den letzten Jahrzehnten die Scheidungsraten überall in der Welt haben ansteigen lassen. Die steigende Lebenserwartung spielt dabei eine wahrscheinlich in Zukunft immer größere Rolle. Während die Scheidungsquote 1960 in Deutschland nur etwa 10 % betrug, stieg sie bis 2005 auf mehr als 50 % an. Seitdem ist sie wieder auf ca. 33 % gesunken, das heißt, dass auf drei Eheschließungen eine Scheidung kommt. Die Zahlen für die USA weisen ähnliche Trends auf. Die Betrachtung der Scheidungsquote setzt aber nur die Zahl der Eheschließungen zur Zahl der Scheidungen in einem gegebenen Jahr in Beziehung. Das heißt, sie erlaubt keinen direkten Rückschluss auf das Risiko einer Ehe geschieden zu werden, denn dazu müsste man alle Eheschließungen in einem definierten Jahr im langfristigen Verlauf verfolgen. Eine sinkende Scheidungsquote wird zumindest teilweise dadurch vorgetäuscht, dass die Zahl der Eheschließungen in den letzten 15 Jahren stark abgenommen hat. Sich über unser zukünftiges Zusammenleben Gedanken zu machen, mag – insbesondere in einer Welt, in der wir immer älter werden – vielleicht auch bedeuten, Paarbeziehungen neu zu denken. Noch im Jahr 1800 betrug, wie wir schon mehrfach hörten, die durchschnittliche Lebenserwartung nur 31 Jahre. Jahrzehntelange Partnerschaften waren in dieser Zeit schlicht die absolute Ausnahme. Die Analyse der Bedeutung unserer immer höheren Lebenserwartung für unsere Partnerschaften ist jenseits des Fokus dieses Buches, sie wurde von anderen vorgenommen [15]. Es muss uns aber klar sein, dass Stabilität und Dauer unserer Paarbeziehungen entscheidende Bedeutung für unser psychisches Wohlbefinden haben. Und auch unsere Partnerschaften sind nur sehr begrenzt durch die individuelle Hirnchemie beeinflussbar.

Literatur

1. Jeste DV, Lee EE, Cacioppo S (2020) Battling the modern behavioral epidemic of loneliness. Suggestions for research and interventions. JAMA Psychiatry 77:553–554
2. Veazie S, Gilbert JA, Winchell K, Paynter R, Guise J-M (2019) Addressing social isolation to improve the health of older adults: a rapid review. Rockville, MD: AHRQ. https://effectivehealthcare.ahrq.gov/sites/default/files/pdf/rapid-social-isolation-older-adults-final.pdf. Zugegriffen: 13. Mai 2020
3. GOV.UK (2018) PM [Prime Minister] launches Government's first loneliness strategy. 15. Oktober. https://www.gov.uk/government/news/pm-launches-governments-first-loneliness-strategy. Zugegriffen: 13. Mai 2020
4. The Guardian (2018) The minister for loneliness will need all the friends she can get. 23. Januar. https://www.theguardian.com/society/2018/jan/23/tracey-crouch-minister-loneliness-friends-powerful-vested-interests. Zugegriffen: 13. Mai 2020
5. The Guardian (2018) Loneliness is a modern illness of the body, not just the mind. 1. November. https://www.theguardian.com/commentisfree/2018/nov/01/loneliness-illness-body-mind-epidemic. Zugegriffen: 13. Mai 2020
6. Gallup (2019) Global emotions report. https://www.gallup.com/analytics/248909/gallup-2019-global-emotions-report-pdf.aspx. Zugegriffen: 13. Mai 2020
7. Helliwell JF, Layard R, Sachs JD (2019) World happiness report. (https://s3.amazonaws.com/happiness-report/2019/WHR19.pdf. Zugegriffen: 13. Mai 2020
8. Kelly Y, Zilanawala A, Booker C, Sacker A (2019) Social media use and adolescent mental health: findings from the UK Millennium Cohort Study. EClin Med. https://www.thelancet.com/journals/eclinm/article/PIIS2589-5370(18)30060-9/fulltext. Zugegriffen: 13. Mai 2020
9. Shakya HB, Christakis NA (2017) Association of facebook use with compromised well-being: a longitudinal study. Am J Epidemiol 185:203–211
10. Tromholt M (2016) The Facebook experiment: quitting facebook leads to higher levels of well-being. Cyberpsychol Behav Soc Netw 19:661–666
11. Hunt MG, Marx R, Lipson C, Young J (2018) No more FOMO: limiting social media decreases loneliness and depression. J Social Clin Psychol 37:751–768
12. Timpano KR, Beard C (2020) Social networking and mental health: looking beyond frequency of use and towards mechanisms of action. Neuropsychopharmacology 45:905–906

13. New York Times (2019) Human contact is now a luxury good. New York Times, 23. März. https://www.nytimes.com/2019/03/23/sunday-review/human-contact-luxury-screens.html. Zugegriffen: 13. Mai 2020
14. Miner AS, Milstein A, Hancock JT (2017) Talking to machines about personal mental health problems. JAMA 318:1217–1218
15. Gratton L, Scott A (2016) The 100-year life. Bloomsbury, London

11

Welches Gesundheitssystem wir uns wünschen

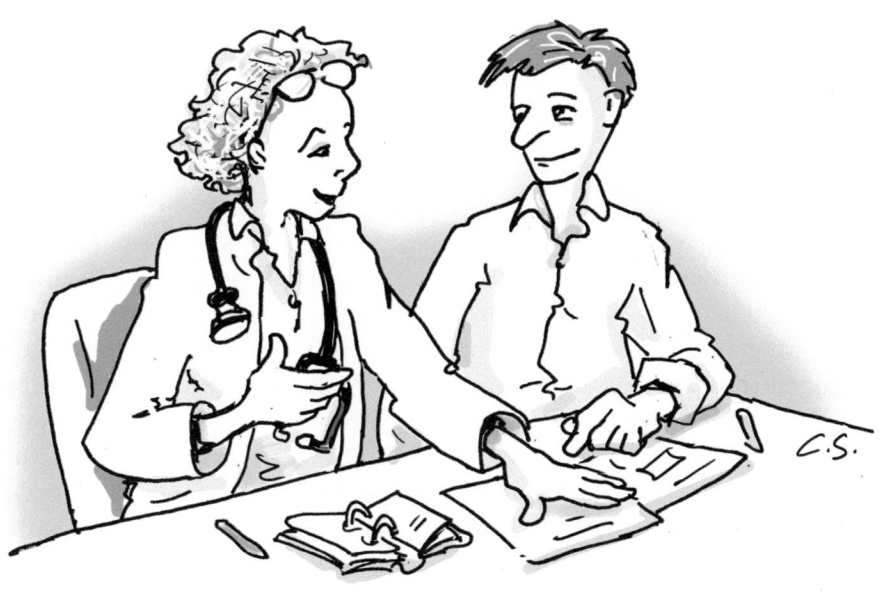

Kein Land der Welt gibt pro Kopf der Bevölkerung mehr Geld für die Gesundheitsversorgung aus als die USA, und zwar bei weitem nicht. Die Kosten in den USA betragen 9400 Dollar, das ist weit mehr als doppelt so viel wie im Durchschnitt der kapitalistischen Länder der westlichen Welt (3600 Dollar). Die USA geben 17 % ihres Bruttoinlandsproduktes für die Gesundheitsversorgung aus, das ist ein einsamer Spitzenwert in der Welt [1].

In Deutschland lag im Jahr 2017 der Anteil der Gesundheitsausgaben bei 11,5 %, die Kosten pro Kopf bei etwa 4500 €. Noch im Jahr 2015 waren es nur etwa 4000 € gewesen, in 2005 weniger als 3000 €. Deutschland hat in der EU nach Luxemburg die zweithöchsten Gesundheitsausgaben pro Kopf und den höchsten Anteil des Bruttoinlandsproduktes an diesen Ausgaben (EU-Durchschnitt 9,9 %). Wie jeder weiß, sind US-Amerikaner trotz ihrer exorbitant hohen Gesundheitsausgaben dennoch nicht gesünder als der Rest der Welt: In 39 Ländern ist die Lebenserwartung höher als in den USA, wo sie im Jahr 2014 mit 78,8 Jahren einen Höchststand erreichte, um seitdem wieder leicht zu fallen (2017: 78,5 Jahre). Alleine in 18 Ländern der EU ist die Lebenserwartung höher als in den USA, darunter auch Deutschland, wo sie bei 81 Jahren liegt. Die Ursachen für diese Entwicklungen waren schon vielfach Thema in diesem Buch. Die steigenden Suizidzahlen in den USA waren bereits in Kap. 3 ein Thema. Noch brisanter aber ist, dass zwischen 1990 und 2017 die Sterblichkeit durch Überdosen von Drogen um fast 400 % zunahm. Es sind aber noch weitere Faktoren dafür verantwortlich, dass die Lebenserwartung in den USA seit fünf Jahren ein Plateau erreicht hat. Die Sterblichkeitsraten bei Menschen im mittleren Lebensalter (25–64 Jahre) aufgrund von Übergewicht und Bluthochdruck stiegen in diesem Zeitraum um 114 % bzw. 79 %, und die Mortalität aufgrund von alkoholassoziierten Erkrankungen wie Leberzirrhose stieg um 40 % [2]. Während die amerikanische Presse diese Zahlen auf den amerikanischen Lebensstil (insbesondere Bewegungsmangel und Übergewicht, siehe Kap. 2) zurückführt [3], sieht Hans Rosling, von dem wir auch schon in Kap. 2 hörten, andere wesentliche Faktoren dafür, dass es um die amerikanische Volksgesundheit trotz der gewaltigen finanziellen Aufwendungen für das Gesundheitssystem so schlecht bestellt ist: „Die Antwort [auf die Frage, warum US-Bürger nicht das gleiche Gesundheitsniveau erreichen können, und mit den gleichen Aufwendungen, wie andere kapitalistische Länder, die über ähnliche Ressourcen verfügen] ist übrigens nicht schwer zu finden: Es liegt daran, dass es in den USA keine staatliche Krankenversicherung gibt, die von den meisten Bürgern der anderen Länder [...] als selbstverständlich angesehen wird. Unter dem gegenwärtigen US-amerikanischen System suchen reiche, privat versicherte Patienten häufiger einen Arzt auf als es notwendig ist, während arme Patienten sich nicht einmal einfache, kostengünstige Behandlungen leisten können und früher sterben, als es sein müsste. Ärzte vergeuden Zeit für unnötige und sinnlose Behandlungen, die besser dafür genutzt werden könnte, Leben zu retten oder ernste Krankheiten zu behandeln." [1].

Hier wird also die Frage des Gesundheitssystems – und mehr noch: des gesamten politischen Systems – maßgeblich für die Frage nach Gesundheit oder Krankheit eines Volkes. Dabei ist natürlich auch amerikanischen Wissenschaftlern völlig klar, dass es vielerlei soziale Determinanten für Gesundheit gibt. Wo und unter welchen Bedingungen wir geboren werden und aufwachsen, ist wahrscheinlich viel bedeutsamer für unsere körperliche und vor allem psychische Gesundheit als irgendwelche Gene, die uns von unseren Eltern mitgegeben wurden. Diese Bedingungen entscheiden, wie wir leben, arbeiten und altern. Und auch amerikanischen Wissenschaftlern ist klar, dass die fehlende Investition in soziale Dienste und Bildung sowie ein fehlgesteuertes medizinisches Versorgungssystem dafür verantwortlich sind, dass trotz des gewaltigen finanziellen Aufwandes, den das amerikanische Volk für seine Gesundheit betreibt, das Ergebnis weit hinter den Möglichkeiten zurückbleibt [4]. Es ist auch die Verantwortung von Ärztinnen und Ärzten, auf die Bedeutung sozialer Bedingungen für die Gesundheit eines Volkes hinzuweisen, und sie sollten ihren Einfluss und ihr Ansehen nutzen, um die Politik zu bestimmen. Sie müssen eine Öffentlichkeit dafür entwickeln, dass die Krankheit eines individuellen Patienten durch Faktoren beeinflusst ist, die außerhalb der Kontrolle von Patient und Arzt sind. Ein Mensch, der sich schlecht ernährt und dessen Erkrankung durch diese Ernährung mitbedingt ist, kann oft nichts für die Armut, die diese Ernährung bedingt.

In Kap. 7 habe ich berichtet, dass heute Neurowissenschaftler aus dem genetischen Risikoprofil eines Menschen, dem sogenannten „polygenetischen Risikoscore", sein Risiko für eine bestimmte Erkrankung zu berechnen versuchen. Ähnliches wurde nun auch als „polysozialer Risikoscore" vorgeschlagen [5]. Wenn es sinnvoll ist, ein Krankheitsrisiko aus dem genetischen Profil eines Menschen abzuleiten, dann ist das genauso sinnvoll für sein soziales Profil. Wie sehr zum Beispiel Armut oder ein Mangel an Bildung Risikofaktoren für Krankheit, gerade für psychische Erkrankungen, sind, werde ich im nächsten Abschnitt noch genauer ausführen. Einem polygenetischen Risikoscore einen polysozialen Risikoscore gegenüberzustellen, ist ein wichtiger Schritt, weil damit ausgedrückt wird, dass Krankheit eben nicht nur durch fehlgesteuerte individuelle Biologie entsteht, sondern auch durch die individuelle Stellung des einzelnen Menschen im System. Es entspricht aber viel weniger dem Selbstverständnis von Ärzten, prophylaktisch tätig zu werden als kurativ. Ärzte ergreifen in der Regel ihren Beruf, weil sie erkrankte Menschen heilen oder zumindest deren Leiden lindern wollen. Es ist unbestritten, dass die Medizin gewaltige

Fortschritte in der Therapie der meisten Krankheiten gemacht hat. Unsere Anstrengungen, die molekularen Vorgänge der Krankheitsentstehung besser zu verstehen, dürfen nicht nachlassen. Wer wäre zum Beispiel im Falle einer Krebserkrankung nicht dankbar für die Errungenschaften der modernen Krebstherapie, die heute meist eine deutliche Lebensverlängerung und oft sogar eine gänzliche Heilung ermöglichen? Für Ärzte sind es besondere Momente, wenn sie einen Patienten nach schwerer, oft lebensbedrohlicher Krankheit geheilt nach Hause entlassen können, und für viele stellt dies das wesentliche – absolut legitime – Motiv für die Wahl dieses Berufes dar. Wir erleben es viel weniger als Belohnung, den Ausbruch einer Erkrankung zu verhindern, also präventiv tätig zu werden. Dennoch ist es ebenso unbestritten, dass es nicht kurative, sondern vor allem Maßnahmen der sozialen Medizin waren, die zu der enormen Zunahme der Lebenserwartung in den letzten 100 Jahren geführt haben. Natürlich musste man zunächst verstehen, wie sich Infektionskrankheiten durch Krankheitserreger verbreiten. Dann aber waren es vornehmlich Maßnahmen zur Verbesserung der Hygiene, die Überwachung von Nahrungsmitteln und die systematische Impfung von ganzen Völkern, die zur drastischen Reduktion der Sterblichkeit durch Infektionskrankheiten geführt haben. Tuberkulose, Pest und Cholera spielen heute in der ganzen Welt keine Rolle mehr, weil wir sie durch hygienische Maßnahmen praktisch ausgerottet haben. Die Prophylaxe durch sozialmedizinische Maßnahmen war hier entscheidend, kurativ (durch Gabe von Antibiotika) werden wir erst tätig, wenn es irgendwo auf der Welt zum Aufflammen eines Krankheitsherdes kommt (zum Beispiel, wenn es im Rahmen von Naturkatastrophen zum Zusammenbruch von Trink- und Abwasserversorgung und in der Folge zum Ausbruch der Cholera kommt).

Kurative Medizin ist auch ein Wirtschaftsfaktor mit gewaltiger volkswirtschaftlicher Bedeutung. In Deutschland ist jeder achte Erwerbstätige im Gesundheitswesen tätig, das waren im Jahr 2019 5,6 Mio. Menschen (Deutschland hat etwa 45 Mio. Erwerbstätige). Das sind fast siebenmal so viele Menschen wie in der Autoindustrie Beschäftigte (2019: 830.000 Erwerbstätige inklusive aller Arbeitnehmer in der Automobilzulieferindustrie), die gerne von sich behauptet, dass sie der wichtigste Wirtschaftszweig Deutschlands ist. Und selbst wenn die Zahl der Krankenhäuser in Deutschland seit Jahrzehnten stetig abnimmt und nach einem Gutachten der Bertelsmann-Stiftung, das 2019 für viel Diskussion gesorgt hat, noch immer viel zu hoch ist, so haben Krankenhäuser doch ein bedeutendes wirtschaftliches Gewicht: Im Jahr 2018 wendete die gesetzliche Krankenversicherung alleine für die Krankenhausbehandlung in einem der mehr als 1900 Krankenhäuser 77 Mrd. € auf, und der Wert steigt stetig um mehrere Prozent jährlich. Im Jahr 2000 lagen die Aufwendungen noch bei 44 Mrd. €. Die gesamten Gesundheitsausgaben in Deutschland lagen 2017 bei 376 Mrd. € (zum Vergleich: der Bundeshaushalt 2020 lag vor Verabschiedung eines Nachtragshaushalts durch die Corona-Krise bei 362 Mrd. €). Für jeden von diesem System Profitierenden kann ein weiterer Zuwachs nur gewünscht sein. Krankenhausbetreiber wünschen sich zu 100 % belegte Betten, Ärzte wünschen sich volle Praxen, Medizintechnikhersteller wollen immer neue, teure (und ohne Zweifel immer bessere) Geräte verkaufen, und Pharmahersteller wünschen sich Patienten, die neue, teure und nicht zwingend immer bessere Medikamente einnehmen. Der Gesundheitssektor ist aus diesem Grund auch ein Innovationstreiber, denn Innovationen versprechen Milliardengewinne. In den letzten Jahrzehnten sind Hunderte Biotech-Unternehmen entstanden, die sich der Aufklärung der molekularen Grundlagen aller möglicher Erkrankungen und der Entwicklung von Medikamenten verschrieben haben, die sich maßgeschneidert gegen subtile Dysfunktionen, die diesen Erkrankungen zugrunde liegen, richten. Biotechnologie, und gerade Medikamentenentwicklung, ist ein Risikogeschäft. Von der ersten Idee, oder dem ersten Molekül, bis zum Markteintritt eines neuen Medikamentes verstreichen meist mehr als zehn Jahre, Zeit, in denen diese Firmen viele (Hundert) Millionen Euro oder Dollar verbrennen. Dann jedoch genügt ein einziges Medikament, das von den amerikanischen oder europäischen Zulassungsbehörden Wirksamkeit und Verträglichkeit bescheinigt bekommt, um die Investitionskosten vielfach wieder einzuspielen. Ich habe schon mehrfach in diesem Buch darauf hingewiesen, dass dieses Geschäftsmodell in der Krebsmedizin in den letzten Jahren extrem erfolgreich war. Dennoch schätzt man auch hier, dass 40 % aller Krebserkrankungen durch Veränderungen des Lebensstils (z. B. Vermeidung von Übergewicht und Bewegungsmangel, siehe Kap. 6), also durch einfache und recht günstige prophylaktische Maßnahmen, vermeidbar wären. Wir haben in Kap. 3 aber auch gesehen, dass sich die Erfolge in der Psychopharmakologie in den letzten 20 Jahren demgegenüber bescheiden ausnehmen, und über die Gründe dafür habe ich auch schon spekuliert. Die Schwierigkeiten liegen hier in einem grundlegenden Unverständnis der Beziehungen zwischen Hirnfunktion und psychischem Erleben, und dieses wiederum ist eben nicht nur durch Hirnchemie bestimmt, sondern auch durch die Stellung des Individuums in seinem sozialen System. Das heißt aber eben auch, dass die Prophylaxe psychischer Erkrankungen viel mehr als in der Vergangenheit in den Fokus nicht nur der Psychiatrie, sondern der

Politik rücken muss. Hier brauchen wir viel mehr prophylaktische – d.h. sozialmedizinische – Ansätze, und das wird auch ganz neue Allokationen von Ressourcen erfordern. Damit mich niemand missversteht: Wir brauchen bessere Therapien, vor allem auch besser wirksame und besser verträgliche Medikamente für die Behandlung schwerer psychischer Erkrankungen, und wir brauchen Investitionen in diese Forschung. Aber wenn wir glücklichere und zufriedenere Menschen wollen, die sich entsprechend ihrer Möglichkeiten kreativ entfalten können und deren Leben Bedeutung hat, dann erreichen wir das nicht mit dem Eingriff ins Gehirn, um den göttlichen Menschen zu schaffen. Und dieses grundlegend andere Verständnis erfordert dann auch andere, erweiterte Ansätze in einem Gesundheitssystem.

Literatur

1. Factfulness RH (2018) Wie wir lernen, die Welt so zu sehen, wie sie wirklich ist. Ullstein, Berlin
2. Woolf SH, Schoomaker H (2019) Life expectancy and mortality rates in the United States, 1959–2017. JAMA 322:1996–2016
3. CNN (2019) US life expectancy is still on the decline. Here's why. CNN, 26. November. https://edition.cnn.com/2019/11/26/health/us-life-expectancy-decline-study/index.html. Zugegriffen: 14. Mai 2020
4. Mani A, Mullainathan S, Shafir E, Thao J (2013) Poverty impedes cognitive function. Science 341:976–980
5. Figueroa JF, Frakt AB, Jha AK (2020) Addressing social determinants of health: time for a polysocial risk score. JAMA. Apr 3. doi: https://doi.org/10.1001/jama.2020.2436. Epub ahead of print

12

Wie wir uns bilden und ausbilden

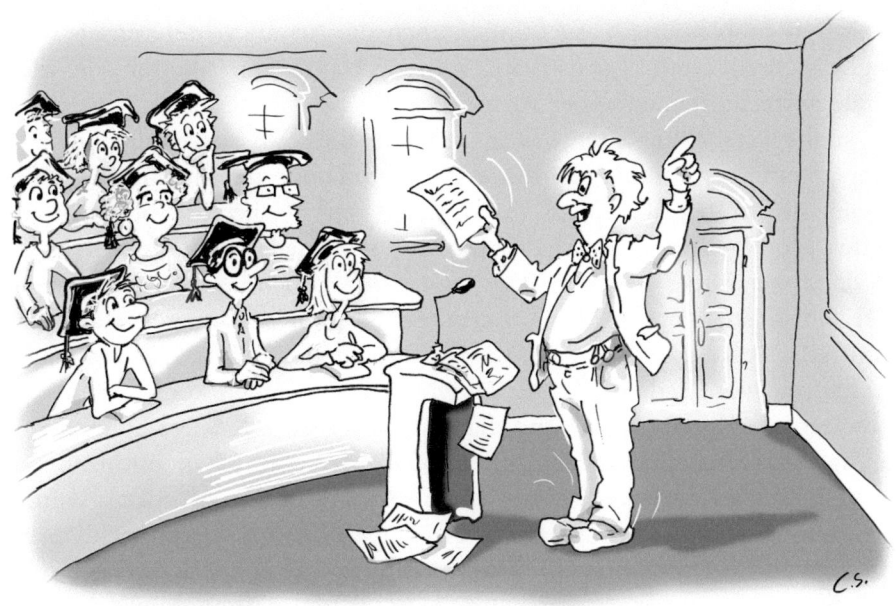

Bereits in Kap. 8 haben wir gesehen, dass niedrigerer sozialer Status mit höherem Stresserleben, ungesünderer Ernährung und höherem Körpergewicht assoziiert ist [1]. Armut ist eine extrem wichtige Determinante nicht nur von körperlicher, sondern auch von psychischer Gesundheit (wieder mal auch hier der Hinweis, dass das nur eine künstliche Trennung ist). Gerne nehmen wir an, dass intelligente, kognitiv leistungsfähige Menschen es zu größerem Erfolg, mehr Reichtum und einem höheren sozioökonomischen Status bringen. Auch darin drückt sich jedoch wieder unser biologistisch-deterministisches Weltbild aus, nach dem Menschen mit unterschiedlichen, genetisch festgelegten Fähigkeiten geboren werden, und entsprechend dieser Fähigkeiten erreichen sie unterschiedlichen Wohlstand, Reichtum und Status. Ein britisch/US-amerikanisches Team von Psychologen und Wirtschaftswissenschaftlern hat jedoch gezeigt, dass es auch hier umgekehrt sein kann: Armut beeinflusst sogar unsere kognitive Leistungsfähigkeit.

Menschen, die in Armut leben, schreiben wir gerne unvernünftige Verhaltensweisen zu: Sie sind weniger gesundheitsbewusst und nehmen Angebote der Gesundheitsfürsorge (z. B. Vorsorgeuntersuchungen) nicht wahr, sie halten Termine nicht oder nur unzuverlässig ein, sie arbeiten weniger produktiv, sie sind weniger aufmerksame Eltern und sie managen ihre Finanzen schlecht. Viele dieser Verhaltensweisen sind nicht nur an sich schon problematisch, sie können auch die Armut weiter vertiefen [2]. Es gibt sicherlich eine ganze Reihe von psychosozialen Faktoren, die diese Spirale aufrechterhalten. Aber Armut beeinflusst offenbar auch ganz direkt die kognitiven Fähigkeiten. Dies testeten die Wissenschaftler in zwei komplementären Studien. In der ersten, im Labor durchgeführte Studie, testeten sie bei zwei Gruppen von ärmeren und reicheren Probanden den Einfluss der (geistigen) Beschäftigung mit finanziellen Herausforderungen auf deren kognitive Leistung. Die etwa 100 Probanden wurden in einer amerikanischen Shopping Mall rekrutiert. Sie repräsentierten einen Querschnitt der sozioökonomischen Verhältnisse in den USA. Die Probanden wurden mit verschiedenen Szenarien wie dem Folgenden konfrontiert: „Ihr Auto macht einige Probleme und die Reparatur kostet X $. Sie können vollständig bezahlen, einen Kredit aufnehmen oder eine Chance nutzen und im Moment auf den Service verzichten … Welche Entscheidung würden Sie treffen?" Über die Lösung dieses Problems sollten sie dann nachdenken, unter der Vorstellung, dass dadurch eventuell vorhandene, eigene Sorgen getriggert werden würden. Danach wurden sie hinsichtlich ihrer kognitiven Leistung getestet. Dabei gab es zwei experimentelle Bedingungen. In der einen Bedingung („leicht") erforderte die Reparatur nur 150 $, in der zweiten („schwer") kostete sie 1500 $. Es wurde vermutet, dass die Konfrontation mit erheblichen finanziellen Belastungen (in der „schweren" Bedingung) eher eigene Sorgen triggern werde. Wenn Sie nun vermuten, dass wohlhabende Menschen auch kognitiv leistungsfähiger sind, so irren Sie sich. In der „leichten" Bedingung waren die Menschen mit dem geringen Einkommen allenfalls leicht, jedenfalls nicht statistisch signifikant, weniger leistungsfähig als die Probanden mit dem hohen Einkommen. Doch in der „schweren" Bedingung fiel ihre Leistung sehr deutlich hinter die der reichen Probanden zurück.

Die zweite Studie war ein Feldversuch mit fast 500 Bauern in Indien, die Zuckerrohr anbauen. Deren sozioökonomischer Status ist stark saisonabhängig. Vor der Ernte leben die Bauern typischerweise in Armut, nach der Ernte verfügen sie über sehr viel mehr Geld. Vor der Ernte sind sie oft verschuldet und haben Schwierigkeiten, ihre Rechnungen zu bezahlen. Diesmal wurden die Bauern zweimal hinsichtlich ihrer kognitiven Leistung geprüft, einmal vor und einmal nach der Ernte. Auch in diesem Experiment erwies sich der Effekt von finanziellen Sorgen auf die kognitive Leistung erheblich. In allen Tests waren die Bauern nach der Ernte erheblich leistungsfähiger [2].

Wie relevant sind diese Effekte im Alltag? Dazu ist es interessant, sich anzusehen, wie die Leistung von Probanden in genau den gleichen kognitiven Leistungstests, die in den hier beschriebenen Experimenten zur Anwendung kamen, durch andere Faktoren beeinflusst wird. Die gleiche Größenordnung von Beeinträchtigung wie durch Armut findet man zum Beispiel nach einem Schlafentzug von einer vollständigen Nacht. Das heißt, wenn Sie eine ganze Nacht durchmachen, werden Sie kognitiv genauso beeinträchtigt sein, wie wenn Sie sich ständig um ihre Finanzen Sorgen machen müssen. Oder, um es vielleicht noch plastischer zu machen: Der Unterschied der kognitiven Leistung von 60jährigen und 45jährigen ist im Mittel etwa genau so groß wie der Unterschied der kognitiven Leistung von Armen und Reichen. Noch ein Beispiel? Menschen mit chronischer Alkoholkrankheit weisen im Vergleich zu Gesunden das in etwa gleiche Maß der kognitiven Beeinträchtigung auf wie Arme verglichen mit Reichen. Wenn man einen Intelligenztest durchführen würde, käme man auf einen Unterschied von ca. 13 IQ-Punkten [2].

Warum stelle ich das alles in solchem Detail dar? Weil diese Ergebnisse, und das stellen auch die Autoren der Studien heraus, wichtige politische Implikationen hat. Sie schlussfolgern, dass arm zu sein nicht einfach nur bedeute, mit einem Mangel an Geld fertig zu werden, sondern auch mit einem Mangel an kognitiven Ressourcen. Arme Menschen seien nicht einfach aufgrund ihrer inhärenten (= angeborenen!) Merkmale weniger leistungsfähig oder erfolgreich, sondern weil der Kontext der Armut eine Belastung darstelle und ihre kognitiven Fähigkeiten beeinträchtige. Die Autoren der beiden Studien kommen aus meiner Sicht dann aber nicht zu den richtigen, weitreichenden Schlüssen. Sie fordern, dass sich die Politik mit ihren Ansprüchen an arme Menschen hinsichtlich der kognitiven Leistung an diese anpassen müsse, so wie man von Geringverdienern auch weniger oder keine Steuern verlange. Man müsse einfache Interventionen entwickeln, also zum Beispiel einfach strukturierte Formulare oder auch automatische Erinnerungen, um sich auf die geringeren kognitiven Ressourcen einzustellen. Das wären die richtigen Maßnahmen, wenn kognitive Leistung tatsächlich ein rein biologisch determiniertes, inhärentes Merkmal eines Individuums wäre. Die Studienergebnisse zeigen aber doch genau das nicht! Sie zeigen, dass, wenn man Armut reduziert, die kognitive Leistung zunimmt, und damit auch die Möglichkeiten zur Gestaltung des eigenen Lebens.

Es ist schon lange bekannt, dass Armut mit schlechterer körperlicher Gesundheit einhergeht. Das gilt aber ebenso auch für die psychische Gesundheit. Menschen aus schlechteren sozioökonomischen Verhältnissen erkranken deutlich häufiger an psychischen Erkrankungen als Menschen mit höheren oder hohen Einkommen. Schon in Kap. 2 wies ich auf eine Studie hin, in der Wissenschaftler aus Finnland den Einfluss des Haushaltseinkommens auf das Risiko, erstmalig in einer psychiatrischen Klinik aufgenommen zu werden, untersuchten. Dazu standen ihnen Daten für die gesamte finnische Bevölkerung (etwas mehr als 6,2 Mio. Menschen), die zwischen 1996 und 2014 in Finnland lebten, zur Verfügung. Wie überall in den westlichen Industrienationen nahmen sowohl die Zahl der psychiatrischen Krankenhausbetten als auch die Verweildauer in den letzten Jahrzehnten stetig ab. In der jetzt vorgelegten Studie fand sich nun einerseits ein deutlicher (negativer) Zusammenhang zwischen Haushaltseinkommen und der Häufigkeit der erstmaligen psychiatrischen Krankenhausbehandlung. Mit der Höhe des Haushaltseinkommens sank die Zahl der erstmaligen Behandlungen. Zudem aber konnten nur Menschen mit den höchsten Einkommen an dem Trend des Abbaus der psychiatrischen Krankenhausbetten partizipieren. Bei Menschen mit sehr niedrigem Haushaltseinkommen wurde in den ersten zehn Jahren des Beobachtungszeitraums sogar eine Zunahme der stationären Erstbehandlungen registriert [3]. Nun darf man aus diesen Zahlen nicht zwingend schließen, dass Menschen mit höherem Einkommen unbedingt psychisch gesünder sind. Sie nutzen möglicherweise das Gesundheitssystem anders und suchen zunächst ambulante Dienste auf. Menschen mit höherem sozioökonomischem Status sind wahrscheinlich eher in der Lage, sich an neue Behandlungsmodalitäten anzupassen, wie es die stetige Verschiebung von stationären auf ambulante Versorgungsformen in den letzten Jahrzehnten dargestellt hat. Der Zusammenhang zwischen Haushaltseinkommen und Risiko für eine erstmalige stationäre Behandlung mag damit auch etwas über unser – die Verhältnisse werden in Deutschland nicht grundsätzlich anders sein als in

Finnland – Gesundheitssystem aussagen. Das ist aber ganz sicher nicht die ganze Wahrheit. Auch psychische Gesundheit an sich ist ungleich verteilt, und besonders bedeutsam ist das bei jungen Menschen. Viele Studien zeigen übereinstimmend, dass gerade bei Jugendlichen das soziale Milieu eine wichtige Determinante psychischer Gesundheit ist. In Finnland nahm die Prävalenz (Häufigkeit) einer schweren Depression bei Jugendlichen im Alter zwischen 14 und 16 Jahren zwischen 2000/2001 und 2010/2011 bei beiden Geschlechtern insgesamt leicht zu. Bei Jugendlichen, deren Eltern jedoch arbeitslos waren und einen niedrigen Bildungsstand hatten, verdoppelte sie sich in diesen zehn Jahren nahezu, von 6,5 % auf 12,8 % bei Jungen und von 6,4 % auf 11,4 % bei Mädchen [4]. Damit waren die Jungen zehnmal und die Mädchen viermal häufiger von einer schweren Depression betroffen als ihre Peers aus Familien mit mittlerem oder hohem Bildungsniveau und deren Eltern nicht von Arbeitslosigkeit betroffen waren. Diese Zahlen sind auch deshalb so bedeutsam, weil sie wiederum ein Abbild der gesamten finnischen Bevölkerung darstellen. Und sie zeigen eine Zunahme der Ungleichheit der psychischen Gesundheit in Abhängigkeit vom sozioökonomischer Status der Bevölkerung. Erst kürzlich, im März 2020, ging in Deutschland zu diesem Thema die Antwort der Bundesregierung auf eine sogenannte „Kleine Anfrage" der FDP-Fraktion nach den „Gesundheitschancen von Kindern und Jugendlichen in Deutschland" durch die Presse. Die Antworten hat man allerdings auch vorher schon gekannt, denn schon im ersten Satz ihrer „Frage" stellt die Partei fest: „Die Gesundheitschancen von Kindern und Jugendlichen in Deutschland sind stark vom soziokulturellen Status des Elternhauses abhängig." [5]. Die Kernaussagen lassen sich so zusammenfassen: Kinder aus ärmeren Familien, das sind vor allem solche, in denen kein Elternteil einer Vollzeitbeschäftigung nachgeht, weisen einen schlechteren Gesundheitszustand auf, sie leiden häufiger an psychischen Erkrankungen und Entwicklungsverzögerungen, sie ernähren sich schlechter und sind häufiger übergewichtig. So leiden Kinder aus schlechteren sozioökonomischen Verhältnissen 2,8–4,4mal häufiger an einer Aufmerksamkeitsdefizit-Hyperaktivitätsstörung (ADHS) als Kinder aus bessergestellten Elternhäusern. Traditionell hätte man nun argumentiert (und viele tun das bis heute), dass eben die Kinder aus ärmeren Elternhäusern häufiger an ADHS leiden, weil sie von ihren Eltern die entsprechenden Gene geerbt haben, und genau die haben eben schon in der Elterngeneration die Bildungschancen verschlechtert. Wir haben aber gesehen – und weitere Beispiele folgen –, dass es so einfach nicht ist. Das soziale Milieu beeinflusst unzweifelhaft psychisches Befinden und kognitive Leistung.

Interessant sind in diesem Zusammenhang die Zahlen für die USA, wo die sozioökonomischen Unterschiede erheblich größer als in jedem skandinavischen Land und auch größer als in Deutschland sind. Bereits in Kap. 2 hatte ich gezeigt, dass die Prävalenz (zur Erinnerung: Häufigkeit bezogen auf eine Bevölkerungsgruppe) von Depressionen in den USA von 2005 bis 2015 signifikant zunahm, und dass diese Zunahme in keiner Bevölkerungsgruppe so rapide verläuft wie bei Jugendlichen im Alter zwischen 12 und 17 Jahren [6]. Und es sind auch hier die Menschen mit den niedrigsten Einkommen und der geringsten Bildung, die nicht nur deutlich häufiger von Depressionen betroffen sind als Menschen mit dem höchsten sozioökonomischen Status. Bei ihnen steigen die Prävalenzen zudem weiter an. Allerdings fällt in den USA auf, dass dort auch Menschen in den höchsten Einkommensgruppen und mit dem höchsten Bildungsstatus von einer Zunahme der Depressionsprävalenzen betroffen sind, allerdings auf einem sehr viel niedrigeren Ausgangsniveau als in den ärmeren Bevölkerungsgruppen. Für zahlreiche Länder der Erde, und nicht nur westliche Industrienationen, liegen ähnliche Zahlen vor, und es gibt wohl keinen besser belegten Befund als den Zusammenhang zwischen dem Risiko für psychische Erkrankung einerseits und Armut und Mangel an Bildung andererseits. Es wäre zynisch, diese Unterschiede auf gemeinsame genetische Ursachen zurückzuführen und zu behaupten, dass Menschen mit den „besseren" Genen eben intelligenter sind, deshalb Zugang zu besserer Bildung haben, demzufolge besser verdienen und aufgrund dieser Umstände oder auch wiederum wegen ihrer „besseren" Gene widerstandsfähiger gegen psychische Belastungen sind. Die oben dargestellte Studie über den Effekt von Armut auf die kognitive Leistung ist nur ein einzelner, „akademischer" Beleg, der dem widerspricht. Noch klarer sind ganz andere Beobachtungen: In Afghanistan ist mehr als jeder fünfte Mensch von einer Depression betroffen, das Land hat die höchste Depressions-Prävalenz der Welt [7]. Das aber liegt ganz sicher nicht daran, dass Afghanen „schlechtere" Gene haben, sondern an Armut, Unsicherheit und Gewalt, die dieses Land nun schon seit Jahrzehnten beherrschen. Noch zynischer – oder einfach ignorant – ist es da, wenn Yuval Harari behauptet, die Verbesserung der Lebensumstände des Menschen sei überholt durch einen Eingriff in die Biochemie des Gehirns, das sei der „Weg zum Glück". Genau das versuchen die Armen dieser Welt, wenn sie sich mit einem Schuss Heroin ein bisschen Pause von ihrem Elend verschaffen wollen. Dass das ein Weg ist, der nur für Stunden oder gar nur für Minuten Linderung verschafft, ist hinlänglich bekannt.

Es wird aber nicht alleine reichen, die Armut in absoluten, objektiven Maßstäben zu reduzieren. Wir haben in Kap. 2 gesehen, dass Hans Rosling in den letzten Jahren vor seinem Tod, insbesondere mit seinem Buch „Factfulness", unermüdlich darauf hingewiesen hat, dass sich die Lebensverhältnisse auf der Erde für immer mehr Menschen stetig verbessert haben. So stellt Rosling sehr deutlich heraus, dass sich in den letzten 20 Jahren der Anteil der in extremer Armut lebenden Weltbevölkerung mehr als halbiert habe [8]. Das aber ist nur die halbe Wahrheit. Was in vielen Ländern der Welt nicht abgenommen hat, ist die Ungleichheit der Lebensverhältnisse. Die sozioökonomischen Unterschiede haben zu- anstatt abgenommen. Das gilt besonders eindrucksvoll in den USA, wo diese Unterschiede besonders drastisch sind und immer weiter zunehmen. Nur in Russland und in Indien ist der Reichtum offenbar noch ungleicher verteilt. Nach aktuellen Daten der amerikanischen Zentralbank besaß im Jahr 2019 das reichste 1 % der amerikanischen Bevölkerung etwa 32 % aller Besitztümer des Landes, und die nächstreichen 9 % besaßen weitere 37 %. Das heißt, dass die reichsten 10 % der Bevölkerung Eigentümer von 69 % des amerikanischen Volksvermögens sind. Demgegenüber besaß die gesamte ärmere Hälfte (50 %!) der Bevölkerung nur 1,6 % des Vermögens. Über die Jahrzehnte hat diese Ungleichverteilung immer weiter zugenommen. 1989 hatte das reichste 1 % der Bevölkerung 24 % des Vermögens besessen, die ärmere Hälfte noch 3,7 %. Während und nach der Finanzkrise war die Schere allerdings noch weiter auseinander gegangen, weil die Immobilienkrise den Mittelstand besonders hart getroffen hatte [9]. Würde man den gesamten Reichtum des amerikanischen Volkes gleichmäßig unter allen 62 Mio. Haushalten aufteilen, so hätte jeder Haushalt ein Vermögen von unfassbaren 862.000 Dollar! Die Wirklichkeit aber ist, dass die ärmere Hälfte der Bevölkerung über ein Haushaltsvermögen von durchschnittlich 11.000 Dollar verfügt. Damit verfügen heute 50 % der amerikanischen Haushalte inflationsbereinigt im Mittel über 50 % weniger Vermögen als 1989 [10].

In Deutschland sind die Verhältnisse allerdings nicht grundsätzlich anders. Deutschland ist das Land mit der größten Ungleichverteilung von Vermögen in der Eurozone, und auch hier nimmt die Ungleichverteilung des Vermögens zu. Nach Zahlen aus dem Jahr 2007 besaß das reichste Tausendstel der Bevölkerung 22,5 % des gesamten Volksvermögens, das reichste 1 % besaß 36 % und die reichsten 10 % 67 %, während die ärmere Hälfte der Bevölkerung zusammen 1,4 % des gesamten Vermögens besaß [11]. Die ärmsten Menschen in der westlichen Welt mögen also nach den Maßstäben, nach denen Rosling Armut misst, heute viel besser dran sein als vor 20, 50 oder 100 Jahren. Niemand verhungert mehr auf der Straße. Die ärmeren Menschen, seien es nun die ärmsten 10 %, 20 % oder auch 30 % stehen heute aber unter mindestens genauso hohem Druck wie damals, wahrscheinlich hat er sogar zugenommen. Erst eine Reduktion der sozioökonomischen Unterschiede und eine Angleichung der Lebensverhältnisse würde zu einem Rückgang von sozialem Stress in den ärmeren, weniger privilegierten Bevölkerungsgruppen führen. Warum ist das reichste Land der Erde, die USA, im „World Happiness Report" der Vereinten Nationen aus 2019 nur auf dem 19. Rang, nur vier Plätze vor dem viel ärmeren südlichen Nachbarn Mexiko? [12]. Auf den ersten Plätzen sind ausnahmslos die skandinavischen Staaten, Finnland vor Dänemark, Norwegen, Island, auf Platz 5 die Niederlande. All diese Staaten sind durch ein sozialdemokratisches politisches System mit ausgeprägtem Gemeinwesen, das auf sozialen Ausgleich bedacht ist, ausgezeichnet. Deutschland liegt nur zwei Plätze vor den USA auf Platz 17 des Rankings. Interessanterweise werden die Probleme, die gerade die Gesundheit – und hier ganz besonders die psychische Gesundheit – der Bürger der USA kennzeichnen, und die ich in diesem Buch immer wieder angesprochen habe, in dem Report explizit als wesentliche Ursachen für die Unzufriedenheit, die in der amerikanischen Bevölkerung herrsche, diskutiert.

Warum ist die Zufriedenheit in Mexiko, und ganz generell in den lateinamerikanischen Staaten, so relativ hoch, obwohl die Einkommen dort so viel niedriger sind als in den USA, und obwohl viele Bürger das Land als äußerst unsicher erleben? Die Menschen in Mexiko bewerten „persönliche Beziehungen" als besonders positiv, und gerade die Qualität sozialer Beziehungen – das betont der Report in einem eigenen Kapitel besonders – hat entscheidende Bedeutung für die Lebensqualität der Bürger eines Landes. Prosoziales Verhalten, das vor allem durch Großzügigkeit gekennzeichnet sei, sei eine bedeutsame Determinante von Wohlbefinden eines Menschen, aber umgekehrt steigere Wohlbefinden auch großzügiges Verhalten. Die Autoren schreiben: „Menschen sind eher glücklich, wenn sie anderen helfen, wenn sie frei entscheiden können, ob oder wie sie helfen möchten, wenn sie sich mit den Menschen verbunden fühlen, denen sie helfen, und wenn sie sehen können, wie ihre Hilfe einen Unterschied macht." Der Report fällt in einem ganzen, abschließenden Kapitel ein vernichtendes Urteil über die amerikanische Politik: „Eine Vielzahl von miteinander verbundenen evolutionären, sozioökonomischen, physiologischen und regulatorischen Faktoren ist mit steigenden Suchtraten in verschiedenen Bereichen verbunden, darunter Drogen und Alkohol, Lebensmittel sowie Internetnutzung. Das historische Versäumnis der Vereinigten Staaten, Maßnahmen im Bereich der öffentlichen Gesundheit umzusetzen, bei denen das Wohlergehen gegenüber den Interessen von Unternehmen im Vordergrund steht, muss angegangen werden, um auf die Suchtepidemie zu reagieren. Wirksame Interventionen könnten eine rasche Ausweitung der öffentlich finanzierten psychosozialen Dienste, eine verstärkte Regulierung der Arzneimittelindustrie und andere Maßnahmen umfassen." [12].

Eine Verbesserung der sozioökonomischen Verhältnisse für möglichst viele Menschen, zusammen mit einer Reduktion dieser Unterschiede, ist also der zentrale Schlüssel zu besserer individueller Gesundheit und einer gesünderen Gesellschaft, nicht der Eingriff ins Gehirn. Und dieser Weg führt über Bildung. Wie aber sieht gute Bildung aus? Sollten wir unsere Kinder möglichst schnell und möglichst umfassend lehren, Computer zu programmieren und Roboter zu bauen? Das scheint das Rezept zur Lösung all der gegenwärtigen Probleme der Menschheit, wenn man all jenen glaubt (und das sind so viele verschiedene Professionen, nicht nur Bildungspolitiker), die in mehr „Digitalisierung" das Heil sehen. Deutschland (und wenn Sie nicht deutscher Staatsbürger sind, ersetzen Sie „Deutschland" durch Ihr Land, da wird es nicht anders sein, es sei denn, Sie sind US-Amerikaner oder Chinese) habe den Anschluss auf diesem Gebiet verloren, und wenn unsere Wirtschaft auch in Zukunft noch eine Rolle spielen wolle, müssten wir heute in viel mehr „digitale Bildung" investieren. Digitalisierung ist aber nur ein Aspekt von Technologie als wesentliche Kraft, die unsere Zukunft bestimmt. Wie wir im Abschnitt über die Zukunft der Arbeit gesehen haben, bestimmen noch ganz andere Kräfte unsere Zukunft, und auch auf diese müssen wir unsere Aufmerksamkeit richten, wenn wir unser Bildungssystem an diese Herausforderungen anpassen wollen.

Der wichtigste Schritt ist, dass wirklich jedes Kind Zugang zu guter Bildung haben muss, unabhängig von seiner Herkunft und dem sozioökonomischen Status seiner Eltern. Noch immer sind die Bildungschancen von Kindern in Deutschland, und noch viel mehr gilt das für die USA, zu sehr abhängig von der Bildung und dem Einkommen seiner Eltern. Der „Sozialbericht für die Bundesrepublik Deutschland", der alle zwei Jahre veröffentlicht wird, zeigte auch 2018 erneut, dass in Deutschland die soziale Herkunft einen sehr starken Einfluss auf das spätere Leben von Jugendlichen hat [13]. An Gymnasien haben zwei Drittel der Schüler Eltern mit Abitur, an Hauptschulen aber nur 16 %. Mehr als die Hälfte der Hauptschüler hat Eltern, die selbst nur einen Hauptschulabschluss oder gar keinen Schulabschluss haben. Darauf, dass Kinder aus Elternhäusern mit geringerem sozioökonomischem Status erheblich häufiger psychische Auffälligkeiten aufweisen, hatte ich schon weiter oben hingewiesen. Als besonders benachteiligt müssen Kinder mit Migrationshintergrund gelten, die zudem auch noch armutsgefährdet sind. Prävention von psychischen Erkrankungen, von Depressionen, Angst und Suchterkrankungen fängt mit Bildung für die Armen an! Nur gute Bildung, die allen zur Verfügung steht, wird verhindern, dass in den westlichen Ländern (das gilt natürlich prinzipiell für jedes Land dieser Erde, aber ich schreibe hier aus einer zugegebenermaßen westzentrierten Perspektive) ein größer werdendes Proletariat entsteht, das auf einem globalisierten Arbeitsmarkt keine Chancen hat, über eine immer länger werdende Lebensspanne seinen Lebensunterhalt zu verdienen. In einer Arbeitswelt, in der einfachere, geringere Qualifikation erfordernde Arbeiten zukünftig immer mehr von Computern, Maschinen und Robotern übernommen werden, wird es entscheidend sein, dass junge Menschen nie aufhören zu lernen und sich an ständig wechselnde Lebens- und Arbeitsverhältnisse flexibel anzupassen.

Lynda Gratton vertritt die Ansicht, dass Bildung das Ziel haben muss, dass Menschen sich vom oberflächlichen Generalisten („shallow generalist"), der von vielem ein bisschen versteht, zum seriellen Spezialisten („serial master") entwickeln können [14]. Echte Meisterschaft wird in Zukunft noch wichtiger als heute. Ein Arbeiter in der Produktion, zum Beispiel am Fließband in der Autoindustrie, ist schon früher jederzeit ersetzbar gewesen. Solche Arbeitsplätze aber wird es in Zukunft immer weniger geben. Es wird daher zukünftig darauf ankommen, einen Wert für andere oder die Gemeinschaft zu schaffen, und dieser Wert wird besonders hoch sein, je meisterlicher ich meine Arbeit mache und je weniger Meister meiner Kunst verfügbar sind. Da sich jedoch mit großer Wahrscheinlichkeit unsere Welt und damit auch die Anforderungen der Arbeitswelt auch zukünftig schnell ändern werden, wird es nötig sein, seinen Fokus zu verschieben, sich anzupassen und Meisterschaft auch in anderen, benachbarten, manchmal aber auch ganz anderen Feldern zu gewinnen. Es zeugt von großer Naivität, jetzt durch das ständige Ausrufen von „Digitalisierung" unsere Kinder fit machen zu wollen für die Herausforderungen der Zukunft. Wer weiß, welche Rolle die Digitalisierung im Jahr 2050 spielen wird? Mit Sicherheit wird unsere Welt so digital organisiert sein, dass eine Vielzahl von Menschen von der Aufrechterhaltung und der Weiterentwicklung der digitalen Infrastruktur leben werden. Aber vielleicht werden wir dann ganz andere Wachstumsfelder als Motoren der Innovation identifiziert haben. Bildung muss daher meines Erachtens weniger Themen als Strategien vermitteln. Kinder müssen lernen, kreativ zu sein, Probleme zu identifizieren und zu lösen und sich ständig an neue Herausforderungen anzupassen. Lynda Gratton formuliert fünf Schritte, die ein Lernender heute machen sollte, um sich auf den Arbeitsmarkt der Zukunft vorzubereiten (merke: das Wort „Digitalisierung" kommt darin nicht vor) [14]:

- Versuche zu verstehen, *warum* bestimmte Kompetenzen in der Zukunft wertvoller sein könnten als andere.
- Versuche vorauszusehen, *welche* Fähigkeiten zukünftig wertgeschätzt werden könnten.
- Während Du diese Fähigkeiten und Kompetenzen im Auge behältst, tu das, was Du liebst!
- Dann vertiefe Dich in diese Tätigkeit so tief wie möglich, um ein echter Meister Deines Faches zu werden.
- Sei darauf vorbereitet, dass Du Dich anpassen und in anderen Feldern Meisterschaft entwickeln musst.

Gratton sieht voraus, dass es zumindest in den nächsten Jahrzehnten das soziale Entrepreneurship und das Microentrepreneurship sein werden, die eine große Bedeutung für die Arbeit vieler Millionen Menschen haben werden, obwohl es auch zukünftig sicherlich große multinationale Konzerne geben wird. Festzuhalten bleibt, dass es hier nicht um die Vermittlung des „Was?", also um die Frage, welche Themen zukünftig bedeutsam sein könnten, sondern um das „Wie?", also den kreativen Umgang mit diesen Themen, geht. Wenn wir ein Bildungssystem schaffen, das unseren Kindern – und zwar möglichst allen – diese Fertigkeiten vermittelt, dann haben wir die Basis für glücklichere und zufriedenere nächste Generationen gelegt, die sich der großen Probleme der Zukunft annehmen können.

Literatur

1. Shively CA, Day SM (2014) Social inequalities in health in nonhuman primates. Neurobiol Stress 1:156–163
2. Mani A, Mullainathan S, Shafir E, Thao J (2013) Poverty impedes cognitive function. Science 341:976–980
3. Suokas K, Koivisto AM, Hakulinen C et al (2020) Association of income with the incidence rates of first psychiatric hospital admissions in Finland, 1996–2014. JAMA Psychiatry 77:274–284
4. Torikka A, Kaltial R, Rimpelä A, Sel et al (2000) to 2011. BMC Public Health 14:408
5. Kleine Anfrage der FDP-Fraktion an die Bundesregierung: „Gesundheitschancen von Kindern und Jugendlichen in Deutschland." https://dip21.bundestag.de/dip21/btd/19/173/1917385.pdf. Zugegriffen: 14. Mai 2020
6. Weinberger AH, Gbedemah M, Martinez AM et al (2018) Trends in depression prevalence in the USA from 2005 to 2015: widening disparities in vulnerable groups. Psychol Med 48:1308–1315

7. Smith K (2014) Mental health: a world of depression. Nature 515:181
8. Factfulness RH (2018) Wie wir lernen, die Welt so zu sehen, wie sie wirklich ist. Ullstein, Berlin
9. Federal Reserve. Distribution of household wealth in the U.S. since 1989. Last Update 23. Dezember 2019. https://www.federalreserve.gov/releases/z1/dataviz/dfa/distribute/table/#quarter:120;series:Net%20worth;demographic:networth;population:all;units:shares. Zugegriffen: 14. Mai 2020
10. Federal Reserve. Perspectives on inequality and opportunity from the survey of consumer finances. Speech by Chair Janet L. Yellen, 17. Oktober 2014. https://www.federalreserve.gov/newsevents/speech/yellen20141017a.htm. Zugegriffen: 14. Mai 2020
11. Bach S, Beznoska M, Steiner V A wealth tax on the rich to bring down public debt? German Socio-Economic Panel Study, DIW Berlin. https://www.diw.de/documents/publikationen/73/diw_01.c.378111.de/diw_sp0397.pdf. Zugegriffen: 14. Mai 2020
12. Helliwell JF, Layard R, Sachs JD World Happiness Report 2019. https://s3.amazonaws.com/happiness-report/2019/WHR19.pdf. Zugegriffen: 13. Mai 2020
13. Wissenschaftszentrum Berlin für Sozialforschung. Datenreport 2018. Ein Sozialbericht für die Bundesrepublik Deutschland. https://www.wzb.eu/de/publikationen/datenreport/datenreport-2018. Zugegriffen: 14. Mai 2020
14. Gratton L (2011) The shift. The future of work is already here. Harper Collins, London

13

Wege in die Zukunft

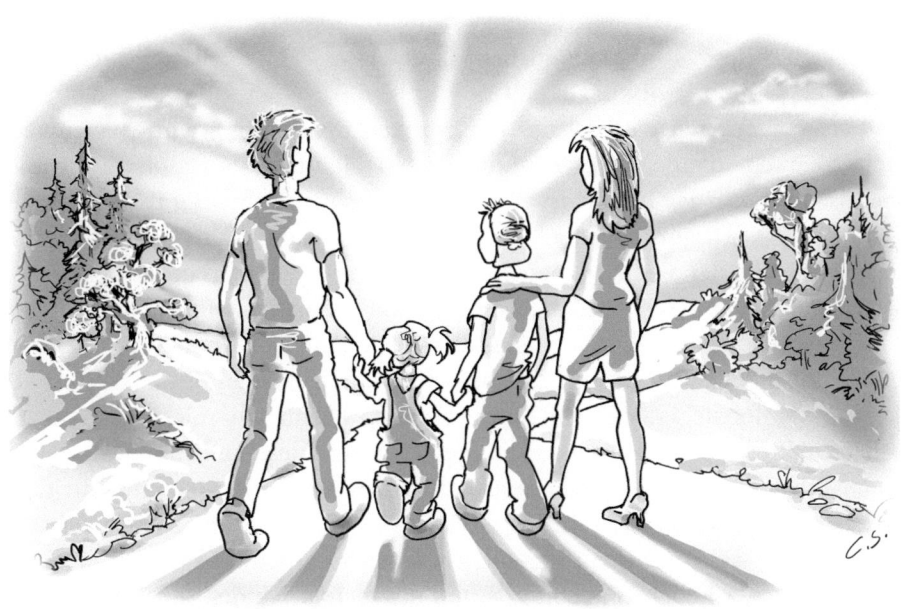

Dieses Buch habe ich geschrieben, um dem in den Lebenswissenschaften weit verbreiteten biologischen Reduktionismus entgegenzutreten. Wir werden die enorme Verbreitung von psychischen Erkrankungen nicht eindämmen können, indem wir alleine das Hirn besser verstehen lernen und bessere Medikamente entwickeln. Das wird auch nötig sein, und es wird die Behandlung dieser Erkrankungen verbessern helfen. Viele meiner Fachkollegen werden dieses Buch als ein Plädoyer gegen die Anwendung von Psychopharmaka verstehen. Das aber ist ein grobes Missverständnis, und das wird jeder anerkennen, der meine Arbeit der letzten 30 Jahre kennt. Unzweifelhaft gibt es schwere psychiatrische Erkrankungen, die man mit Psychopharmaka behandeln muss. Vielen Menschen erlaubt eine Behandlung mit Psychopharmaka wieder ein Leben in der Gemeinschaft, zu dem sie ohne eine solche nicht in der Lage wären. Oft wird das auch eine jahrelange, manchmal lebenslange Therapie sein müssen. Aber das alleine wird ganz sicher nicht ausreichend sein, um die „globale Krise der psychischen Gesundheit" zu bewältigen. So gut viele seiner Analysen sind, in dieser Hinsicht ist Harari ganz sicher auf dem Holzweg. Dafür habe ich in diesem Buch eine Fülle von Belegen vorgelegt. Die wesentlichen Epidemien psychiatrischer Erkrankungen entstehen nicht im Gehirn – dort hinterlassen sie zweifellos auch ihre Spuren –, sie entstehen in unserer Gesellschaft. Man kann weder die Opioidkrise in den USA noch die extreme Häufigkeit von Depressionen in Afghanistan auf biologische Besonderheiten von Amerikanern bzw. Afghanen zurückführen. Hier geht es einfach nicht ohne den Rückgriff auf soziokulturelle Erklärungen.

Warum ist dieser Wechsel des Blickwinkels überhaupt wichtig? Wenn ich mein Denken, meine Gefühle und all mein Handeln als Resultate hirnbiochemischer Vorgänge betrachte, dann beraube ich mich meines freien Willens. Dann ist das Zusammenleben von Menschen alleine durch die Interaktion vieler individueller Gehirne bestimmt, und wenn das Zusammenleben von Menschen zur epidemischen Verbreitung von Depression führt, dann ist die naheliegende Schlussfolgerung, dass ich die Depression in diesen Gehirnen ausschalte („behandle"), zum Beispiel durch Medikamente. So erzeuge ich dann das „globale Glück" im Sinne Hararis. Wenn ich mich hingegen als aktiver Akteur in der Interaktion menschlicher Gesellschaften wahrnehme und Glück als Ergebnis des harmonischen Zusammenlebens von Individuen betrachte, dann habe ich Einfluss darauf, wie ich mich fühle. Ich werde von der passiven Biomaschine zum aktiven Gestalter meiner Zukunft und der Zukunft meiner Lebensumgebung – und der meiner Kinder und Enkel.

Werden die 15-h-Woche oder das bedingungslose Grundeinkommen die Auswirkungen von Armut und Ungleichverteilung von Wohlstand auf unsere Gesundheit beheben, wie dies der niederländische Historiker Rutger Bregman in seinem Bestseller „Utopien für Realisten" fordert [1]? Wird es die Menschen glücklicher und zufriedener machen, wenn sie nicht mehr arbeiten müssen, noch mehr Freizeit haben und dennoch so viel Geld vom Staat bekommen, dass sie ohne Existenzangst leben, zumindest leidlich überleben können? Ich maße mir nicht an, die soziale Angemessenheit der Forderungen Bregmans oder deren Bedeutung für unsere sozialen Systeme beurteilen zu können. Ich glaube jedoch nicht, dass eine solche Utopie die

Menschen psychisch gesünder macht – eher im Gegenteil. Die Gründe habe ich dargelegt. Viele Menschen werden noch mehr passiv konsumieren, zum Beispiel fernsehen, Serien streamen oder videospielen, als dies heute schon der Fall ist, sie werden sich langweilen und ihre Zeit totschlagen. Der Alkoholkonsum wird ansteigen. Ich bin der Überzeugung, dass eine Verbesserung der Lebensverhältnisse und des Wohlbefindens für möglichst viele Menschen nicht einfach dadurch erreicht werden wird, dass man Vermögen umverteilt. Natürlich ist Vermögen in allen Gesellschaften mehr oder weniger grotesk ungleich verteilt, und die Armen zahlen dafür mit schlechterer körperlicher und psychischer Gesundheit. Sie werden aber nicht dadurch gesünder, dass man ihnen ein bisschen mehr Geld gibt für weniger oder gar keine Arbeit. Man wird sie besser bilden und ausbilden müssen, damit sie eine Arbeit ausüben, die sie erfüllt und ihnen das Gefühl gibt, einen sinnvollen Beitrag zum Gemeinwesen zu leisten und das Leben auf diesem Planeten ein kleines bisschen besser zu machen, und sei es nur im kleineren, lokalen sozialen Netzwerk. Zu dieser Bildung gehört eben dann nicht nur die Vermittlung von Wissen („digitale Kompetenz"!), sondern von spielerischen Problemlöse- und Denkstrategien und von Kreativität. Vor allem aber muss Kindern, Jugendlichen und auch noch jungen Erwachsenen die Bedeutung von echter sozialer Interaktion, die nicht nur über mehr oder weniger kleine Bildschirme vermittelt wird, verdeutlicht werden, denn eine Bedeutung der eigenen Existenz entsteht erst in der sozialen Interaktion.

Es mag in Zeiten, in denen nach mehr digitaler Bildung gerufen wird, auch ein bisschen rückwärtsgewandt klingen, die Bedeutung von klassischer, humanistischer Bildung zu betonen. Damit meine ich eine Ausbildung in Geschichte und vor allem Philosophie. Der Mensch hat sich zu allen Zeiten, die uns in irgendeiner Form überliefert sind, die gleichen Fragen gestellt: Wozu lebe ich? Wie sollte ich leben? Was gibt meinem Leben Sinn und Bedeutung? Wie führe ich mein Leben so, dass es sich richtig anfühlt? Wie viel Materielles braucht der Mensch? Ist das Streben nach materiellen Gütern vielleicht sogar schädlich? Brauchen wir Religion, Spiritualität? Trotz aller Industrialisierung, Globalisierung, Technisierung und Digitalisierung sind diese Fragen heute die gleichen wie vor 2000 oder 2500 Jahren, und unsere Antworten erscheinen mir heute nicht klüger als damals. Warum erleben wir in den letzten Jahren in der Lebenshilfeliteratur eine so bemerkenswerte Renaissance antiker Philosophie, insbesondere des Stoizismus und des Epikureismus? Im Zentrum dieser Lehren stand die richtige Lebensführung, das Streben nach Glückseligkeit in einem gelungenen Leben, vor allem durch einen ausgeglichenen Gemütszustand. Dem sind wir heute, das war eines der zentralen Themen dieses Buches, nicht nähergekommen, eher im Gegenteil. Während die Fragen die gleichen geblieben sind, haben wir keine befriedigenden Antworten gefunden. Der Materialismus, der die Generation der Babyboomer geprägt hat, hat sie nicht zufriedener gemacht, und die nachfolgenden Generationen scheinen auf der ständigen, verzweifelt anmutenden Suche danach, mit Gleichaltrigen – seit einigen Jahren aber nicht mehr nur im gleichen Ort oder der gleichen Kleinstadt, sondern auf der ganzen Erde (!) – Schritt zu halten, völlig orientierungslos. Sich mit diesen Fragen auseinanderzusetzen, sei es im Geschichts-, Philosophie- oder Religionsunterricht, gehört zur Schulung des Geistes unserer Kinder dazu, wenn wir nicht daran glauben, dass wir die Gefühle von Sinnlosigkeit, Isoliertheit und existenziellem Alleinsein durch das Huxley'sche „Soma" oder Hararis modernere Drogen – die wir erst noch erfinden müssen – abstellen können. Bildung, wie ich sie verstehe, ist Bildung des ganzen Menschen, von Körper und Geist als Einheit, nicht das Erlernen irgendeiner Technik, die gerade „angesagt", aber in spätestens zwanzig Jahren schon wieder Schnee von gestern gewesen sein wird.

Zur Bildung für möglichst viele Kinder und Jugendliche gehört auch die Verminderung von Armut und die Verringerung der Ungleichheit der Vermögensverteilung überall auf der Welt. Ich habe in diesem Buch immer wieder darauf hingewiesen und zahlreiche Belege dafür aufgeführt, dass fehlende Bildung und Armut zu den bedeutsamsten Risikofaktoren für psychische Störungen zählen.

Wir werden darüber nachdenken müssen, wie mir miteinander leben und arbeiten. Das zeigt gerade in der gegenwärtig herrschenden Corona-Krise die zwangsweise soziale Isolation, in der sich die meisten Menschen befinden. Mir ist unbegreiflich, wie einige meiner Berufskollegen allen Ernstes meinen, dass das Modell der Videokonferenz zukünftig Meetings, bei denen man persönlich zusammenkommt, ablösen könnte, weil sich doch gerade zeige, dass auch virtuelle Meetings gut funktionierten. Dann könnte man auch auf die Idee kommen, die Schule komplett ins Internet zu verlegen. Man würde nicht nur das Risiko, das sich unsere Kinder mit irgendwelchen Keimen infizieren und diese nach Hause bringen, drastisch verringern. Man bräuchte keine Schulgebäude mehr (deren guter Zustand uns sowieso nicht allzu viel wert zu sein scheint), man käme wahrscheinlich mit deutlich weniger Personal aus, und die Gefahr von Unfällen oder auch irgendwelchen Auseinandersetzungen zwischen Schülern würde reduziert. Was ich aber weiter vorne schon über die Psychotherapie per Video gesagt habe, gilt mindestens genauso für wissenschaftliche Meetings, Konferenzen, Seminare oder auch den Schulunterricht. Im Notfall kann das alles eine Weile funktionieren. Aber es geht bei all diesen Interaktionen zwischen Menschen doch um viel mehr als nur um den Austausch von sprachlichen Signalen. Menschen agieren ganz körperlich miteinander, selbst wenn sie sich nicht berühren. Wir sprechen nicht umsonst von „Körpersprache". Vieles davon lässt sich nicht über einen Computerbildschirm vermitteln. Ein schönes Bild dazu lieferte ein guter Freund, niedergelassener Psychiater, kürzlich, als er sagte, dass er schon wisse, wie es einem Patienten gehe, wenn er mit ihm vom Warte- ins Sprechzimmer gehe, ohne auch nur ein einziges Wort mit ihm gewechselt zu haben.

Wir sind als Menschen nicht nur ein Gehirn in einem Körper. Wir sind immer ganze Menschen, die mit anderen interagieren, unser Gehirn ist da nur ein – zweifellos wichtiges – Interaktionsorgan, um uns mit anderen Menschen und der uns umgebenden Natur auszutauschen. Psychische Gesundheit darauf zu reduzieren, unserem Gehirn ein störungsfreies molekulares Funktionieren zu ermöglichen, ist ein reduktionistischer Irrweg. Er wird nicht zu mehr Wohlbefinden und Gelassenheit führen. Wir sind als Menschen vielmehr Teil der Natur und damit mit ihr verbunden und in sie eingebettet. Wir haben gesehen, dass zu Gesundheit und Wohlbefinden ein Minimum an Verbindung mit der Natur gehört, und wir werden die Gestaltung unserer Lebensumgebung danach richten müssen. Nur in Städten, die möglichst umfangreiche Grünflächen bieten, werden wir uns gesund und wohl fühlen. Gleichzeitig müssen diese Städte Räume für soziale Interaktion bieten. Bei auch in diesem Jahrhundert weiter steigender Weltbevölkerung werden diese Anforderungen gerade die Stadtplaner in den Megastädten Asiens und Afrikas vor besondere Herausforderungen stellen. Mit einer grünen Gestaltung unserer Städte, die zudem echte soziale Interaktionen nicht nur ermöglichen, sondern möglichst sogar fördern, werden wir die Belastung von vielen Millionen Menschen und damit letztendlich auch Staaten und Staatshaushalten durch psychische Erkrankungen enorm senken. Therapie für eine Milliarde Menschen, Tendenz vor allem in der sich noch entwickelnden Welt stetig steigend, kann nicht die Lösung sein.

Ich habe auch ein ganzes Kapitel der Frage gewidmet, wie wir zukünftig miteinander arbeiten wollen. Es macht uns ganz gewiss nicht zu gesünderen und erst recht nicht zu zufriedeneren Menschen, wenn wir immer mehr unserer beruflichen Kommunikation nur noch über Computerbildschirme abwickeln und dabei einem permanenten Informationsbombardement durch Email und soziale Medien ausgesetzt sind. Wir werden in kleineren, überschaubaren sozialen Netzen mit echten „körperlichen" Kontakten arbeiten müssen. Das ist nicht unvereinbar mit globalisierter Kommunikation in einem internationalen Netzwerk, es muss nur in ein vernünftiges und vor allem gesundes Verhältnis zueinander gesetzt werden. Wir müssen wieder lernen, dass Multitasking nicht nur ineffektiv ist, sondern uns auch unserer kognitiven Fähigkeiten beraubt und uns auf die Dauer krank macht. Die meisten von uns verbringen einen derart gewaltigen Anteil ihrer Lebenszeit mit ihrer Arbeit, dass es jedem Einzelnen ein besonderes

Anliegen sein muss, sich in einer sich beständig verändernden Welt ebenso beständig weiterzuentwickeln. Wir müssen unseren Kindern vermitteln, dass Lernen und Bildung nicht eine zeitlich begrenzte, frühe Phase unseres Lebens sind, sondern eine Lebenshaltung darstellen müssen.

All die genannten Ansätze stellen letztendlich prophylaktische Maßnahmen dar, um uns unsere körperliche und psychische Gesundheit möglichst lange zu erhalten. Es sind überwiegend politische Maßnahmen, nicht medizinische, die hier gefordert sind. Das erfordert, dass wir Psychiater politischer werden. Seit Beginn meiner beruflichen Laufbahn – und mit Sicherheit auch schon vorher – führen Psychiater, die auf die Heilkraft von Psychopharmaka setzen, einen beständigen Glaubenskrieg gegen Psychotherapeuten (in der Regel sind das Psychologen, die nicht die Möglichkeit haben, Medikamente zu verschreiben) um die beste und wirksamste Therapie. Psychiatern, die der kritiklosen Verschreibung von Psychopharmaka selbstkritisch gegenüberstehen, werden von Fachkollegen „Nestbeschmutzung" und der Wille, das eigene Fach abschaffen zu wollen, vorgeworfen. Ebenso erbittert wird die Debatte um die biologische versus gesellschaftliche („Nature" versus „Nurture") Bedingtheit von psychischen Störungen geführt. Eine Auseinandersetzung um ein Entweder/Oder ist aber doch inhaltslos. Ich habe in diesem Buch gezeigt, dass es weder sinnvoll ist noch überhaupt zum Ziel führen kann, Menschen durch einen zielsicheren Eingriff in die Hirnchemie an eine Umwelt anpassen zu wollen, die ihrer Natur nicht mehr entspricht. Von dem Anspruch, sie dabei zu glücklicheren oder auch nur gesünderen Wesen zu machen, will ich dabei gar nicht reden. Ich habe zahllose Belege dafür geliefert, dass wir durch die Gestaltung unserer Lebensumwelt mindestens so viel psychisches Leiden reduzieren können, wie durch irgendeine Form von Therapie, sei diese biologischer oder psychotherapeutischer Natur. Dennoch wird es immer psychiatrische Erkrankungen geben, selbst wenn wir optimale Lebensbedingungen für alle Menschen auf dieser Erde schaffen. Ein optimales soziales Milieu zur Erlangung größtmöglicher psychischer Gesundheit ist eine ebensolche Illusion wie ein optimales hirnchemisches Milieu. Der menschliche Geist ist eben nicht deterministisch, und solange er sich jeden Tag aufs Neue auf die Suche nach seiner Bestimmung begeben wird, wird er dabei Fehlschläge, Irrwege und Krisen erleben und manchmal auch scheitern.

Literatur

1. Bregman R (2017) Utopien für Realisten. Rowohlt, Reinbek bei Hamburg

Stichwortverzeichnis

A

Abwärtskausalität 61, 117
Achtsamkeit 90, 91
ADHS s. Aufmerksamkeitsdefizit-Hyperaktivitätsstörung
Adipositas 18–20, 83
    als Risikofaktor für Demenzen 71
    Pharmakotherapie 111
    Risikogene 108, 109
    Urbanisierung 131
    Ursachen 110
Afrika, Bevölkerungswachstum 124
Alkoholabhängigkeit
    Erkrankungsrisiko 126, 127
    Genetik 105
    Häufigkeit 15
Angsterkrankung
    Bewegung und Sport 82
    Erkrankungsrisiko 126, 127
    Häufigkeit 15
Antidepressiva 6
    Demenzrisiko 73
    Entzugssyndrom 34
    Indikationen 33
    Nebenwirkungen 35
    Rezidivprophylaxe 39, 57
    Übergewicht und Adipositas 20
    Verordnungshäufigkeit 21, 28–30, 32
    Wirkmechanismen 37, 56
    Wirkung auf Emotionen 36
Antipsychotika
    Placeboeffekt 62
    Rezidivprophylaxe 57
    Verordnungshäufigkeit 28
    Wirkmechanismen 56
ApoE s. Apolipoprotein E
Apolipoprotein E 70, 102
Arbeitsunfähigkeit durch psychische Erkrankungen 16
Arbeitswelt 136, 172
Architektur 125, 131
Armut 159, 163, 166, 168, 176, 178
Asien, Bevölkerungswachstum 124
Aufmerksamkeitsdefizit-Hyperaktivitätsstörung 43, 58, 167
Autismus, Exposition mit Grünflächen 132
Automatisierung 141, 142

Stichwortverzeichnis

B

Bevölkerungsdichte 125
Bevölkerungswachstum 123
Bewegungsmangel 71, 78, 79
Beziehungen, soziale 139, 170
Big Data 7, 44, 47, 51, 54, 59
Bildung 171, 177
    als demenzprotektiver Faktor 70
    Depressionshäufigkeit 167
Bildungsmangel 159
    Risiko für psychische Erkrankungen 168
Binge-Eating-Störung 58
Biomarker 55, 59, 60
Bluthochdruck 72, 74

C

China, Bevölkerungswachstum 124
CMV s. Copy Number Variations
Copy Number Variations 103, 106
Counterclockwise-Studie 113, 114, 116

D

DALY s. Disability-adjusted life years
Demenz
    Alzheimer-Typ 102, 103
    Ernährung 85
    Häufigkeit 15, 69
    Kosten 69
    präsenile 102
    Prävention 69
    Risikofaktoren 70
Depression
    Achtsamkeitstechniken 91
    als Risikofaktor für Demenzen 72
    behandlungsresistente 6
    bei Jugendlichen 167
    bei Mädchen 149
    Bewegung und Sport 80–82
    digitale Phänotypisierung 50
    Entzündung 112
    Erkrankungsrisiko 126, 127
    Ernährung 85, 86
    Häufigkeit 15, 18
    Immunsystem 112, 113
    Krebsrisiko 130
    Pharmakotherapie 38, 40
    Prävention 68
    Rückfallprophylaxe 39
    soziale Medien 150
    Therapie durch Sport 40
    Therapieresistenz 38, 39
    Tiermodelle 37
    Übergewicht und Adipositas 21
Determinismus 56
Deutschland, Bevölkerungswachstum 124
Diabetes mellitus 72, 74, 83
Diagnostic and Statistical Manual of Mental Disorders 49, 58, 59, 62
Digitalisierung 17, 18, 22, 136, 138, 171, 172
Disability-adjusted life years 14
Downward Causation s. Abwärtskausalität
Drift-Hypothese 127
DSM s. Diagnostic and Statistical Manual of Mental Disorders

E

Einsamkeit 73, 146–148
Email 137, 179
Entrepreneurship 173
Epigenetik 61, 106, 107
Epikureismus 177
Erkrankung, manisch-depressive s. Störung, bipolare
Ernährung
    Gesundheitseffekte 83
    kognitive Leistung 84
    mediterrane 84, 85, 88
    Schwangerschaft 87

Suizidprävention 86
   und Demenzrisiko 74
Ernährungsstil 89
Esketamin s. Ketamin

F

Facebook 150
Fernsehen 142
Fettsucht s. Adipositas
Freizeit 142

G

Gen-Umwelt-Interaktion 61, 101
Genetik und Krebserkrankungen 98
Genmethylierung 107, 108
Gesundheitsausgaben 157, 161
Gesundheitswesen als
   Arbeitgeber 160
Globalisierung 136, 138, 141, 148
Glukokortikoide 107
Glukokortikoidrezeptor 107

H

Herz-Kreislauferkrankung 83
Homo deus 8, 22, 42, 122, 152

I

In-Vitro-Fertilisation 100
Indien, Bevölkerungswachstum 124
Infektionskrankheiten 160
Intelligenz, künstliche 7, 17, 22, 44, 53, 152
Interaktion, soziale 139, 177, 179
Internet 142
Isolation
   im Arbeitsleben 138
   Krebsrisiko 130
   soziale 73, 129, 146, 178

J

Joggen s. Laufen

K

Kalorienrestriktion 83
Kernspintomografie 51, 128
Ketamin 5
Kognition
   und Armut 164, 165
   und Grünflächen 132
Kortisol 128
Krafttraining 82
Krankenhäuser 160
Krebs
   Bewegung und Sport 78
   Ernährung 83
   Früherkennung 98, 99
   Prävention 56
   Risiko 56
   Risikogene 98, 100
   sozialer Stress 130
   Umweltfaktoren 101
Krebsmedizin s. Onkologie
Künstliche Intelligenz 7, 17, 22, 44, 53, 152

L

Landbevölkerung 126
Laufen 80, 81
Lebenserwartung 12, 78, 79, 136, 140, 153, 158
Prädiktion 52

M

Machine Learning s. Maschinenlernen
Magnetresonanztomografie s. Kernspintomografie
Maschinenlernen 47, 50, 52
Materialismus 178

MBCT s. Therapie, achtsamkeitsbasierte kognitive
MBSR s. Mindfulness-Based Stress Reduction
Medien, soziale 148–150, 179
  Suizidraten 17
Medikamentenentwicklung 161
Meditation 90, 91
Mental Health Crisis 14
Microentrepreneurship 173
Migranten 129, 171
Milieu, soziales 167
Mindfulness s. Achtsamkeit
Mindfulness-Based Cognitive Therapy s. Therapie, achtsamkeitsbasierte kognitive
Mindfulness-Based Stress Reduction 91

N
Neurourbanistik 125, 131
Noceboeffekt 61, 108, 110

O
Omega-3-Fettsäuren 85
Onkologie 7, 48
Opiat
  Rezeptoren 4
  Schmerzmittel 4
  Überdosierung 4, 5, 146, 158
Opioidkrise 4, 5, 145

P
Paarbeziehung 153
Pflegeroboter 151
Phänotypisierung, digitale 48, 49, 60
Philosophie 177
Placeboeffekt 39, 61, 108, 110
Polygenic Risk Score s. Risikoscore, polygenetischer

Posttraumatische Belastungsstörung 50, 51
  Bewegung und Sport 82
Präimplantationsdiagnostik 100
Prävention 160
Präzisionsmedizin 47, 59
Psychopharmaka 6, 176
  Dauertherapie 7
  Verordnungshäufigkeit 30
Psychopharmakologie 6, 161
Psychotherapie 151, 152
PTBS/PTSD s. Posttraumatische Belastungsstörung

R
Rauchen 72
Reduktionismus 6, 8, 117, 175, 179
Religion 177
Renteneintrittsalter 140
Research Domain Criteria 59, 60
Reserve, kognitive 71
Risikoscore
  polygenetischer 103, 104, 125
  polysozialer 159
Roboter 142, 151, 172

S
Scheidung 153
Schizophrenie
  Erkrankungsrisiko 104, 125, 129
  Früherkennung 51
  Genetik 103
  Häufigkeit 15
  Prävention 55
  Umweltfaktoren 105
  Zwangsbehandlung 54
Schwangerschaft
  Ernährung 87
  Urbanisierung 132
Schwerhörigkeit 74

Serotonin-Rückaufnahmehemmer 34, 37
Smartphone 150
Sozialmedizin 160, 162
Spiritualität 177
SSRI s. Seerotonin-Rückaufnahmehemmer
Stadtbevölkerung 124, 126
Stadtplanung 125, 131, 132, 179
Status, sozioökonomischer 126, 130, 164–167
Sterblichkeit und Grünflächen 132
Stimulantien 43
Stoizismus 177
Störung, bipolare
   bei Kindern 58
   digitale Phänotypisierung 49
   Häufigkeit 15
Stress 15–17
   Arbeitsleben 148
   Arbeitswelt 141
   Ernährung 87, 88
   Krebsrisiko 130
   sozialer 88, 127, 129, 170
   und Entzündung 111
   Urbanisierung 126, 128, 131
Substanzgebrauchsstörung, Häufigkeit 15
Suchterkrankung s. Substanzgebrauchsstörung
Suizid 5
   Ernährung 86
   Geschlechtsverteilung 16
   Häufigkeit 17, 31, 32, 145
   Prädiktion 55

T
Teamsport 81
Technologisierung 136, 138, 141, 148, 172

Therapie, achtsamkeitsbasierte kognitive 90, 91
Tranquilizer
   Verordnungshäufigkeit 28
   Wirkung auf Emotionen 36
Treibhausgas 88, 89

U
Übergewicht 18, 20, 83
   als Risikofaktor für Demenzen 71
   Urbanisierung 131
   Ursachen 110
Ungleichheit, sozioökonomische 169–171, 176, 178
Unterernährung 12
Untergewicht 19
Urbanisierung 125–127

V
Verhaltensepidemie 146
Videokonferenz 138

W
Weltgesundheitsorganisation
   Gesundheitsempfehlungen 79
   Impfkampagnen 13
   Krankheitsprävalenzen 15
   Suizidraten 31
WHO s. Weltgesundheitsorganisation

Y
Yoga 81

Z
Zuckerkrankheit s. Diabetes mellitus

MIX
Papier aus verantwortungsvollen Quellen
Paper from responsible sources
FSC® C105338

If you have any concerns about our products,
you can contact us on
ProductSafety@springernature.com

In case Publisher is established outside the EU,
the EU authorized representative is:
**Springer Nature Customer Service Center GmbH
Europaplatz 3, 69115 Heidelberg, Germany**

Printed by Libri Plureos GmbH
in Hamburg, Germany